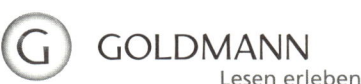

Buch

Jeden Abend ein Gläschen Wein? Schon wieder eine wichtige Aufgabe ewig vor sich hergeschoben? Oder beim Streit mit dem Nachbarn zu einem kleinen Tobsuchtsanfall hinreißen lassen? Wir alle fragen uns manchmal: Ist das noch normal, oder bin ich nicht ganz richtig im Kopf? Kristina Fisser erklärt auf humorvolle Weise, warum es nichts Ungewöhnliches ist, ein bisschen »verrückt« zu sein, wie wir unsere kleinen Dachschäden in den Griff kriegen und ab wann wir uns wirklich Gedanken über unsere geistige Gesundheit machen sollten.

Autorinnen

Kristina Fisser, geboren 1987, hat Psychologie studiert und arbeitet seit 2011 in diversen Einrichtungen unter anderem mit Borderline-Patienten, Depressiven, Angsterkrankten und auch frischgebackenen Mamas mit psychischen Problemen. Ihre Approbation zur Psychotherapeutin hat sie im Frühjahr 2017 erhalten.

Carina Heer, geboren 1985, ist Autorin und Lektorin. Die promovierte Literaturwissenschaftlerin stand 2015 mit *Die Frau Müller hat mir schon wieder die Zähne geklaut* auf der Spiegel-Bestsellerliste.

Kristina Fisser
mit Carina Heer

DACHSCHADEN KANN MAN NICHT VERSICHERN

Die wunderbare Welt
unserer Psyche

GOLDMANN

Alle Ratschläge in diesem Buch wurden von der Autorin und vom Verlag sorgfältig erwogen und geprüft. Eine Garantie kann dennoch nicht übernommen werden. Eine Haftung der Autorin beziehungsweise des Verlags und seiner Beauftragten für Personen-, Sach- und Vermögensschäden ist daher ausgeschlossen.
Dieses Buch ersetzt keine Psychotherapie.
Bei den Tests und Übungen in diesem Buch handelt es sich um Abwandlungen und Anregungen, die teilweise nicht nach wissenschaftlichen Standards zertifiziert wurden.
Die Patientengeschichten und -namen wurden geändert und anonymisiert, ohne jedoch den Kern der Schicksale zu verfälschen.

Aus Gründen der besseren Lesbarkeit wird auf die gleichzeitige Verwendung männlicher und weiblicher Sprachformen (»PatientInnen« etc.) verzichtet.

Wir haben uns bemüht, alle Rechteinhaber ausfindig zu machen, verlagsüblich zu nennen und zu honorieren. Sollte uns dies im Einzelfall aufgrund der schlechten Quellenlage bedauerlicherweise einmal nicht möglich gewesen sein, werden wir begründete Ansprüche selbstverständlich erfüllen.

Sollte diese Publikation Links auf Webseiten Dritter enthalten, so übernehmen wir für deren Inhalte keine Haftung, da wir uns diese nicht zu eigen machen, sondern lediglich auf deren Stand zum Zeitpunkt der Erstveröffentlichung verweisen.

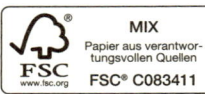

Verlagsgruppe Random House FSC® N001967

 Dieses Buch ist auch als E-Book erhältlich.

1. Auflage
Originalausgabe Juni 2018
Copyright © Wilhelm Goldmann Verlag, München,
in der Verlagsgruppe Random House GmbH,
Neumarkter Str. 28, 81673 München
Umschlag: Uno Werbeagentur, München
Umschlagmotiv: FinePic®, München; Autorenfoto: Andreas Fisser
Illustrationen: Carina Heer
Redaktion: Angelika Lieke
Satz: Satzwerk Huber, Germering
Druck und Bindung: CPI books GmbH, Leck
Printed in Germany
CH/MZ · Herstellung: cb
ISBN 978-3-442-17704-2
www.goldmann-verlag.de

Besuchen Sie den Goldmann Verlag im Netz:

Inhalt

Vorweg: Es ist normal, nicht normal zu sein............ 7

1 Wer bin ich eigentlich? – Die Suche nach der
  Identität.. 15

2 »Morgen ist auch noch ein Tag« – Prokrastination
  und Motivation.................................. 29

3 Wer wird denn gleich in die Luft gehen? –
  Zu viel Gefühl.................................. 51

4 Scheiß Arbeit! – Burnout, Boreout und der
  Traumjob.. 75

5 Spieglein, Spieglein an der Wand – Körperkult und
  Körperwahnsinn.................................. 105

6 Erwachsen werde ich später – Vom Aufschieben
  der Entwicklungsaufgaben........................ 123

7 Vom Suchen und Finden der Liebe –
  Partnerschaft & Co.............................. 143

8 Endlich Kinder! – Die psychologischen
  Herausforderungen des Nachwuchses............... 163

9 Fun, Fun, Fun – Alkohol und andere Suchtmittel...... 185

10 Niemand hört mir zu! – Das Gefühl, immer allein
   zu sein.. 201

Inhalt

11 Warum so gemein? – Über Lästerschwestern, Neid und Schadenfreude. 221

12 Abschied nehmen – Tödliche Krankheiten, Sterben und Trauer. 239

Zu guter Letzt. 263

Glossar 264

Literatur 268

Register 270

Vorweg:
Es ist normal, nicht normal zu sein

2002, ein Schulhof in der Oberpfalz. Ich sitze mit einer Freundin in der Sonne, und sie macht Witze über unsere Schulkameraden. Dann schaut sie mich an. »Weißt du, Kristina, manchmal denke ich, wir sind die zwei einzigen Normalen hier.«

Seit dieser Szene sind über 15 Jahre vergangen, doch ein Gedanke, der mir damals bei den Worten meiner Freundin durch den Kopf ging, ist bei mir hängen geblieben: Sind wir wirklich normal? Vielleicht sind ja nicht die anderen die Durchgeknallten, sondern wir? Gedanken einer 15-Jährigen, wie sie typisch sind für die pubertäre Suche nach der eigenen Identität – und doch ist an dieser Frage etwas dran:

Was ist eigentlich normal?

Inzwischen konnte ich einiges an Lebenserfahrung sammeln. Ich habe Psychologie studiert und eine fünfjährige Ausbildung zur Verhaltenstherapeutin erfolgreich mit der Approbation zu Ende gebracht. In verschiedenen Kliniken habe ich so einige psychisch Kranke in Gruppen- und Einzeltherapie betreut und tue das nun auch in meiner eigenen Praxis. Der Antwort auf die Frage »Was ist

Vorweg: Es ist normal, nicht normal zu sein

eigentlich normal?« bin ich dabei jedoch nicht wirklich näher gekommen. Vielleicht können wir es ja gemeinsam herausfinden. Machen wir doch die Probe aufs Exempel:

Sabrina ist chipssüchtig. Sie liebt das Rascheln einer prall gefüllten Tüte. Das salzige Knuspern der Chips. Das Gefühl auf der Zunge, wenn sie über die geriffelte Oberfläche fährt. Weil sie weiß, dass man nicht jeden Tag Chips essen sollte, erlaubt sie sich jeden Donnerstagabend eine Tüte, während sie *Germany's Next Topmodel* anschaut. Die kauft sie – Vorfreude ist schließlich die schönste Freude – bereits am Dienstag. Und manchmal isst sie sie dann schon am Mittwoch auf. Dann kauft Sabrina eben noch eine Tüte.

Peter ist langweilig. Nicht am Sonntag. Nicht am Feierabend. Nein, im Büro. Er hat einfach nicht genug zu tun. Und das schon seit einiger Zeit. Genauer gesagt seit drei Jahren. Am Anfang hat er sich nicht getraut, das anzusprechen. Und jetzt ist es irgendwie auch zu spät. Wenn er an seinem Schreibtisch sitzt und vor sich hin starrt, stellt er sich vor, wie er aus dem Fenster springt und sich sein Blut unten auf dem Gehweg in tausend kleinen Rinnsalen verzweigt. Er hat mit seinen Kumpels über die Langeweile gesprochen, die ihn so quält. Sie sagen, er soll sich nicht so anstellen und lieber froh sein, dass er ein bisschen chillen kann.

Anna wird bald heiraten. Es soll der schönste Tag ihres Lebens werden. Deshalb will sie auch so schön sein wie nie zuvor – das heißt, so schlank wie nie zuvor. Weil die Crashdiät nicht wirklich gefruchtet hat, nimmt Anna nun seit vier Wochen Abführmittel. Und es funktioniert. Am Tag ihrer Hochzeit passt sie tatsächlich in das Kleid, das sie extra eine Nummer kleiner gekauft hat. Alle sagen, wie wunderschön sie ist. Es ist wirklich der schönste Tag in ihrem Leben.

Vorweg: Es ist normal, nicht normal zu sein

Julian kann mit seiner Frau nicht in einem Bett schlafen. Nein, nicht weil sie sich zu viel herumwälzt. Oder schnarcht. Oder weil er sich innerlich längst von ihr getrennt hat. Nein, Julian schläft einfach gern allein. Aber seine Frau versteht das nicht. »Wenn man jemanden wirklich liebt, dann möchte man auch mit ihm in einem Bett schlafen«, sagt sie. »Geh doch endlich mal zum Psychologen und lass dir helfen.«

Claudias Mann Thomas ist vor fünf Jahren bei einem Unfall gestorben. Claudia war dabei und konnte ihm nicht helfen. Die beiden gemeinsamen Kinder hat Claudia seitdem allein aufgezogen. Die Steuererklärung macht sie jetzt auch selbst. Manchmal geht Claudia in den Wald und schreit die Bäume an, weil Thomas ihr so schrecklich fehlt. Und die Sonntage verbringt sie am liebsten im Bett und weint.

Und nun die Preisfrage: Sind Sabrina, Peter, Anna, Julian und Claudia noch normal oder doch schon irgendwie krank? Ganz schön schwierig, oder?

Schauen wir doch mal, was die Psychologie zum Thema »Normalität« sagt. Die ist überraschenderweise auch zwiegespalten. Einerseits sind wir Psychologen beim Thema Normalität sehr genau. In Katalogen wie dem ICD, der internationalen statistischen Klassifikation der Krankheiten und verwandter Gesundheitsprobleme (*International Statistical Classification of Diseases and Related Health Problems*), listen wir ganz genau auf, welche Kriterien ausschlaggebend dafür sind, dass jemand nicht mehr als »normal«, sondern als psychisch krank gilt. Das kann man sich durchaus vorstellen wie das Abhaken von Checklisten. Darüber hinaus arbeiten wir gerade in Studium und Forschung sehr viel mit der Normalverteilung, auch bekannt als Gauß'sche Glockenkurve, bei der wir das »Normale« häufig als maximal eine Standardabweichung vom Durchschnitt entfernt betrachten. Hört sich kom-

9

pliziert an, meint aber: 68 Prozent aller Menschen gelten demnach als »normal« – der Rest nicht. Sind die dann wirklich alle durchgeknallt? So richtig? Und wie sind überhaupt die sogenannten Normalen? Sind die wirklich alle »normal«? Und bricht das ganze System zusammen, wenn ein einziger Normaler nicht normal ist?

In der Therapie wiederum hüten wir Psychologen uns vor Begriffen wie »normal«. Nie würde ich einen meiner Patienten fragen: »Ist das denn normal, wie Sie da denken?«, sondern ihn vielmehr dazu auffordern, sich selbst die Fragen zu stellen: »Ist dieser Gedanke hilfreich?«; »Ist das sinnvoll?«; »Will ich so sein?«

Obwohl der Begriff der »Normalität« also durchaus seine Tücken hat, teilen wir Menschen – gerade im Hinblick auf die psychische Gesundheit – die Welt und ihre Bewohner gerne in »normal« und »nicht normal« ein. Was in die Gesellschaft passt, was nicht stört, was keinen Stress bereitet, das ist für uns normal. Was nicht den üblichen Gebräuchen entspricht, ist »nicht mehr normal« – ja psychisch krank.

Mit 20 noch keine Freundin? Verklemmt? Mutterkomplex? Eine tickende Amokläufer-Zeitbombe?

Der Mann, der nicht über seine Gefühle sprechen kann, sondern alles mit sich selbst ausmacht? Der braucht wohl Therapie. »Lass doch endlich mal jemanden an dich ran!«

Ein Kind, das mit fünf Jahren noch in die Hose macht? Traumatisiert, auf jeden Fall. Sexueller Missbrauch? Oder vielleicht einfach nur geistig ein bisschen, nun ja, zurückgeblieben?

Bei all diesen Klagen und Unterstellungen klingt im Hintergrund leise die Aufforderung mit: Mein Kind, mein Freund, mein Verwandter funktioniert nicht – bitte reparieren!

Tatsächlich ist es jedoch so, dass unglaublich viele Menschen, mit denen ich zu tun habe, selbst Angst davor haben, möglicherweise nicht ganz normal zu sein. »Was sagst du als Psychologin

Vorweg: Es ist normal, nicht normal zu sein

dazu.«»Analysierst du mich jetzt gleich?«»Sag mal, ist es eigentlich normal, dass …?«»Ich habe da so ein Problem …«»Du wirst lachen, aber manchmal …« In so vielen von uns – ich würde beinahe behaupten: in *fast jedem* von uns – schlummert die Angst, nicht normal zu sein, anders zu sein als die anderen.

Und tatsächlich begegne ich in meinem Alltag – und ich meine damit nicht meinen beruflichen Alltag – ziemlich vielen Menschen, die nicht so wirklich alle Tassen im Schrank zu haben scheinen.

Notorische Lügner, die, ohne rot zu werden, hanebüchene Geschichten aus dem Hut zaubern – und das ganz ohne Not.

Mein Kumpel, der ständig über Geldknappheit klagt und trotzdem nur Markenklamotten trägt.»Man gönnt sich ja sonst nichts.«

Eine Freundin, die sich nicht traut, an der Ampel die Musik im Auto laut aufzudrehen, wenn dort eine Oma wartet, gleichzeitig aber gern mal»ein paar Drogen ausprobieren« würde.»Stelle ich mir irgendwie aufregend vor.«

Und ich selbst bin auch nicht besser. In Kapitel 3 beschreibe ich das kleine HB-Männchen, das früher in der Zigarettenwerbung bei jeder Kleinigkeit in die Luft ging; im Grunde hätte ich auch mich an den Anfang des Kapitels stellen können – zumindest wenn es ums Tennisspielen geht. Da bin ich nämlich unglaublich ehrgeizig und gerne auch mal jähzornig. Wenn ein Schlag häufiger nicht klappt, ärgere ich mich so sehr über mich selbst, dass schon ab und zu mal der Schläger fliegt oder ich das Spiel unterbrechen muss – ein Grund, weshalb ich keine Turniere spiele. Übrigens ein Beispiel dafür, dass wir Psychologen uns auch nicht unbedingt besser im Griff haben als andere Menschen.

Einen kleinen Dachschaden hat also anscheinend so ziemlich jeder von uns. Und über die Grenze zum Krankhaften hin ist es häufig nur ein kleiner Schritt. Manchmal bin ich kurz davor, jemandem professionelle Hilfe ans Herz zu legen:

Vorweg: Es ist normal, nicht normal zu sein

Der Freundin beispielsweise, die nach einer Fehlgeburt nicht mehr wirklich auf die Beine kommt. Dem Verwandten, der mit einer stressbedingten Darmerkrankung immer wieder in Behandlung muss. Dem Kumpel, der durch seine ausufernde Eifersucht wieder und wieder seine eigentlich glückliche Beziehung aufs Spiel setzt. Was ist nun normal? Was schon krank? All diese Beispiele zeigen: Es ist normal, nicht normal zu sein. Der Übergang ist fließend. Wie viele von uns sind erfüllt von Neid, manchmal sogar von Hass, erschöpft, unfähig, aus ihrer Einsamkeit auszubrechen, süchtig nach Perfektion, süchtig nach anderen Dingen. Wir schieben zu erledigende Dinge ewig vor uns her, wir sind wütend, wir leiden. Und über diese Dachschäden – und auch über das, was darüber hinausgeht – möchte ich mit Ihnen in diesem Buch sprechen. Es gibt keinen Grund, sich dafür zu schämen, denn ...

> **Sie können Ihre Macken haben, Sie können seltsam sein – und sind trotzdem nicht krank.** Häufig lässt es sich ziemlich gut mit unseren großen und kleinen Macken leben. Es geht hier also nicht unbedingt darum, Dachschäden zu reparieren, sondern unsere kleinen Besonderheiten, die uns ja auch als Individuen auszeichnen, wahrzunehmen und besser damit umzugehen.
> Fürs Autofahren benötigen wir einen Führerschein – auf unsere Gefühle werden wir zu Beginn unseres Lebens, manchmal ganz ohne kompetente Unterstützung (alle Eltern machen Fehler! Das ist nicht als Vorwurf gemeint) losgelassen. Dieses Buch soll Ihnen helfen, sich selbst, Ihr manchmal verqueres Denken und Ihr verwirrendes Fühlen besser zu verstehen.

> **Auch wenn Sie nicht krank sind, können Sie von kleinen Tricks aus der Psychotherapeutenkiste in Ihrem Leben profitieren.** In diesem Buch werde ich eine Vielzahl von

Vorweg: Es ist normal, nicht normal zu sein

Übungen vorstellen, die auch in der Therapie mit meinen Patienten zum Einsatz kommen. Sie befürchten, dass bei Ihnen der Zug vielleicht schon abgefahren ist? Keine Sorge! Das Gehirn ist bis ins hohe Alter wandlungsfähig, sodass selbst bei 80-Jährigen psychologische Interventionen noch Veränderungen bewirken – auch wenn es dafür natürlich ein paar mehr Wiederholungen braucht als bei einem 18-Jährigen.
> Und vielleicht sind ja wirklich die anderen die Normalen.
Und das ist gar nicht schlimm. Versuchen Sie also nicht, die anderen zu ändern und in Formen zu pressen, sondern kommen Sie mit sich ins Reine – dann können Sie sich die Welt noch einmal mit anderen Augen ansehen. Dieses Buch kann Ihnen dabei helfen.

Für alle jene aber, die neugierig darauf geworden sind, wie denn so eine »echte« Therapie funktioniert, habe ich außerdem am Ende jedes Kapitels die wichtigsten Fragen zusammengetragen, die mir als Psychologin immer wieder gestellt werden: Tun es nicht einfach Tabletten? Sollte nicht jeder mal eine Therapie gemacht haben? Und wann brauche ich wirklich professionelle Hilfe?

Doch was ist nun mit Sabrina, Peter, Anna, Julian und Claudia? Ich antworte, wie es für uns Psychologen typisch ist, mit einem bestimmten »Es kommt darauf an«.

Sabrina, die Chipsesserin, zeigt echte Anzeichen einer Sucht – aber solange es ihr und niemandem in ihrem Umfeld schadet, ist das nicht wirklich der Rede wert. Peter, der sich in der Arbeit langweilt, könnte tatsächlich auf dem besten Weg sein, eine Depression zu entwickeln – durch einen Jobwechsel kann er sich vielleicht ganz leicht selbst am eigenen Schopf aus dem Sumpf ziehen. Wenn zu Annas Abführmitteln noch Essattacken und eine starke Definition des Selbstwerts über ihre äußere Erscheinung hinzukommen, sprechen Experten tatsächlich schon von einer Bulimie. Julian wiederum ist vermutlich überhaupt nicht krank. Er muss nur seiner Frau helfen, sich von der konventionellen Erwartung zu befreien, dass man als Ehepaar unbedingt in einem Bett schlafen muss. Und Claudia darf ruhig – auch Jahre später noch – richtig traurig sein über den Tod ihres Mannes und den ganzen Sonntag weinend im Bett verbringen. Das ist der Ort, den sie ihrem Mann einräumt. Solange sie immer wieder aus dem Schmerz herausfindet, muss sie gar nicht »endlich darüber hinwegkommen«.

Schmerz und Leid und Kummer und eben unsere ganz alltäglichen Macken gehören zum Leben – das ist heutzutage ein wenig in Vergessenheit geraten. Vielleicht sind wir deshalb so schnell mit dem Label »irgendwie nicht normal« zur Hand. Doch »normal« und »nicht normal« gibt es nicht – genauso wenig, wie es »richtig« oder »falsch« gibt. Deshalb möchte ich in diesem Buch auch gar nicht mit Ihnen nach der Normalität suchen. Vielmehr sollten wir herausfinden, was sich für uns »richtig« und was sich »falsch« anfühlt – und manchmal kann sich eben auch tiefste Trauer richtig anfühlen.

Machen wir uns also auf die Suche nach unseren großen und kleinen Dachschäden – ohne sie gleich reparieren zu müssen. Wie heißt es so schön: »Je größer der Dachschaden, desto freier der Blick auf die Sterne.«

1
Wer bin ich eigentlich? –
Die Suche nach der Identität

Wir kennen sie alle – die Scheidepunkte des Lebens, an denen wir nicht mehr wirklich wissen, wer wir eigentlich sind. Nach dem Schulabschluss, wenn die klaren Rollen, die man in der Klassengemeinschaft eingenommen hat, ihre Gültigkeit verlieren. Nach der Geburt des ersten Kindes, wenn die junge Mutter ihre Rolle als wilde Partymaus im kinderlosen Freundeskreis nicht aufgeben will und doch merkt, dass die Gegenwart neue Anforderungen an sie stellt. Beim Umzug in eine neue Stadt, wenn man sich in einem ganz anderen Umfeld neu behaupten muss. Beim Start in den Beruf, wenn der Einserschüler merkt, dass ihm all die guten Zeugnisse nur bedingt weiterhelfen. Wenn die alte Mutter stirbt, die man jahrelang gepflegt hat, und sich plötzlich so viele Freiheiten auftun. Beim Auszug der eigenen Kinder. Beim Renteneintritt. Bei einer schweren Krankheit, die uns die Leistungsfähigkeit raubt.

All das sind Situationen, in denen uns Teile unserer Identität einfach wegbrechen. Manchmal vorhersehbar. Häufig aber auch völlig abrupt. Doch ihnen allen ist gemein: Unsere Umgebung ändert sich mit einem Mal, das soziale Umfeld, das uns bisher Halt gegeben hat, wandelt sich. Innen und Außen passen so nicht mehr zusammen – die Folge ist ein Gefühl der Orientierungs- und Haltlosigkeit. Doch wir Menschen können mit solchen Erfahrungen umgehen. Und zwar nicht, indem wir uns eine völlig neue Rolle im Leben suchen, sondern indem wir versuchen, uns neu auszurichten, ohne all das, was sich vorher als wert- und sinnvoll erwiesen hat, über Bord zu werfen.

Das kann man sich ein bisschen wie einen Rucksack vorstellen. Dieser Rucksack ist gefüllt mit all den Überzeugungen und Rollen, die wir im Laufe des Lebens erworben und entwickelt haben. Manche wurden uns schon früh in unserer Kindheit mitgegeben, andere wiederum haben wir vielleicht auf die schmerzhafte Tour wie beispielsweise im Laufe einer ungesunden Beziehung erworben.

Sehen wir uns so einen Rucksack doch einmal genauer an. Darin befinden sich unter anderem die festen Überzeugungen »Ich liebe meine Eltern« und »Ich bin ein hilfsbereiter Mensch«. Was passiert nun, wenn der Vater einen Schlaganfall erleidet und zum Pflegefall wird? Darf ich als liebendes Kind und hilfsbereiter Mensch meinen Vater in eine Pflegeeinrichtung geben? Müsste ich mich dann nicht selbst um ihn kümmern und ihn zu Hause aufopfernd pflegen? Wenn ich mich nun für das Pflegeheim entscheide, soll ich dann meinen »Rucksack« einfach wegwerfen und mir einen neuen zulegen, gefüllt mit »Meine Eltern sind mir gleichgültig« und »Ich bin ein egoistischer Mensch«? Natürlich nicht! Denn das sorgt beim Gehirn nicht nur für Überforderung, sondern ist auch schlicht falsch. Vielmehr geht es darum, die eigenen Rollen anzupassen. Aus »Ich bin ein hilfsbereiter Mensch, der seine Eltern liebt« wird dann: »Ich bin im Alltag hilfsbereit und liebe meine Eltern, habe aber auch Grenzen, die ich nicht überschreiten möchte.«

Dieses Umpacken des Rucksacks kostet natürlich einiges an Zeit und Energie – deshalb dauert es zum Beispiel auch bei Eltern eine ganze Weile, bevor sie sich nach dem Auszug der Kinder wieder auf sich selbst und ihre eigenen Interessen konzentrieren können.

Wer die Wahl hat, hat die Qual

Problematisch wird es immer dann, wenn sich eine »reaktive Identitätsstörung«, also eine Störung, die eine Reaktion auf ein bestimmtes kritisches Lebensereignis ist, über einen längeren Zeitraum hinzieht und zu keinem Ende kommt. Und genau das geschieht in unserer gegenwärtigen Gesellschaft immer häufiger.

Die Ursache für diese Unfähigkeit kann bis in die Kindheit zurückgehen, in der es den Betroffenen nicht gelungen ist, eine gesunde Ur-Identität zu entwickeln. Idealerweise erleben wir als Kinder die Menschen um uns und vor allem unsere wichtigsten Bezugspersonen, also in der Regel die Eltern, als vertrauenswürdig, verlässlich und wertschätzend – in der Bindungstheorie spricht man hier auch von einer »sicheren Bindung«. Gerade in den ersten Lebensjahren ist diese sichere Bindung wesentliche Grundlage für die Gewissheit, in dieser Welt angekommen und willkommen zu sein, um sich dann selbstbewusst in ihr zurechtzufinden. Menschen, denen eine sichere Bindung fehlt, fällt dies schwer. Ihr Dasein ist geprägt von einer Orientierungslosigkeit, einem Zerfließen der Identitäten, die sich nie wirklich zu einem harmonischen Gesamtbild zusammenfügen – und gerade in Krisensituationen fängt das sowieso schon instabile Identitätskonstrukt an zu wackeln.

Eine weitere Ursache für die wachsenden Schwierigkeiten, eine stimmige Identität zu entwickeln, liegt meines Erachtens in der Vielzahl an Möglichkeiten, die heutzutage geboten werden. Sie machen es uns immer schwerer, genau die Rollen in unserem Leben zu finden, die sich zu einem harmonischen Gesamtbild zusammenfügen. Wie soll das auch funktionieren, wenn jeder plötzlich alles sein kann? Je mehr Möglichkeiten sich uns bieten, desto schwerer fällt es uns, eine Entscheidung zu treffen. Ständig lauert die Gefahr, eine vermeintlich bessere Alternative zu verpassen.

Das illustriert ein Versuch ganz deutlich, der sicherlich auch einigen Supermarktketten zu denken geben wird. Im sogenannten »Marmeladenexperiment« wurden an einem Probierstand im Supermarkt sechs unterschiedliche Marmeladensorten angeboten, in einer anderen Versuchsanordnung waren es 24 Sorten. Die größere Auswahl verlockte zwar deutlich mehr Menschen zum Probieren, allerdings kauften viel weniger Menschen letztendlich eine Marmelade (nämlich nur 2 Prozent im Gegensatz zu 12 Prozent beim geringeren Angebot).

War früher also alles besser, als es neben Erdbeer- nur noch Kirsch- und Hagebuttenmarmelade gab? Als zumindest auf dem Land das Abitur gar nicht in Betracht kam und all die extravaganten Berufswünsche wie Fotograf, Pilotin oder Modedesigner keine Option waren? Zumindest war es in bestimmten Bereichen leichter, eine Entscheidung zu treffen, allein weil viele Möglichkeiten gar nicht denkbar waren. Unsere Großeltern sind beispielsweise nie zum *Work and Travel* nach Australien gereist oder mussten sich nie im Café zwischen so vielen unterschiedlichen Kaffeevarianten entscheiden. Das war mit Sicherheit wesentlich entspannter. Andererseits bietet die Welt heute auch viele hilfreiche Möglichkeiten und Lebenswege, die wohl keiner von uns missen möchte. Zum Beispiel für Homosexuelle. Für Andersdenkende. Für Kreative.

Dennoch war es sicherlich nicht von Nachteil, dass junge Menschen früher auch etwas mehr Zeit zum Nachdenken hatten, bevor sie Entscheidungen treffen mussten, die sich als wegweisend für ihr ganzes Leben herausstellen sollten. Der Wechsel von G9 zu G8 und die Einführung des Bachelors sorgen nicht nur dafür, dass

Wer die Wahl hat, hat die Qual

Unternehmen, die so eilig auf diesen Wandel gedrängt hatten, mit häufig noch recht unreifen Studienabgängern zu kämpfen haben, sondern zwingen junge Menschen auch sehr früh dazu, sich für eine der zahlreichen Möglichkeiten ihres Daseins zu entscheiden. Die Rückkehr zum neunstufigen Gymnasium ist damit nicht nur aus Unternehmenssicht eine sinnvolle Sache. Dass für die Jungs dann auch noch der Dienst in der Bundeswehr weggefallen ist, mag zwar an und für sich nicht verkehrt sein, die Entscheidungsfindung macht das jedoch nicht einfacher. Die Folge: Zahlreiche junge Menschen, die dann eben ein freiwilliges soziales Jahr absolvieren oder durch die Welt reisen, um sich so die notwendige Zeit zum Nachdenken verschaffen – etwas, das nicht in allen Fällen gelingt. Zurück bleiben immer wieder Menschen, die schon beim Einstieg ins Erwachsenenleben mit einem entfremdeten Selbst zu kämpfen haben.

Nicht besser wird das Ganze dadurch, dass dieser Überfluss an Lebensoptionen mit einer nur vermeintlichen Freiheit einhergeht. Junge Frauen sind nicht mehr auf die Rolle von Mutter und liebender Gattin festgelegt. Ihnen stehen heutzutage alle Türen offen. Wirklich? Im Grunde hat sich für sie die Zahl der Rollen, die sie nun übernehmen sollen, nur potenziert. Sie sollen nun Mutter *und* Karrierefrau in einem sein. Wem der Spagat nicht gelingt, der hat einfach seine Möglichkeiten nicht ausreichend genutzt. Den jungen Männern geht es nicht besser; ihnen fehlt in der neuen Freiheit oft völlig der Halt. Die alten Rollen taugen nichts mehr. Wer will schon noch einen Macho, der im Haushalt keinen Finger rührt und seine Gefühle nicht zeigen kann? Versuchen die Männer jedoch, die neuen Rollen anzunehmen, können sie auch nicht immer auf Dank oder Lob hoffen. Ganz im Gegenteil. So haben Studien gezeigt, dass Ehen statistisch häufiger scheitern, wenn der Mann nicht Vollzeit arbeitet und viel Zeit zu Hause verbringt. Und zwar nicht nur, weil sich die Frau in ihrem Hoheitsgebiet angegriffen fühlt, sondern weil er dann auch nicht mehr das offenbar noch immer attraktive Bild des männlichen Alleinverdieners erfüllt. Da soll mal einer seine stimmige Rolle in diesem Leben finden.

Die Suche nach dem Ich

All diese Entwicklungen führen dazu, dass immer mehr Menschen Probleme damit haben, die Rollen in ihrem Leben zu einem harmonischen Gesamtbild zusammenzufügen. Die tönende Stille auf die Frage »Wer bin ich eigentlich?« wird dann auf ganz unterschiedliche Art gefüllt.

Die einen ziehen sich zurück bis in die Depression. Die anderen eilen von einer Extremsportart zur nächsten. Wieder andere machen die Ernährung zu ihrer heiligen Kuh, sind an einem Tag Vegetarier, am anderen vegan, am dritten ist Paleo das Ernährungskonzept ihrer Wahl.

Manche verlieren sich in Beziehungen, in denen sie sich selbst endlich zu finden glauben und wo sie sich doch nur fremde Interessen überziehen wie ein interessantes Kleidungsstück. Damit Sie mich nicht falsch verstehen: Jeder von uns kann aus einer neuen Beziehung anregende Impulse mitnehmen und vielleicht völlig neue Seiten und somit auch neue Rollen an sich entdecken. Wer sich jedoch jährlich komplett neu erfindet und in jeder neuen Beziehung wieder verliert, der ist eigentlich auf der Suche nach einer harmonischen Identität.

Wieder andere nehmen ihre Mitmenschen als Vorbild. Gleichaltrige, die so genannte »Peergroup«, können uns in unserem Leben Orientierung geben. Gerade in der Pubertät sind Freunde ein wesentlicher Anker bei der Suche nach einer stimmigen Identität. Allerdings kann das Ganze natürlich auch in Druck ausarten,

Die Suche nach dem Ich

wenn die anderen nicht mehr nur Orientierung sind, sondern der einzige Maßstab, an dem wir uns messen. Vor allem, wenn es später um die großen Themen Ausbildung, Partnersuche, Fortpflanzung, Nestbau geht.

Wie wichtig es ist, sich im Zuge der Bewahrung seiner eigenen Identität auch einmal von der Peergroup abzugrenzen, zeigt ein Gespräch, das ich vor gar nicht langer Zeit mit einem schwulen Freund von mir hatte. Wir trafen uns an einem Wochenende, an dem auch der Christopher-Street-Day gefeiert wurde. Er erzählte mir, er sei bereits von mehreren anderen Schwulen gefragt worden, ob er auch auf die Parade gehe. Als er erwiderte, er werde nicht gehen und sei auch noch nie da gewesen, erntete er entrüstete Blicke: »Da muss man doch hin als Schwuler, das ist schließlich für mehr Gleichberechtigung.« Seine Antwort darauf: »Aus meiner Sicht ist der Christopher-Street-Day keine Gleichberechtigungsveranstaltung. Da laufen lauter Schwule so herum, wie sie denken, dass Schwulsein ist. Für mich ist aber Schwulsein, dass ich einen Mann liebe und mir nicht bewusst überlegen muss, wann ich meine sexuelle Identität zur Schau stelle.«

Man kann sich seiner Haltung anschließen oder auch nicht, aber verstehen Sie, worauf ich hinauswill? Es geht bei der Suche nach Identität eben nicht darum, von außen herangetragene Rollen zu übernehmen, sondern die eigenen, stimmigen Rollen im Leben zu finden.

Doch wie soll das funktionieren? Was sollen Sie nun in Ihren Rucksack packen und was lieber nicht?

Wer bin ich eigentlich? – Die Suche nach der Identität

Ich packe meinen Rucksack ...

Allein sich die Frage nach der eigenen Identität zu stellen ist ein erster wichtiger Schritt. Für die meisten meiner Patienten ist es erst einmal ein langer Weg bis zu der Erkenntnis, dass sie vielleicht in Rollen gefangen sind, die mit ihrem Selbst, mit ihrem Inneren in Widerstreit stehen. Dass sie versuchen, Rollen zu erfüllen, denen sie nicht gewachsen sind oder hinter denen sie nicht wirklich stehen. Bestenfalls leben diese Menschen einfach ohne große Probleme ein Leben, das andere so für sie entworfen haben, und merken es nicht einmal. Häufig jedoch macht ein psychisches Symptom wie Depressionen, eine Essstörung oder eine Panikattacke diese Menschen auf ihren inneren Konflikt mit der eigenen Identität aufmerksam. Doch erst der dringende Wunsch, etwas zu verändern, kann auch wirklich dazu beitragen, das Leben in neue Bahnen zu lenken. Was aber, ich habe es oben schon erwähnt, nicht heißt, den Rucksack mit all seinen bisherigen Werten und Ressourcen einfach wegzuwerfen – denn dann sind die Orientierungslosigkeit, die Hilflosigkeit nur noch größer.

Völlig vermeidbar sind diese Gefühle dennoch nicht. Eine der großen Nebenwirkungen der Psychotherapie ist nämlich, dass es vielen Patienten zu Beginn der Therapie vorübergehend etwas schlechter geht. Einfach weil sie zum ersten Mal ganz direkt mit den Problemen in ihrem Leben konfrontiert werden. Außerdem kann es sein, dass manche Menschen in ihrem Umfeld nicht mit den Verhaltens- und Persönlichkeitsveränderungen, die mit einer psychotherapeutischen Behandlung anvisiert werden, zurechtkommen. Schlimmstenfalls geht die Beziehung zu einem bisher wichtigen Menschen in die Brüche, weil der eine Veränderung nicht akzeptieren kann, zum Beispiel, wenn der Patient durch die Psychotherapie an Selbstsicherheit gewinnt und plötzlich ausspricht, was ihm nicht passt. Aber eine so gravierende Reaktion

Ich packe meinen Rucksack ...

der Umwelt ist eher die Ausnahme. Die meisten Freunde, Bekannten, Partner sind eher froh über eine Entwicklung ihres Liebsten und stellen sich schrittweise auf das veränderte Verhalten ein. Dennoch muss sich jeder Patient am Anfang der Therapie bewusst sein: Eine Psychotherapie ist kein Spiel, sondern hat konkrete Auswirkungen auf das eigene Leben.

Wie packe ich also meinen Rucksack? Wichtig dabei ist, sich intensiv mit sich selbst auseinanderzusetzen und in diesem Prozess den eingeschlagenen Weg auch immer wieder zu hinterfragen: Ist das wirklich der Weg, der zu mir passt? In einem ersten Gespräch stelle ich meinen Patienten häufig die Frage: »Warum sind Sie hier?« Wenn Sie dieses Buch nicht nur aus reiner Neugier gekauft haben, können Sie sich auch die Frage stellen: »Warum habe ich dieses Buch gekauft?« Oder konkreter: »Wie zufrieden bin ich mit den Rollen in meinem Leben?« Die Antwort auf diese Frage fällt Ihnen schwer? Vielleicht hilft Ihnen dieses Vorgehen: Nehmen Sie ein Blatt Papier und notieren Sie darauf alle Rollen, die Sie derzeit in Ihrem Leben zu erfüllen haben. Als Vater. Als Bruder. Als Freund. Als Kollege. Als Mutter. Als Chefin. Als Tochter. Als Ehefrau. Kreisen Sie jetzt mit einer Farbe die Rolle ein, die zurzeit vordergründig ist; mit einer anderen Farbe diejenige, die Sie wieder stärker in den Vordergrund rücken möchten. Wie können Sie das erreichen? Versuchen Sie, gemeinsam mit einer Person, die mit dieser Rolle in Verbindung steht, eine Lösung zu finden. Sie möchten mehr Zeit für Ihre Freunde haben? Wo kann Ihr Partner Ihnen helfen? Sie sind unzufrieden mit Ihrer Beziehung? Kann es Ihnen möglicherweise helfen, zwei Abende in der Woche bewusst miteinander zu verbringen?

Um herauszufinden, welche Richtung Ihr Leben derzeit eingeschlagen hat, kann Ihnen auch diese Übung weiterhelfen. Sehen Sie sich die folgende Begriffswolke mit ganz unterschiedlichen Werten einfach einmal an:

Wer bin ich eigentlich? – Die Suche nach der Identität

für das Wohl meiner Familie sorgen   **meinen Kindern ein Vorbild sein**
kreativ sein   den Familienzusammenhalt stärken   **Erfolg haben**
ein gemütliches und schönes Zuhause schaffen
meine Spiritualität   eine liebevolle Beziehung zu meinem (Ehe-)Partner pflegen
entfalten   meinen Kindern die Möglichkeit geben, ihre Persönlichkeit zu entfalten
für meine Kinder da sein, wenn sie mich brauchen
auf andere Menschen zugehen   **über den Tellerrand hinausblicken**
kompetent sein   in Freundschaften verlässlich und vertrauenswürdig sein
mit den eigenen Händen etwas schaffen   ein offenes Ohr für andere haben
gut informiert sein über das Weltgeschehen   **mit Kollegen, Vorgesetzten und Mitarbeitern gut**
im Einklang   **mich gut ernähren**   auskommen
mit der Natur   das rechte Maß an Erholung suchen   regelmäßig Sport treiben
leben   mich für gesellschaftliche Belange engagieren

(nach Wengenroth: Therapie-Tools Akzeptanz- und Commitmenttherapie [ACT Beltz, 2012])

Suchen Sie nun zwölf Werte heraus, die zu Ihnen passen. Sortieren Sie jetzt die sechs Werte aus, die Ihnen nicht ganz so wichtig erscheinen. Von den sechs verbleibenden wählen Sie die drei wichtigsten. Sie zeigen Ihre aktuelle Lebensrichtung. Wie zufrieden sind Sie damit? Was möchten Sie daran ändern? Wie können Sie dabei vorgehen?

Oder Sie versuchen, die Sache andersherum anzugehen. Schreiben Sie all die Dinge auf, die Sie nicht mehr in Ihrem Leben haben wollen, zum Beispiel: »Ich will nicht mehr jeden Abend alleine auf der Couch sitzen.« Gehen Sie diese Liste nun Punkt für Punkt durch. Was wollen Sie stattdessen? Zum Beispiel: »An zwei Abenden in der Woche etwas unternehmen.« Hinterfragen Sie das zugrunde liegende Bedürfnis: »Warum will ich das? Was erhoffe ich mir?« Zum Beispiel: »Ich möchte Kontakt zu anderen Menschen haben.« Was wäre nun der erste Schritt zur Erreichung dieses Ziels? Vielleicht ein Anruf bei alten Freunden, die lange vernachlässigt wurden? Oder möglicherweise der Besuch eines VHS-Kurses oder der Beitritt in einen Sportverein?

Das Zentrale bei all diesen Übungen ist, dass Sie sich mit den Fragen auseinandersetzen: Was will ich in meinem Leben? Was will ich nicht mehr? Wer bin ich wirklich?

Wer diesen Weg geht, muss sich möglicherweise mit einigen Hindernissen herumschlagen. Mit der Angst davor, die eigene Komfortzone zu verlassen, mit den Reaktionen einiger Mitmenschen, die es vielleicht gar nicht so toll finden, wenn man plötzlich anfängt, die eingefahrenen Rollen zu hinterfragen, und natürlich auch mit den Rahmenbedingungen, die es zum Beispiel finanziell schwer machen können, bestimmte Dinge zu erreichen.

Dennoch ist eine Veränderung möglich, auch wenn es manchmal einiges an Zeit braucht. Und ich weiß natürlich, dass es nicht ganz einfach ist, herauszufinden, was man wirklich will. Auch wir Psychotherapeuten lernen erst in zahlreichen Stunden Selbsterfahrung und Supervision im Rahmen unserer Ausbildung, uns mit unseren Bedürfnissen intensiver auseinanderzusetzen. Zentraler Punkt dabei bleibt jedoch, auf bereits Vorhandenes aufzubauen. Es geht nicht darum, alles auf den Kopf zu stellen, den Job zu kündigen und irgendwo auf der Welt »ein ganz neues Leben« anzufangen. Denn die Wahrscheinlichkeit ist ziemlich groß, dass es sich dabei nur wieder um eine neue Identität handelt, die wir uns unreflektiert überstülpen. Veränderung ist nichts Schlechtes, sie ist Teil des Lebens, das sich auch ständig wandelt, aber das heißt nicht, dass wir Brandrodung betreiben müssen. Es geht vielmehr um die Fähigkeit der Selbsterkenntnis, die dann auch früh den eigenen Kindern, falls vorhanden, vorgelebt werden kann. Natürlich verbunden mit der Hoffnung, dass sich diese von der Vielfalt der Möglichkeiten nicht in die Irre führen lassen.

Blick hinter die Kulissen
Wann ist eine Therapie notwendig?

In den USA hat ihn fast jeder schon, seinen persönlichen Therapeuten. Und auch in Deutschland wächst die Zahl derer, die sich in psychotherapeutische Behandlung begeben. Bei den ambulanten Psychotherapeuten ist die Zahl der Therapieplätze durch die Krankenkassen limitiert – die Nachfrage nach entsprechenden Plätzen steigt jedoch stetig.

Doch wann ist es Zeit, sich um einen Therapieplatz zu bemühen? Vielleicht denken Sie über die Frage nach: Bin ich einfach nur niedergeschlagen oder schon depressiv? Die Psychotherapeutin und Autorin Rosemarie Piontek liefert in *Mut zur Veränderung* einen umfangreichen Fragenkatalog für Menschen, die sich nicht sicher sind, ob sie den entscheidenden Schritt gehen sollen – eine Beratung oder eine Therapie ersetzen diese Fragen selbstverständlich nicht. Hier einige der wichtigsten:

> Kann ich meine tägliche Arbeit nur noch mit Mühe verrichten?
> Mache ich mir immer Sorgen, und habe ich viel Angst?
> Leide ich unter körperlichen Beschwerden?
> Fühle ich mich oft aggressiv, hasserfüllt, gereizt oder bin ich sehr intolerant?
> Habe ich Suizidgedanken?
> Ist das schon länger als drei Monate so?

Je mehr Fragen Sie mit Ja beantworten konnten, desto wahrscheinlicher ist es, dass Ihnen eine Psychotherapie helfen könnte.

Doch auch wenn Menschen erkannt haben, dass nichts mehr wirklich rund läuft in ihrem Leben und sie eigentlich Hilfe benötigen, fällt es vielen von ihnen schwer, sich zu einer Therapie durchzuringen. Ein wichtiger Punkt dabei ist die Angst vor Stigmatisierung. Doch darüber sollten Sie sich keine großen Gedanken machen. Sie müssen schließlich niemandem von der Therapie erzählen. Wir Psychotherapeuten unterliegen ebenso wie Ärzte der Schweigepflicht und dürfen weder Partner noch Verwandte kontaktieren.

Ein weiterer Hinderungsgrund ist die Angst vor finanziellen oder beruflichen Konsequenzen. Und diese Angst kann ich leider nicht ganz ausräumen. In der Tat ist es so, dass Menschen mit psychischen Problemen zum Beispiel häufig Schwierigkeiten bei der Verbeamtung bekommen. Eine »depressive Episode« kann außerdem auch dafür sorgen, dass man enorme (finanzielle) Nachteile bei der Berufsunfähigkeitsversicherung hat. In so einem Fall muss man tatsächlich abwägen und letztlich entscheiden, wie wichtig einem das eigene psychische Wohlbefinden ist.

Erheblich diffuser, aber zugleich viel lähmender, ist die Angst, »nicht mehr rauszukommen«, wenn man sich erst einmal in die Hände der Psychiatrie begeben musste. Denken wir doch nur an den Fall Gustl Mollath oder die schrecklichen Geschichten über diejenigen, die angeblich in den dunklen Zellen der Psychiatrien vor sich hin vegetieren.

Zunächst einmal zur Beruhigung: Auch psychisch Kranke dürfen nicht einfach so eingesperrt werden – das will auch niemand. Es wird einfach nach dem besten Weg gesucht, um diesen Menschen zu helfen. Und manchmal geht das eben nur stationär. Dennoch hat jeder von ihnen das Recht zu gehen, auch wenn er zum Beispiel in einer akuten Krise, in der er weder ein noch aus wusste, einem Aufenthalt in einer psychiatrischen Klinik zunächst zugestimmt hat. Nur wenn von einer Selbst- und/oder einer Fremdgefährdung auszugehen ist, kann ein Arzt mit richterlichem Beschluss eine Unterbringung anordnen. Aber auch dieser Beschluss muss immer wieder überprüft werden.

Noch schwieriger einzuschätzen als bei uns selbst ist es natürlich, ob eine nahestehende Person psychotherapeutische Unterstützung benötigt. Hier gilt die klare Richtlinie: Wenn ein Mensch über Suizid spricht, darf nicht gezögert werden, auch nicht ein paar Tage. Sprechen Sie die Person darauf an. Gehen Sie gemeinsam mit der Person in eine Psychiatrie oder zum Arzt. Begleiten Sie sie dorthin. Geben Sie ihr nicht die Möglichkeit, an der Tür noch einmal umzukehren. Die Ärzte fragen dann genauer nach und entscheiden, ob wirklich Suizidgefahr besteht. Auch wenn es vielleicht schwerfällt: Geben Sie immer die Verantwortung an Profis ab.

Möchte die betreffende Person keinen Arzt aufsuchen, ist es notwendig, genauer nachzufragen und abzuschätzen, wie hoch das Risiko tatsächlich ist. Wenn sich derjenige nicht von seinen Suizidplänen distanziert und sich weigert, freiwillig zum Arzt zu gehen, muss man als letztes Mittel die Polizei hinzuziehen. Doch das ist das absolute Worst-Case-Szenario. Normalerweise reicht es, freundlich anzubieten, gemeinsam Hilfe aufzusuchen. Übrigens: Das Gleiche gilt natürlich auch für Fremdgefährdung: Wer droht, seinen Mitmenschen etwas anzutun, braucht das Gespräch mit einem Fachmann – und zwar sofort (mehr dazu in Kapitel 11).

Doch hier haben wir uns sehr weit in die Extremfälle der Psychotherapie und Psychiatrie begeben. Meist ist schon eine ganz durchschnittliche ambulante Therapie der erste wesentliche Schritt zur Besserung. Wagen Sie ihn also, wenn Sie das Gefühl haben, Hilfe zu benötigen. Das ist nichts, wofür man sich schämen müsste.

2
»Morgen ist auch noch ein Tag« – Prokrastination und Motivation

Stellen Sie sich vor, Sie machen sich auf zu einer Bergwanderung. Die Schuhe sind geschnürt, die Taschen gefüllt mit Proviant, Sie sind der sicheren Überzeugung, dass Sie den Gipfel innerhalb von vier Stunden erreichen können. Wenn Sie richtig gut drauf sind, schaffen Sie es sogar in dreieinhalb.

Die Sonne lacht, Sie sind guter Dinge und kommen bestens voran. Doch dann wird der Weg beschwerlicher, vor Ihnen liegt ein steiler Anstieg. Steinig, schmal, unbefestigt. Außerdem können Sie nicht wirklich erkennen, wo genau Sie entlanglaufen müssen. Um Kräfte und sich selbst zu sammeln, machen Sie erst einmal eine Pause. Schließlich sind Sie ja gut in der Zeit.

Sie essen Ihr erstes Käsebrot. Während Sie Ihren Blick schweifen lassen, fällt Ihnen auf, dass Ihre Schuhe schon ganz schlammverkrustet sind. Sie beschließen, sie in einem nahe gelegenen Gebirgsbach zu waschen, um die Voraussetzungen für den Aufstieg zu verbessern. Schließlich soll das Profil ja greifen. An dem idyllischen Wasserlauf wird Ihnen bewusst, dass es vielleicht sinnvoll wäre, ein kleines Nickerchen zu halten, um sich noch ein bisschen zu regenerieren. Sie legen sich in die Sonne und schlafen ein.

»Morgen ist auch noch ein Tag« – Prokrastination und Motivation

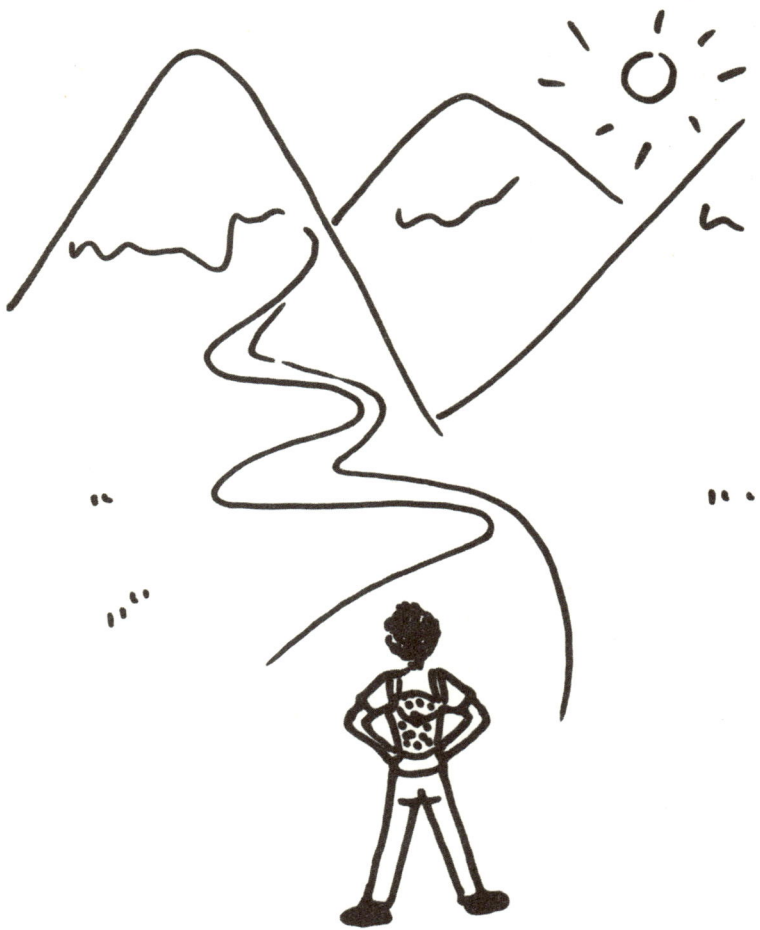

Als Sie eine Stunde später wieder erwachen, quält Sie der Hunger. Sie beschließen, die letzten Reste des Proviants zu essen, um sich noch einmal für den harten Aufstieg zu stärken. Da entdecken Sie in der Ferne eine Gruppe von Gämsen. Die müssen Sie unbedingt noch mit Ihrer neuen Kamera einfangen. Schließlich machen Sie diese Tour ja nicht, um möglichst schnell ans Ziel zu kommen, sondern um den Weg zu genießen.

Als Sie endlich die Fotos gemacht haben, dämmert es bereits. Das geht in den Bergen manchmal ganz schön schnell. An einen Weiteraufstieg ist nicht zu denken. Doch auch der Weg zurück ist zu weit. Während Sie sich verzweifelt auf die Suche nach einer Schutzhütte machen, geht Ihnen durch den Kopf: »Ich hätte es heute bestimmt in drei Stunden geschafft. Aber was kann ich dafür, dass die Sonne mich so müde gemacht hat?«

Wir alle kennen solche Situationen, unseren inneren Drang, unangenehme Aufgaben, in diesem Fall einen besonders steinigen Aufstieg, aufzuschieben, auszublenden, bis wir ihnen nicht mehr entgehen können – auch wenn sicherlich die wenigsten so weit gehen würden, diesem Drang am Hang eines Berges nachzugeben. Doch werfen wir einfach mal einen Blick auf unseren Alltag.

Morgen, morgen, nur nicht heute ...

Die Schlummertaste an unserem Wecker ist das beste Beispiel dafür: Natürlich wäre es sinnvoll, beim ersten Klingeln sofort die Beine aus dem Bett zu schwingen. Wie müssen ja doch aufstehen. Stattdessen nutzen wir jeden noch so kleinen Aufschub, um ein paar viel zu kurze Minuten länger liegen bleiben zu können. Genauso geht es uns mit Anrufen bei Ämtern, der Steuererklärung, Mails, die wir schon längst geschrieben haben sollten. Selbst kleinste Reparaturarbeiten schieben wir immer wieder auf. Morgen ist schließlich auch noch ein Tag.

Am deutlichsten zeigt sich unser Hang zum Aufschieben (oder Prokrastinieren – vom lateinischen *procrastinare*, aufschieben) aber wohl in Schule, Studium und Beruf, wenn wir unangenehme Aufgaben immer weiter vor uns herschieben, bis die Zeit dann so richtig knapp wird. Und wo ist da eigentlich das Problem? Schließlich arbeitet der Mensch bekanntermaßen dann am besten, wenn er ein bisschen unter Druck steht – ganz deutlich kann man das sehen an der Yerkes-Dodson-Kurve. Diese Kurve der amerikanischen Psychologen Robert Yerkes und John D. Dodson beschreibt die kognitive Leistungsfähigkeit in Abhängigkeit von unterschiedlichen nervösen Erregungszuständen. Und tatsächlich zeigt ein Blick auf diese Kurve, dass die Produktivität mit der Anspannung zunimmt.

Ist es dann nicht eigentlich etwas Sinnvolles, nervige Aufgaben so weit wie möglich hinauszuschieben, bis wir uns schließlich mit unserer höchsten Leistungsfähigkeit, verursacht durch den gesteigerten Druck, daranmachen, sie endlich hinter uns zu bringen?

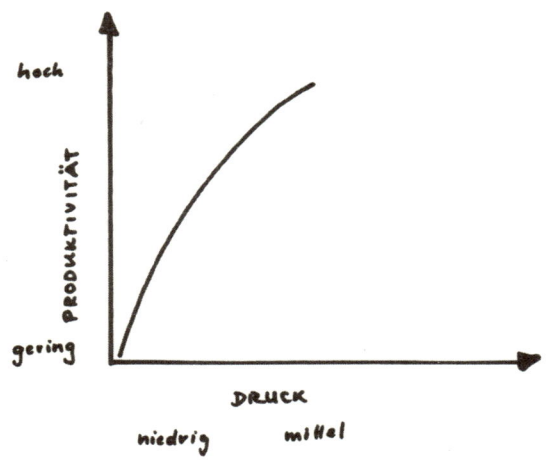

Dazu sollten wir uns allerdings einmal die ganze Kurve anschauen. Diese zeigt nämlich deutlich: Ganz so einfach ist es nicht. Hier wird sichtbar, was wir eigentlich schon aus eigener Erfahrung kennen: Sind wir vor einer Prüfung aufgeregt, kann uns das zu Höchstleistungen anspornen. Sind wir allerdings *zu* aufgeregt, dann führt das zu einer Leistungsminderung, schlimmstenfalls zu einem Blackout.

Morgen, morgen, nur nicht heute ...

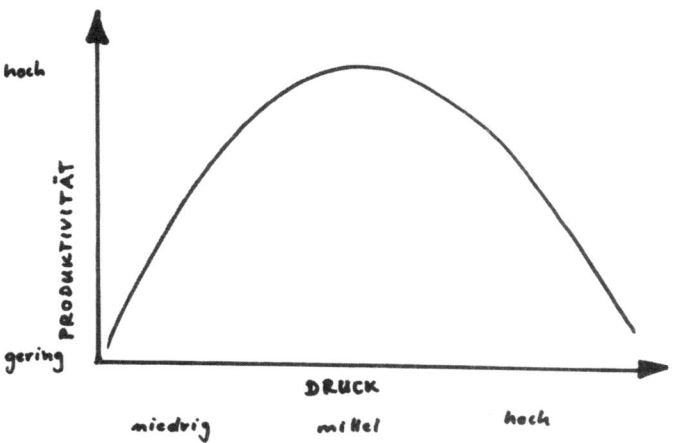

Und auch für das Prokrastinieren allgemein gilt: Es ist nicht wirklich schlimm, wenn jemand dazu neigt, zu trödeln und unangenehme Dinge ganz zuletzt zu erledigen. Irgendwie ist es ja vielleicht sogar ein bisschen lässig. Wer will schon ein Streber sein? Problematisch wird es allerdings dann, wenn der Betroffene tatsächlich beginnt, unter dem Prokrastinieren zu leiden. Wenn jemand zehn Semester länger studiert als alle anderen, die mit ihm angefangen haben, und, während er eine Prüfung nach der anderen verschiebt, vom Geld seines Partners lebt. Wenn der Chef mit Abmahnung oder Schlimmerem droht, weil das Projekt wieder zu knapp oder gar verspätet hingeschludert wird. Wenn das Finanzamt Strafzahlungen fordert, weil die Umsatzsteuer einmal mehr nicht rechtzeitig abgeführt wurde.

Eine kleine Auflistung kann Ihnen Ihre eigene Neigung zum Aufschieben vielleicht etwas bewusster machen. Sehen Sie sich doch einfach einmal folgende Aussagen an:

> Ich schiebe den Beginn von wichtigen Aufgaben immer bis zum letzten Moment hinaus.

»Morgen ist auch noch ein Tag« – Prokrastination und Motivation

> Ich versuche, nicht an meine wichtigen Aufgaben zu denken.
> Sobald ich mit einer wichtigen Aufgabe beginnen will, erscheinen mir andere Tätigkeiten attraktiver.
> Ich schaffe es erst »auf den letzten Drücker« – oder manchmal gar nicht –, meine wichtigen Aufgaben zu erledigen.
> Um nicht mit einer wichtigen Arbeit anfangen zu müssen, erledige ich sogar Dinge, die mir normalerweise lästig sind.
> Es stört und beeinträchtigt mich sehr, dass ich wichtige Aufgaben so oft aufschiebe.

Haben Sie sich hier an der einen oder anderen Stelle wiedererkannt? Das heißt aber noch lange nicht, dass Sie ein waschechter Prokrastinierer sind. Denn Prokrastinieren ist mehr als nur ein bisschen Faulheit und Schludrigkeit, sondern geht oft mit ernstzunehmenden psychischen Störungen einher. Depressionen, ADHS, Angststörungen – Wissenschaftler haben dabei noch nicht herausfinden können, ob das Prokrastinieren nun eine Folge von beispielsweise Depressionen ist oder aber deren Ursache. Salopp ausgedrückt: Bekomme ich nichts gebacken, weil ich depressiv bin – oder bin ich depressiv, weil ich nichts gebacken bekomme?

Was wir allerdings wissen, ist, dass die Ursachen für die Entwicklung solcher Störungen zahlreich sind. Wie bei so vielen Bereichen in der Psychologie gilt dabei ein multifaktorielles Modell, welches besagt, dass für die Entwicklung einer psychischen Störung in der Regel nicht *ein* Faktor allein von Bedeutung ist, sondern viele verschiedene Ursachen eine Rolle spielen können. Veranlagung allein zum Beispiel reicht noch nicht aus – auch das Umfeld muss sein Übriges tun, damit bestimmte Veranlagungen sich auch wirklich in Form einer Erkrankung durchsetzen. Und auch wenn bei zwei Personen annähernd die gleichen Voraussetzungen gegeben sind, heißt das noch lange nicht, dass diese auch die gleiche psychische Störung entwickeln.

Morgen, morgen, nur nicht heute ...

Eine Erklärung für die Entwicklung eines Hangs zum Prokrastinieren sind zum Beispiel positive und negative Vorbilder. Ein Mensch, dessen Mutter sämtliche Aufgaben und Pflichten als Angestellte, als Hausfrau, Mutter und Elternbeiratsvorsitzende mit Bravour erfüllt hat, bei der jedoch die Gefühle, wie zum Beispiel die mütterliche Wärme, auf der Strecke blieben, könnte dadurch als Erwachsener eher zum Prokrastinieren tendieren. Wer in der Grundschule unterschiedliche Lehrer hatte, von denen der eine seinen Stoff nie wirklich durchbekam, aber immer humorvoll und einfühlsam war, wird sich eher an diesem orientieren als an dem anderen Lehrer, der zwar immer den Lehrplan erfüllte, dafür aber langweilig und streng war.

Daneben sind es zum Teil biologische Faktoren, wie krankhafte Veränderungen des Frontallappens, aber auch eine hohe Ablenkungsbereitschaft (die manchmal kreativitätsfördernd sein kann, aber eben auch bisweilen hart an einem Aufmerksamkeitsdefizit vorbeischrammt) oder die nicht erlernte Fähigkeit, Belohnungen aufzuschieben. Gerade Letzteres wurde von Walter Mischel, einem in Wien geborenen US-amerikanischen Persönlichkeitspsychologen, mit seinen legendären Marshmallow-Experimenten sehr anschaulich erforscht. Kinder mussten hier eine gewisse Zeit in einem leeren Raum mit einem Marshmallow verbringen. Wenn sie es schafften, den Marshmallow innerhalb dieser Zeitspanne nicht zu essen, erhielten sie einen zweiten Marshmallow. Langzeitstudien ergeben nun, dass Kinder, die den Belohnungsaufschub aushielten, später sozial kompetenter, frustrationstoleranter und erfolgreicher waren. Sie hatten eben gelernt, sich nicht von spontanen Impulsen treiben zu lassen, und waren damit langfristig glücklicher in ihrem Leben.

Darüber hinaus zeigen diejenigen, die zum Prokrastinieren neigen, erheblich ausgefeiltere Vermeidungsstrategien als andere Menschen. Wo Letztere sich längst winden vor Gewissensqualen, können erfahrene Prokrastinierer den Gedanken an die Aufgabe ziemlich gut verdrängen. Unterstützt werden sie dabei von Rationalisierungen, die die ständige Aufschieberei rechtfertigen: »Ich warte nur auf den richtigen Zeitpunkt zum Anfangen«, oder: »Ich habe noch reichlich Zeit.« Gerne wird das eigene Handeln auch von äußeren Umständen abhängig gemacht: »Erst wenn ich das wichtige Buch aus der Bibliothek durchgearbeitet habe, macht es überhaupt Sinn, dass ich mit dem Schreiben der Hausarbeit beginne«, oder: »Bevor ich mich für einen neuen Job bewerbe, muss ich erst meine Englischkenntnisse verbessern.« Besonders interessant wird es, wenn das eigene Handeln von im Grunde unerfüllbaren Vorbedingungen abhängig gemacht wird: »Wenn sich mir ein Job bietet, in dem ich für das gleiche Geld nur 25 Stunden arbeiten muss, dann schlage ich zu.«

Ein weiterer kognitiver Mechanismus, der bei Prokrastinierern oft und gern zum Tragen kommt, ist das *Self-handicapping*: Geht die Person davon aus, dass sie ihr Ziel möglicherweise nicht erreichen wird, so werden Behinderungen bei der Zielerreichung gesucht, damit sie bei eingetretenem Misserfolg als Erklärung des Versagens und somit als Entschuldigung benutzt werden können: »Mit diesen Schuhen hätte ich unmöglich den Gipfel rechtzeitig erreichen können.«

Dabei haben diese Menschen durchaus keinen geringen Leistungswillen – in vielen Fällen ist dieser im Gegenteil sogar besonders hoch. Haben sie noch reichlich Zeit, bis eine Aufgabe erfüllt werden muss, sind ihre Pläne häufig wesentlich ehrgeiziger als diejenigen der Vergleichsgruppe. Inwiefern das jedoch bereits als »Selbstsabotage« zu werten ist, ist noch strittig. Möglicherweise werden Ziele unbewusst so hoch gehängt, dass sie sowieso nicht erreicht werden können. Das eigentliche Problem ergibt sich dann jedoch aus dem Aufschieben an und für sich. Im Grunde kann man sich das Ganze vorstellen wie eine Schere: Der eine Teil der

Schere symbolisiert den Ist-Zustand, also zum Beispiel, wie viel man schon gelernt hat. Der andere Teil der Schere symbolisiert den Soll-Zustand, also das, was zu lernen wäre. Am Anfang ist man noch beim Gelenk, das heißt, Ist und Soll sind noch nah beieinander. Wenn man jetzt in kleinen Schritten vorangehen und sein Soll zeitnah erledigen würde, wäre alles kein Problem. Aber Prokrastinierern gelingt es leider nicht, einen Schritt nach dem anderen zu gehen – also klafft ihre Schere immer weiter auseinander; es wird immer schwerer, die Aufgabe zu schaffen.

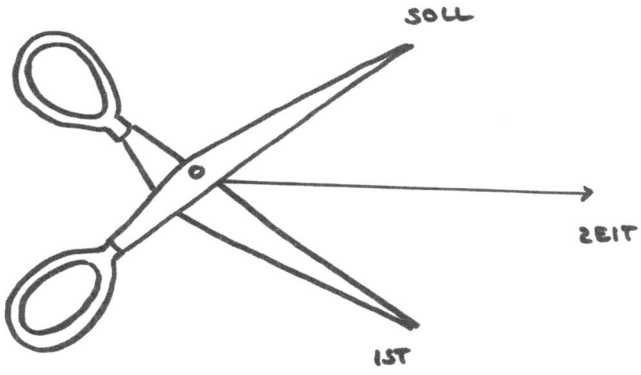

Ist der Rubikon erst einmal überschritten ...

In ihrem motivationspsychologischen Rubikonmodell unterteilen die Psychologen Heinz Heckhausen und Peter M. Gollwitzer den Zeitraum von der Entstehung bis zur Umsetzung von Handlungen in vier Handlungsphasen. Mit dem eigentlichen Beginn der Handlung ist der Rubikon überschritten, doch bei Prokrastinierern können Probleme in jeder Phase und vor allem an den Übergängen auftreten:

»Morgen ist auch noch ein Tag« – Prokrastination und Motivation

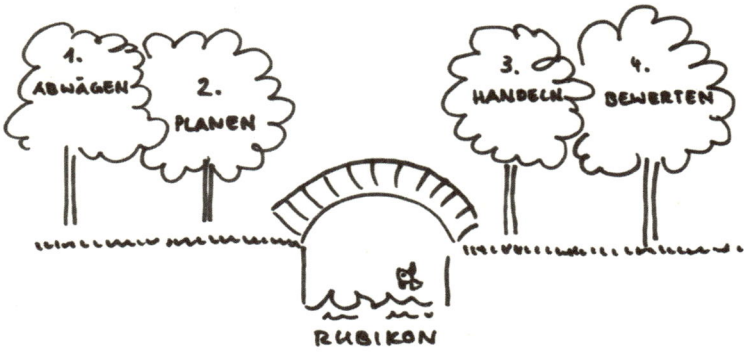

Phase 1: **Abwägen**. Alternative Handlungsmöglichkeiten tauchen auf (»Ich könnte doch noch schnell ein bisschen Computer spielen, um mich zu entspannen«); die eigentlichen Zielvorstellungen sind zu diffus; man verharrt in der Abwägephase und »schwimmt hin und her«.

Phase 2: **Planung und Handlungsvorbereitung**. Es wird entweder zu wenig oder zu ausgiebig und detailliert geplant, sodass die Planung selbst zur Alternativtätigkeit wird. Außerdem werden innere (Hunger, Durst etc.) und äußere Störungen (Handy, Facebook etc.) bei der Planung nicht mit einkalkuliert, Zeit- und Energieaufwand werden falsch eingeschätzt, ebenso die Schwierigkeit und der Aufwand der Aufgabe selbst.

Phase 3: **Handlungsausführung**. Es wird schnell aufgegeben, oder die Tätigkeit wird immer wieder unterbrochen.

Phase 4: **Handlungs- und Ergebnisbewertung**. Selbstwertschützende Bewertungsverzerrungen kommen zum Einsatz; oft werden die immensen Anstrengungen in den letzten Tagen vor dem Abgabetermin dazu benutzt, die eigene Leistung höher einzuschätzen, als sie tatsächlich war.

Außenstehenden fällt es häufig relativ leicht, die Probleme beim Vorgehen klassischer Prokrastinierer zu durchschauen – schwierig wird es jedoch, zu der betroffenen Person durchzudringen. Aufforderungen von Freunden oder Verwandten, jetzt doch endlich einmal anzufangen, erhöhen bei dem Ermahnten nur noch die Aversion gegen die betreffende Tätigkeit – und senken die Bereitschaft, mit dieser überhaupt zu beginnen. Langfristig am sinnvollsten ist es, wenn Eltern ihren Kindern ein positives Beispiel geben und ihnen verschiedene Herangehensweisen für das Bewältigen einer Aufgabe aufzeigen.

Diese Überlegungen helfen natürlich nicht weiter, wenn eine gewisse Linie erst einmal überschritten ist. Dann kann tatsächlich eine Therapie der richtige Ansatz sein.

Auch wenn das Prokrastinieren häufig eng mit Versagensangst verbunden ist, geht es bei einer Therapie in der Regel jedoch nicht darum, dem Patienten seine Angst vor der Aufgabe zu nehmen. Schließlich handelt es sich bei dieser Angst um eine wichtige Information für die betroffene Person: »Die Aufgabe, die ansteht, ist wirklich wichtig – ein Scheitern ist mit schwerwiegenden Folgen verbunden.« Statt also dem Patienten die Angst zu nehmen, geht es beim Umgang mit dem Prokrastinieren darum, sich der Angst zu stellen und auf die gefürchtete Aufgabe zuzugehen.

Die Motivation hochhalten

Die Verhaltenstherapie setzt damit primär am Selbstmanagement und dem Planen und Beginnen der Tätigkeit an. Der Psychotherapeut arbeitet also sehr nahe am Verhalten, die Therapie ist weniger rückwärtsgewandt denn zukunftsorientiert. Ein bisschen ähnelt das Ganze einem Coaching, das macht es auch so gut übertragbar auf Situationen, die wir alle in unserem Alltag kennen.

An erster Stelle in der Therapie steht zunächst, die Motivation zu steigern. Dabei ist es mit der Motivation allerdings so eine Sache. Am schönsten ist natürlich die intrinsische Motivation – die Motivation, die von innen heraus kommt, eben weil man eine Aufgabe toll, interessant und spannend findet. Man macht die Sache einfach gern. Dass das bei vielen Tätigkeiten in unserem Alltag leider nicht der Fall ist, wird niemand abstreiten können. Das ändert aber nichts daran, dass diese Aufgaben trotzdem erledigt werden müssen. Hier kann eine extrinsische Motivationsstütze helfen: Geld, Süßigkeiten, irgendeine andere Form der Belohnung. Dass diese jedoch nicht immer sinnvoll ist, zeigt eine interessante Feldstudie der amerikanischen Psychologen Mark R. Lepper, David Greene und Richard E. Nisbett, die 1973 an Kindern durchgeführt wurde:

Kinder erhielten Stifte und Papier und durften malen, worauf sie Lust hatten. Danach wurden die Kinder gefragt, ob ihnen das Malen Spaß gemacht habe. Im Anschluss daran wurde nur mit den Kindern weitergearbeitet, die Spaß am Malen bekundet hatten. Sie wurden in drei Gruppen unterteilt. Eine Gruppe durfte weiterhin einfach malen, einer Gruppe wurde gesagt, dass sie für ihr Bild eine Belohnung erhalten würde. Eine dritte Gruppe durfte ebenfalls einfach malen, erhielt danach jedoch ohne Vorankündigung eine Belohnung. Während Gruppe 1 und 3 danach weiterhin Spaß am Malen hatten, verspürten die Kinder, denen im Vorfeld eine Belohnung versprochen worden war, weniger Spaß daran als vor dem Experiment. Die kurze Erklärung: »Wenn ich was dafür bekomme, dann kann ja die Tätigkeit an sich gar nicht so toll sein.« Die Kinder waren durch Geld »korrumpiert« worden – entsprechend sprachen die Psychologen auch vom »Korrumpierungseffekt«.

Aus diesem Grund ist die extrinsische Motivation in Form von Belohnung und äußeren Anreizen nicht immer ganz unproblematisch. Allerdings ist es natürlich für die meisten Menschen ziemlich schwierig, bei einer Tätigkeit wie der Steuererklärung die in-

Die Motivation hochhalten

nere Begeisterung für das Thema Abschreibungen und Freibeträge hochzuhalten.

Die Lösung ist wie so oft der goldene Mittelweg – nennen wir ihn »teil-intrinsisch«. Der Patient wird vom Therapeuten dazu angeleitet, ein Ziel zu visualisieren und sich vorzustellen, wie er sich wohl fühlen wird, wenn er es erreicht hat. Indem er dieses Ziel klar vor Augen hat, erhöht sich seine Motivation. Auf diese Weise wird der Blick des Patienten vom vor ihm liegenden einzelnen Marshmallow, den er gleich ganz schnell verschlingen könnte, auf die zwei Marshmallows in der Zukunft gelenkt.

Es ist dabei sinnvoll, eher Annäherungsziele (»Dann bekomme ich wahrscheinlich eine kleine Steuerrückzahlung«) als Vermeidungsziele (»Dann ist der Mist endlich erledigt«) zu formulieren. Um allerdings den Weg bis zu diesem großen Ziel möglichst machbar zu gestalten, ist es zusätzlich hilfreich, immer wieder Zwischenziele festzulegen. Man kennt das auch von Computerspielen: Da steht man ja auch nicht sofort dem Endboss gegenüber, sondern muss vorher mehrere Etappen meistern, um es überhaupt bis dahin zu schaffen – kleine motivierende Erfolge eben.

Auch das Mittel der Selbstbelohnung sollte nicht unterschätzt werden. Wenn ich etwas geschafft habe, darf ich mir ruhig auch etwas gönnen. Die wichtigste Belohnung im Fall des Lernens wäre zum Beispiel, das Buch zur Seite zu legen (wir Psychologen nennen das »negative Verstärkung«, weil ja etwas Negatives wegfällt) und dann eine positive Verstärkung folgen zu lassen, zum Beispiel sich mit Freunden zu treffen.

»Morgen ist auch noch ein Tag« – Prokrastination und Motivation

Nägel mit Köpfen

Wurden die Ziele erst einmal gesetzt, geht es ans Eingemachte. Ein zentraler Punkt ist, tatsächlich **pünktlich zu beginnen**: Hier ist es egal, ob man zehn Minuten oder drei Stunden aufschiebt, denn aus zehn Minuten werden weitere zehn Minuten und so weiter. Wie sagte Peter Ustinov so schön: »Die Menschen, die etwas von heute auf morgen verschieben, sind dieselben, die es bereits von gestern auf heute verschoben haben.« Es geht bei diesem Punkt also in erster Linie darum, zumindest schon mal anzufangen und auch eine gewisse Zeit durchzuhalten.

Ganz konkret bedeutet das, dass man eine genaue Zeit festlegt, zum Beispiel: »Um zehn Uhr fange ich an.« Dann überlegt man sich, wie man sich an diesen Termin erinnern kann, zum Beispiel indem man sich den Wecker stellt oder einen Zettel aufhängt. 15 Minuten vorher schiebt man dann ein Ritual ein, an dem man nicht »hängen bleiben« kann. Aufgaben wie E-Mails checken sind dabei tabu. Geeignete Rituale wären zum Beispiel Tee kochen oder ein bestimmtes Lied hören.

Der nächste Schritt ist, sich zu überlegen, was man sich sagen könnte, um sich zu **motivieren**. Hier geht es um die Ziele, die bereits formuliert wurden, zum Beispiel: »Wenn ich jetzt lerne, geht es mir nachher besser«, oder: »Wenn ich heute mit dem Lernen fertig bin, dann …« Wichtig ist auch, sich eine realistische Mindestdauer festzusetzen, zum Beispiel 20 Minuten. Dabei geht es auch darum, kognitive Fehler auszuschalten. In diesem Fall wären das zum Beispiel die Überlegungen: »Sobald der richtige Zeitpunkt kommt, fange ich an«, oder: »Weniger als drei Stunden am Stück lernen lohnt sich überhaupt nicht. Da brauche ich mich gar nicht erst hinzusetzen.«

Im Anschluss daran geht es um eine **realistische Planung**. Wichtig dabei ist, wie bereits erwähnt, dass das Planen an sich

Nägel mit Köpfen

nicht zu einer Alternativtätigkeit wird. Es ist daher äußerst sinnvoll, ein Zeitlimit fürs Planen festzulegen. Hilfreich ist es, sich am Anfang nur grob ein Ziel und mehrere Unterziele zu setzen und dann lieber jede Arbeitseinheit zu planen. Damit bleibt man eher im realistischen Planen; etwas, was Prokrastinierer ja gerade lernen sollen. Folgende Fragen sollte man sich in der Planungsphase stellen und die Antworten eventuell schriftlich festhalten:

> *Wie lange will ich in dieser Zeiteinheit arbeiten?*
> Hier ist es wichtig, die Schwierigkeit der Tätigkeit und die eigenen zeitlichen Ressourcen zu beachten.

> *Was will ich in der Zeit schaffen?*

> *In welchen Schritten will ich vorgehen?*

> *Wie viele Pausen will ich wann und wie lange einlegen?*
> Je nach Konzentrationsfähigkeit ist hier eventuell auch Ausprobieren nötig. Möglich sind zum Beispiel fünf Minuten Pause nach 30 Minuten. Übrigens überschätzen die meisten Menschen sich eher und legen zu wenig Pausen ein. Nach spätestens 45 Minuten sollte man fünf bis zehn Minuten Pause machen, nach drei Stunden ist dann eine längere Pause notwendig – sonst sinkt zwangsläufig die Leistungsfähigkeit. Da kann man sich ein bisschen an seiner Schulzeit orientieren, wo es ja auch mehrere kleine und eine große Pause gab.

Weiter geht es mit dieser Frage:

> *Worauf will ich beim Vorgehen genau achten?*
> Hier kann zum Beispiel die klare Anweisung an mich selbst stehen, mich nicht in Details zu verlieren.

»Morgen ist auch noch ein Tag« – Prokrastination und Motivation

Diese ersten Schritte, das realistische Planen und das pünktliche Beginnen, werden in der Therapie immer in Kombination vermittelt. Eine weitere Intervention, die unabhängig von diesen beiden Schritten eingesetzt werden kann, ist die **Arbeitszeitrestriktion**. Hier geht es darum, bestimmte Zeitfenster zu schaffen, in denen die Patienten nicht arbeiten dürfen, und knappe Zeiträume, in denen ihnen das Arbeiten gestattet ist. Erst nach einer Erhöhung der Arbeitseffizienz können sie sich zusätzliche Arbeitszeit »verdienen«. Sich anstrengen, um mehr arbeiten zu dürfen? Genau! Zugrunde liegen hier unterschiedliche psychologische Effekte, unter anderem der sogenannte Hard-to-get-Effekt, bei dem eine Verknappung eines Elements dessen subjektive Attraktivität erhöht. So wird zum Beispiel die gerade noch unbeliebte Mensa bei angedrohter Schließung plötzlich attraktiver. Diesen Effekt können wir für uns nutzen, sodass in unserem Kopf sich der Gedanke von »arbeiten müssen« zu »arbeiten dürfen« wandelt.

Im Detail sieht das dann folgendermaßen aus:

> Die Arbeitszeit wird auf zwei feste Arbeitszeitfenster begrenzt. Der Beginn der Zeitfenster ist immer gleich, die Dauer kann sich durch Effizienz von Woche zu Woche steigern. Die Startphase liegt bei 20 Minuten.
> Die Arbeitszeit kann nun in Abhängigkeit zur Effizienz gesteigert werden: Liegt die Arbeitseffizienz zwischen 51 und 75 Prozent (das heißt, man hat die Hälfte bis drei Viertel der für die Zeit geplanten Aufgaben erledigt), darf man seine Arbeitszeit in der nächsten Woche um 25 Prozent steigern. Liegt die Effizienz bei 76 bis 100 Prozent, darf die Arbeitszeit um 50 Prozent gesteigert und auch entsprechend mehr Arbeit eingeplant werden. Liegt die Effizienz jedoch bei unter 51 Prozent, wird die Arbeitszeit beibehalten. Dabei ist selbst-

verständlich wichtig, dass die für das Zeitfenster eingeplante Arbeit in dieser Zeit auch zu erledigen ist – sonst geht der Schuss natürlich nach hinten los. Auf diese Art und Weise lernt man von Tag zu Tag realistischer zu planen.

So zum Beispiel auch Michael. Er möchte als Prüfungsvorbereitung ein Fachbuch lesen. Sein Ziel für die erste Einheit ist das erste Kapitel. Er fängt mit einer Arbeitseinheit von 20 Minuten an und schaut am Ende, wie weit er gekommen ist. Hat er 51 bis 75 Prozent des Kapitels geschafft, so wird die nächste Arbeitseinheit um fünf Minuten (25 Prozent) gesteigert. Beim nächsten Mal umfasst seine Einheit also 25 Minuten. Hat er mehr als 75 Prozent des gesteckten Ziels erreicht, so steigert sich seine nächste Arbeitseinheit um zehn Minuten (50 Prozent). Die nächste Einheit dauert also 30 Minuten.

Doch auch **Umgebungsfaktoren** dürfen in diesem Kontext nicht vernachlässigt werden, zum Beispiel die Arbeitsplatzgestaltung: Wir können die Psyche auch nutzen, um einen Arbeitsmodus zu konditionieren, indem wir immer am selben Platz (zum Beispiel am Schreibtisch zu Hause oder in der Unibibliothek) arbeiten. Dort ist dann wirklich nur das vorhanden, was man zum Arbeiten braucht. Dabei sollte der Arbeitsplatz dennoch einladend sein – mit ausreichend Licht, Bewegungsfreiheit, einem bequemen Stuhl. Alles, was ablenken könnte, verschwindet vom Tisch: Dazu gehören in erster Linie Handy und Tablet, aber auch Bücher, Zeitschriften, der Kalender, Fotos und dergleichen. Wer am PC zu arbeiten hat, kann sich überlegen, das WLAN auszuschalten. So vermeidet man den fast schon automatischen Abstecher zu Facebook und Co. Falls Internet für die Arbeit unverzichtbar ist, wäre es auch schon eine Lösung, wenigstens das Mailprogramm zu schließen, um nicht andauernd von aufpoppenden Nachrichten abgelenkt zu werden.

Und auch allgemein gilt es, Störungen zu vermeiden. Dazu gehören zunächst äußere Störungen: Schalten Sie das Handy aus und stellen Sie die Haustürklingel ab, verwenden Sie Ohrstöpsel, schalten Sie Fernseher und Radio aus. Ebenso verhält es sich mit inneren Störungen: Sie sind hungrig, durstig, müssen zur Toilette? Stillen Sie Ihr Bedürfnis zügig und legen Sie einen Zeitpunkt zum Wiederanfangen fest. Sie grübeln? Nehmen Sie sich fünf Minuten Zeit, um sich alle störenden Gedanken zu notieren, dann legen Sie los.

Die Selbstkontrolle macht's

Langfristig geht es bei all diesen Interventionen und Handlungsanleitungen darum, die Selbstkontrolle der betreffenden Person zu erhöhen. Sie soll sich nicht mehr von kurzfristigen Anreizen ablenken lassen, sondern den Blick auf ihre langfristigen Ziele gerichtet halten. Außerdem sollen Menschen so lernen, auch Aufgaben, die sie als unangenehm empfinden, leichter zu akzeptieren. Denn nur über sie führt der Weg zur Belohnung.

Für Sie auf dem Weg zu Ihrem Berg heißt das: Essen Sie nur dann Ihr Käsebrot, wenn Sie wirklich Hunger haben, putzen Sie Ihre Schuhe nicht zwischendurch und machen Sie auch kein Nickerchen. Holen Sie Ihre Karte hervor, um den idealen Weg zu finden, und legen Sie realistische Etappen fest. Halten Sie den Blick auf den Gipfel gerichtet und antizipieren Sie das Gefühl, das Sie erfüllen wird, wenn Sie diesen erst einmal erklommen haben. Doch auch der Weg bis dahin kann angenehme Zwischenziele beinhalten: Eine gute Suppe in der Hütte gleich hinter der Schneegrenze? Ein Viertelstündchen sonnen, sobald Sie den steilen Pass überwunden haben? Kluge Bergsteiger haben immer eine Tafel Schokolade in ihrer Tasche, die sie am Gipfel mit ihren Freunden teilen – ist das nicht eine herrlich motivierende Aussicht?

Blick hinter die Kulissen
Ein Jahr warten auf einen Therapieplatz?

Sie haben sich endlich dazu durchgerungen, es mit einer Psychotherapie zu versuchen. Doch eine Sache macht Ihnen Angst: Von so vielen Bekannten haben Sie gehört, dass man inzwischen über ein Jahr auf einen Therapieplatz warten muss. Ein Jahr? Wie soll man das als psychisch kranker Mensch denn aushalten? Und wie kann das überhaupt sein?

Nun, die letzte flächendeckende Bedarfserhebung für Psychotherapieplätze wurde 1999 durchgeführt, daraus wurden die Kassensitze berechnet, also letztendlich die Praxen, die dann auch mit der gesetzlichen Krankenkasse abrechnen können. Bis heute hat keine erneute Bedarfserhebung stattgefunden, obwohl seit Jahren darauf gedrängt wird. Wie das eben immer so ist, wenn durch Aufschieben Kosten eingespart werden können … Das bedeutet: Die Nachfrage ist deutlich gestiegen, weil auch das Interesse und die Offenheit für psychotherapeutische Behandlung zugenommen haben; das Angebot ist jedoch gleich geblieben. Da werden die Wartezeiten natürlich länger und länger.

Dennoch können Sie mit etwas Einsatz Ihre Wartezeit deutlich verkürzen. Tragen Sie, bevor Sie in einer Praxis anrufen oder auf den Anrufbeantworter sprechen, alle relevanten Informationen zusammen. Das mag sich zunächst wie eine Kleinigkeit anhören, aber ein Psychotherapeut ist auch nur ein Mensch. Wenn ich an dieser Stelle schon jemandem hinterherlaufen und viel nachfragen muss, bin ich weniger motiviert, ihn als Patienten aufzunehmen.

Machen Sie also folgende Angaben (siehe nächste Seite):

- Name
- Alter
- gesetzliche oder private Krankenkasse
- Ziele und Problembereiche für eine mögliche Therapie, zum Beispiel »Ich möchte meine Ängste bewältigen« – gern auch stichpunktartig
- Telefonnummer, unter der Sie erreichbar sind

Besser noch ist, Sie rufen während der Telefonsprechzeiten an. Diese erfährt man über die Homepage des Therapeuten oder den Anrufbeantworter. Genau in der Zeit ist normalerweise (außer bei Urlaub oder Krankheit) der Therapeut persönlich zu sprechen. Allerdings rufen dann natürlich viele Patienten an, das heißt: Hier ist etwas Geduld gefragt.

Aktuell ist es so, dass nur noch die wenigsten Therapeuten eine Warteliste führen und ihre Patienten direkt aus der Telefonsprechzeit beziehungsweise aus der Sprechstunde in eine Psychotherapie überführen – wobei es jedoch kaum einen Therapeuten gibt, der eine »offene« Sprechstunde abhalten würde, zu der jeder einfach so kommen kann. In der Regel wird zu den Telefonsprechzeiten ein Termin vereinbart. In dieser persönlichen Stunde wird eine erste diagnostische Einschätzung vorgenommen, die Dringlichkeit abgeschätzt und eine Empfehlung, zum Beispiel zur Psychotherapie oder zu anderen Möglichkeiten, gegeben. Das heißt, die Therapeuten sind nicht verpflichtet, direkt einen Therapieplatz anzubieten, sondern sollen eben nur eine erste Einschätzung abgeben. Viele leiten dann aber über zu einer »richtigen« Psychotherapie.

Ich persönlich habe es so erlebt, dass Betroffene umso schneller erfolgreich bei ihrer Suche sind, je höher ihre Motivation ist, einen Therapeuten zu finden – in seltenen Fälle klappt es sogar schon nach drei bis vier Wochen. Denn wer sich informiert, wann welcher Therapeut telefonisch erreichbar ist, hat gute Chancen, direkt im telefonischen Kontakt ein Erstgespräch mit ihm zu vereinbaren. Sobald die Therapie eines anderen Patienten zu Ende geht oder aus anderen Gründen ein Platz frei wird, kann der Therapeut Ihnen einen festen Therapieplatz anbieten. Doch der erste Schritt – die telefonische Kontaktaufnahme mit dem Therapeuten – kann aufgrund des kleinen Zeitfensters dieser Telefonsprechzeiten manchmal frustrierend sein – aber es lohnt sich.

An dieser Stelle zu Recht der Einwand: Manche Situationen sind so akut, da ist es schlichtweg unmöglich, sich auf die lange Suche nach einem Therapeuten zu machen – selbst wenn das »nur« wenige Wochen dauert. Aus diesem Grund ist seit 1. April 2017 eine neue Richtlinie in Kraft getreten – verpflichtend wurde sie ab 1. Januar 2018. Diese neue Richtlinie bietet die Möglichkeit einer Akuttherapie. Diese ist bedeutend kürzer und tatsächlich auf ganz akute Fälle ausgerichtet, zum Beispiel auf Patienten, die durch ein unvorhergesehenes Lebensereignis wie eine Trennung oder eine Krankheit aus der Bahn geworfen sind. Es kann sofort losgelegt werden. Beim Erstkontakt entscheidet der Therapeut, wann eine Erkrankung so akut ist, dass er sie sofort (ohne eine Genehmigung von der Krankenkasse abzuwarten) ambulant behandeln kann, und wann sie wiederum zu akut ist für das ambulante Setting. In diesem Fall ist dann das jeweilige Bezirkskrankenhaus zuständig, an das man sich auch direkt – ohne den Umweg über den Psychotherapeuten – wenden kann. Ganz alleingelassen wird also niemand.

3
Wer wird denn gleich in die Luft gehen? – Zu viel Gefühl

Liebe, Trauer, Freude, Hass – Gefühle sind das zentrale Thema in der Psychologie. Im Grunde ist die Beschäftigung mit ihnen der Markenkern des psychotherapeutischen Arbeitens. Wenn ein Patient zu mir in die Praxis kommt, dann in der Regel nicht – oder nicht nur –, weil ihm seine Gedanken Probleme bereiten, sondern weil er mit den Gefühlen, die damit einhergehen, nicht zurechtkommt.

Natürlich versuche ich als Psychotherapeutin bei meiner Arbeit mit Menschen auch, deren Denkmuster zu ändern (»Warum glauben Sie das? Ist das vernünftig?«), aber das langfristige Ziel ist es, das Fühlen zu beeinflussen. Was hilft es mir schließlich, wenn ich immer wieder den Gedanken wiederhole:»Ich bin glücklich«, sich mein Fühlen jedoch nicht verändert? Erst wenn ich zufriedener bin, hat sich in meinem Leben wirklich etwas in eine positive Richtung entwickelt.

Es geht bei meiner Arbeit also fast immer um Gefühle – ist dieses Thema dann nicht ein bisschen zu umfangreich für ein einziges Kapitel? Das ist es in der Tat! Deshalb wird es hier auch um ganz besondere Gefühle gehen. Die neckische Frage in der Kapitelüberschrift »Wer wird denn gleich in die Luft gehen?« bringt es auf den Punkt. Sie stammt aus der Zigarettenwerbung, in der das cholerische HB-Männchen gern auch mal von einer normalen Stubenfliege derart zur Weißglut gebracht wird, dass es seine Wohnzimmereinrichtung komplett zerlegt. Oder denken Sie nur an mein kleines Geständnis zum Thema Tennisspielen in der Einleitung. Es geht in diesem Kapitel also um die unangemessenen Gefühle – Gefühle, die über ihr Ziel hinausschießen, Gefühle, die nicht wirklich zur Situation passen. Wenn wir auf einen kleinen Rückschlag im Beruf mit tagelanger Niedergeschlagenheit reagieren, wenn eine Nachlässigkeit unseres Partners uns zu verheerenden Wutausbrüchen und Stürmen der Eifersucht hinreißt, wenn wir auf emotionale Verletzung nicht mit Trauer, sondern mit Scham oder gar mit Wut reagieren.

Wahrscheinlich ist Ihnen bereits aufgefallen, dass ich in meinen bisherigen Beispielen nur »negative« Emotionen angeführt habe. Natürlich haben wir alle schon einen Freudenrausch und den ein oder anderen Liebestaumel erlebt, doch deren einschränkende Auswirkungen auf unser Dasein halten sich in Grenzen – und erst dann wird es für uns Psychotherapeuten ja interessant. Es sind also die »negativen« Emotionen, die uns hier beschäftigen, allerdings werde ich sie im Folgenden als »unangenehm« bezeichnen. »Negativ« vermittelt nämlich den Eindruck, als handele es sich um Emotionen, die man am besten nicht zulässt, weil sie schlecht sind und uns sowieso nicht weiterbringen – aber dem ist nicht so. All unsere Emotionen sind für uns und unser Leben gleichermaßen von herausragender Bedeutung.

Zu viel Gefühl?

Allgemein gehen Wissenschaftler, wie zum Beispiel der US-amerikanische Anthropologe und Psychologe Paul Ekman, der bekannt ist für seine Forschung zur nonverbalen Kommunikation, von sechs Basisemotionen aus: Angst, Wut, Ekel, Freude, Überraschung und Traurigkeit. Manchmal wird ein siebtes Grundgefühl hinzugefügt: Verachtung. Basisemotionen heißen diese Emotionen deshalb, weil wirklich jeder gesunde Mensch – ob nun Inuit, Chinese oder Ostfriese – sie tatsächlich mithilfe seiner Mimik ausdrücken und auch bei anderen erkennen kann. Und das nicht erst als Erwachsener, sondern bereits als ganz kleines Kind.

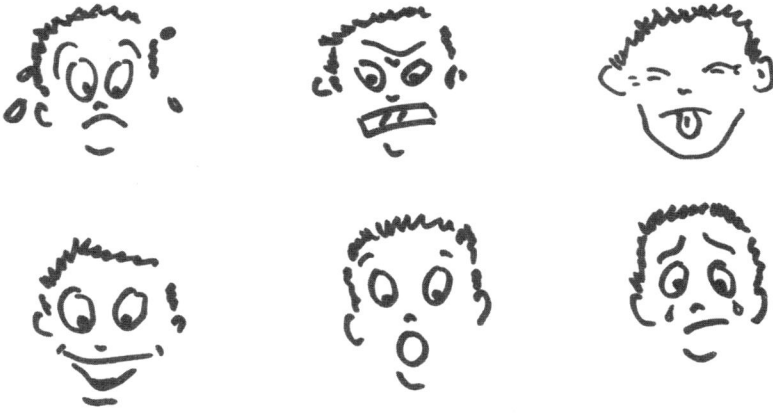

Manche dieser Basisemotionen kommen auch den Instinkten sehr nah. Zum Beispiel der Ekel: Den kannten bereits die Steinzeitmenschen. Und obwohl es sich dabei ganz sicher nicht um eine angenehme Emotion handelt, ist es auf jeden Fall eine sinnvolle: Sie verhindert nämlich, dass wir etwas Falsches essen, was bestenfalls für einen verdorbenen Magen, schlimmstenfalls für ein ganz, ganz schnelles Ableben sorgt.

Dabei finden wir als Kinder nicht unbedingt alles so eklig, wie wir es später als Erwachsene wahrnehmen, und Asiaten oder Südamerikaner finden wiederum ganz andere Sachen abstoßend als Otto Normaleuropäer – und umgekehrt. Meine Freundin Anni erzählte mir zum Beispiel von ihren Erlebnissen in den Anden, wo sie bei ihrem ersten Schluck Chicha sehr mit sich zu kämpfen hatte. Kein Wunder: Dabei handelt es sich um eine Art Bier, das durch Fermentation auf der Grundlage von Spucke entsteht. Während sich vermutlich auch bei Ihnen hier die Nackenhaare aufstellen, betonte Annis Gastgeberin die Qualität des Getränks besonders: »Da hat unsere Oma reingespuckt. Damit wird es am besten!« Basisemotionen sind damit also in ihren Grundlagen angeboren, aber in ihrer weiteren Entwicklung sozial erworben.

Wie ist es dann aber mit der Angst? Die macht uns doch nur zu feigen Zauderern, oder? Ja – aber möglicherweise ist das genau das Richtige, wenn wir gerade dabei sind, uns in eine Situation zu begeben, die für uns ziemlich brenzlig werden könnte. Genauso ist Wut nicht nur eine Emotion, die schnell für Ärger sorgen kann, sondern auch ein Gefühl, das uns hilft, besser einzuschätzen, was in unserem Inneren vor sich geht. Erst wenn ich wütend werde, weil sich jemand über meinen Bruder lustig macht, den ich doch eigentlich selbst ziemlich doof finde, wird mir bewusst, wie viel er mir wirklich bedeutet.

Gefühle sind also für unser physisches und seelisches Überleben unverzichtbar. Ohne unangenehme Emotionen geht es nicht. Problematisch wird es allerdings dann, wenn diese unangenehmen Emotionen »überschießen« oder eben überhaupt nicht mehr zum eigentlichen Auslöser passen.

Ein krankhaftes Ausmaß erreicht das zum Beispiel bei Borderline-Patienten, bei denen eine gestörte Emotionsregulation ein Hauptsymptom ist. Sie nehmen Emotionen um ein Vielfaches intensiver wahr als Menschen mit einer gesunden Emotionsregulation. Schon der kleinste Auslöser kann ausreichen, um bei ihnen massive Verlustängste aufkommen zu lassen. So zum Beispiel der Fall, wenn der Therapeut in Urlaub geht. Das kann dann schon Wochen vorher ein großes Thema in den Sitzungen sein, und für den Patienten wird das zu einer großen Herausforderung. Ähnlich »übertrieben« können Borderline-Patienten reagieren, wenn zum Beispiel ein Freund ein Treffen spontan absagt. Anstatt einfach nur verstimmt zu reagieren, ist diese Absage für sie möglicherweise ein Grund, den Kontakt vollständig abzubrechen oder zumindest mit langen Vorwürfen zu reagieren, die das Gegenüber natürlich nicht ganz nachvollziehen kann.

Diese Patienten leiden natürlich selbst unter ihren Emotionen, sie können jedoch nicht aus ihrer Haut – und um die Spannung, unter der sie permanent stehen, abzubauen, greifen sie häufig zum Mittel der Selbstschädigung. Das muss nicht unbedingt das klassische Ritzen sein – auch Alkohol, Tabletten, ungeschützter Sex mit Fremden oder riskantes Autofahren gehören dazu.

So weit wird es bei den meisten von uns wohl bisher noch nicht gekommen sein (und falls doch, würde ich dringend zu einer Therapie raten), aber wir alle kennen Situationen, in denen wir auf eine Art und Weise reagieren, die wir im Nachhinein selbst nicht verstehen können. Warum raste ich in bestimmten Situationen so aus? Weshalb ist mir immer zum Heulen zumute, nachdem ich mit meiner Mutter telefoniert habe? Wieso verletzt mich das rücksichtslose Verhalten einer Freundin so sehr? Warum schäme ich mich manchmal so abgrundtief?

Gefühlschaos

Ein Blick hinter die Kulissen der Emotionen kann uns hier vielleicht ein bisschen genauer erklären, was in solchen Situationen in unseren Köpfen – und unserem Körper ganz allgemein – passiert. Ich beziehe mich dabei auf das Buch *Interaktives Skillstraining für Borderline-Patienten* des Psychiaters Martin Bohus und der Psychotherapeutin Martina Wolf-Arehult.

Ganz am Anfang – bevor wir überhaupt irgendwelche Emotionen empfinden – steht ein **Auslöser**. Zum Beispiel kommt unser Chef auf uns zu und sagt: »Herr Müller, Sie müssen heute länger bleiben, um das Projekt noch fertig zu machen.« Diese Aussage steht natürlich nicht im luftleeren Raum. Wie wir darauf reagieren, hängt von unserer **emotionalen Verwundbarkeit** ab. Vielleicht merke ich, dass eine Grippe im Anmarsch ist, und wollte mich eigentlich um fünf verziehen, um daheim unter die Bettdecke zu kriechen. Oder der gesamte Tag hat schon blöd angefangen: Verschlafen, dann musste deshalb das Frühstück ausfallen, und die nervige Kollegin hat mich auch noch dumm angemacht … Da ist meine emotionale Verwundbarkeit natürlich relativ hoch. Daraus ergibt sich die **Interpretation**, der erste Gedanke, die erste, ganz spontane Bewertung – zum Beispiel entweder: »Super, endlich lässt er mich mal zeigen, was ich draufhabe«, oder: »O nein, ich will einfach nur ins Bett.« In unserem Beispiel wäre vermutlich eher Letzteres der Fall.

Aus dem Zusammenspiel von Auslöser, emotionaler Verwundbarkeit und Interpretation ergibt sich das **primäre Gefühl**. Das ist immer ein angemessenes Gefühl, also ein Gefühl, das die meisten Menschen in dieser Situation, mit dieser Verwundbarkeit und dieser Interpretation hätten. Es gibt natürlich immer mehrere Gefühle, die angemessen sein können. In unserem Fall vielleicht Niedergeschlagenheit oder leichter Ärger – vielleicht aber auch Stolz,

Gefühlschaos

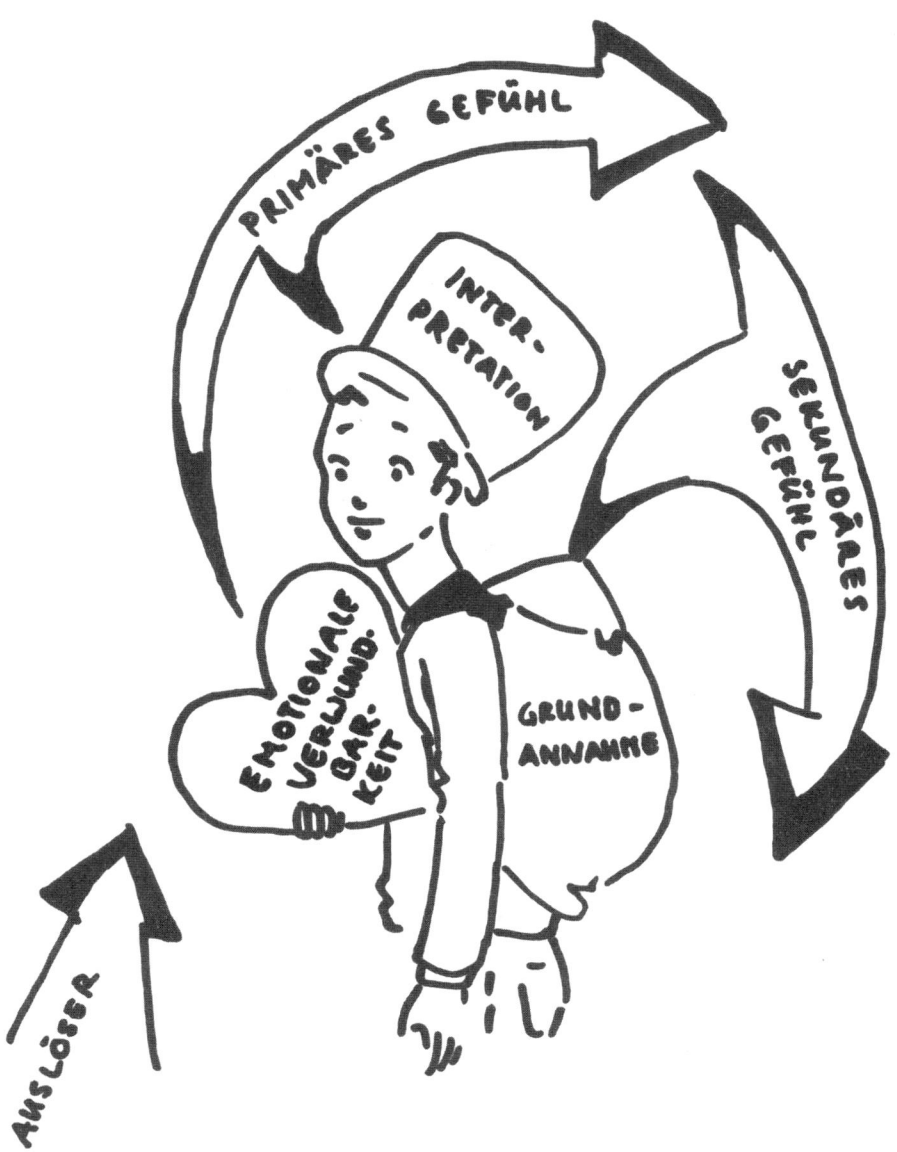

wenn man die Sache als Herausforderung betrachtet. So unterschiedlich diese Reaktionen sind: Sie sind immer angemessen – hängen aber eben von der Interpretation ab.

Gedanken, Körperreaktion, Wahrnehmung und Handlungsimpuls zeigen nun das Gefühl an. Das wäre zum Beispiel im Fall »leichter Ärger« der **Gedanke**: »So ein Blödmann«, als **körperliche Reaktion** erhöhen sich Puls und Blutdruck, ein leichter Zug in der Bauchgegend wird spürbar. Auch die **Wahrnehmung** ändert sich – die sprichwörtliche Redewendung »schwarz sehen« bringt es vielleicht am besten auf den Punkt: Wir nehmen die Umgebung um uns herum plötzlich mit ganz anderen Augen wahr: Das Lachen des Arbeitskollegen zum Arbeitsschluss fällt uns zum Beispiel plötzlich viel mehr auf und hört sich mit einem Mal irgendwie schadenfroh an. Und ein entsprechender **Handlungsimpuls** wäre jetzt vielleicht, endlich mal aufzustehen und dem Chef ordentlich die Meinung zu sagen. Je stärker diese einzelnen Komponenten sind, desto intensiver ist das Gefühl – wie gesagt: das primäre Gefühl, das die Mehrheit der Menschen in so einer Situation hätte. Aber Achtung: Es geht weiter! Und zwar mit dem sekundären Gefühl.

Dieses **sekundäre Gefühl** wird durch Grundannahmen ausgelöst, die wir in unserem bereits erwähnten Rucksack mit uns herumtragen. In unserem Fall könnte so eine Grundannahme sein: »Ich werde immer benachteiligt.« Dann entsteht sicherlich starke Wut. Oder: »Ich bin ein Versager.« Hier kommt wohl eher ein Minderwertigkeitsgefühl auf. Diese Grundannahmen sind in jedem von uns fest verankert, und sie sind es auch, die dafür sorgen, dass wir auf manche Auslöser eben nicht mit der angemessenen primären Emotion reagieren, sondern schlimmstenfalls mit einer überzogenen oder wenig sinnvollen.

Die sekundäre Emotion setzt sich aus denselben Komponenten zusammen wie das primäre Gefühl, also Gedanken, Körperreaktion, Wahrnehmung und Handlungsimpuls. Wobei Handlungsimpuls übrigens nicht gleich Handlung ist. Vielmehr können wir lernen, bewusst eine Entscheidung zu treffen. In unserem Fall könnte man trainieren, zu erkennen, dass jetzt wieder so eine Grundannahme aktiviert ist und uns das (sekundäre) Gefühl nicht weiterbringt. Dann ist es ratsam, die Wut nicht am Chef auszulassen oder sich nicht innerlich niederzumachen.

Die Lasten der Vergangenheit

Woher aber kommen diese Grundannahmen, die für derart überzogene oder unangemessene Reaktionen sorgen? Neben genetischen Faktoren (wir kennen das bereits aus dem multifaktoriellen Modell), wie zum Beispiel eine gesteigerte Sensibilität für die eigenen Emotionen, ist in dieser Hinsicht vor allem unsere persönliche Vergangenheit von Bedeutung. Grundannahmen haben wir durch Erfahrungen in unserer Entwicklungsgeschichte erlernt und fest verinnerlicht. Hauptursache für problematische Grundannahmen bei Borderline-Patienten kann ein »invalidierendes« Umfeld sein. »Invalidierend« verhalten sich Familienmitglieder oder andere wichtige Bezugspersonen dann, wenn sie – durch Worte oder Taten – emotionale Erfahrungen oder generell Gefühle bestrafen oder ignorieren. Und das über einen langen Zeitraum hinweg, also nicht ein- oder zweimal, sondern mit schöner Regelmäßigkeit. So etwas ist zum Beispiel der Fall, wenn ein Kind eine schlechte Note mit heimbringt, weint und von der Mutter verächtlich behandelt oder mit Liebesentzug bestraft wird. Das Umfeld verhält sich ebenfalls invalidierend, wenn ein ängstliches Kind mit Schlägen bestraft oder in seiner Angst nicht ernst genommen (»Du spinnst«) und damit alleingelassen wird.

Doch nicht nur psychisch Kranke haben Grundannahmen – wir alle entwickeln in unserer Entwicklungsgeschichte Grundannahmen, das lässt sich gar nicht verhindern. Eine Freundin von mir ist zum Beispiel seit längerer Zeit schwer krank. Ihre Kinder könnten deshalb vielleicht folgende Grundannahmen entwickeln: »Ich muss stark sein«; »Ich darf nicht traurig sein (sonst bereite ich meiner Mutter/meinem Vater noch mehr Kummer)«; »Ich muss für meine Mutter da sein.«

Doch wie erkenne ich nun so eine Grundannahme? Grundannahmen sind wie Tretminen, die ganz häufig ausgelöst werden. Es sind in der Regel ähnliche Auslöser oder ähnliche Gedanken, die die Grundannahme und damit das sekundäre Gefühl wie Dominosteine umfallen lassen. Meistens kann man das auch mit klarem Blick erkennen – aber eben nur im Nachhinein.

Da die Grundannahmen häufig im Kindes- oder Jugendalter entwickelt wurden, gibt es eine Möglichkeit, recht schnell zu erkennen, ob es sich in einer akuten Situation um ein sekundäres Gefühl handelt oder nicht: Wurde die Grundannahme ausgelöst, fühlt man sich in der Regel auch jünger. Meistens reicht es, sich die Frage zu stellen: Wie alt fühle ich mich gerade? Bin ich in diesem Moment der erwachsene 55-jährige Mann oder doch der Achtjährige? Das hört sich komisch an, aber spüren Sie doch einmal in sich hinein. Auch die meisten meiner Patienten können nach etwas Nachdenken damit etwas anfangen.

Die zweite Möglichkeit wäre, ein bisschen Detektivarbeit zu leisten. Versuchen Sie, Muster herauszuarbeiten. In welchen Situationen erkennen Sie, dass Sie rückblickend falsch reagiert haben? Welche Grundannahme lässt sich daraus ableiten? Sie reagieren häufig gekränkt? Dann lautet Ihre Grundannahme vermutlich: »Ich bin nicht wichtig.« Wer in rückblickend eigentlich völlig harmlosen Situationen ein Gefühl von Minderwertigkeit und Selbsthass verspürt, den treibt möglicherweise die Grundannahme: »Ich bin nichts wert.« Sie reagieren häufig übertrieben misstrauisch? Vielleicht ist Ihre Grundannahme: »Die Welt ist böse.«

Heulst du etwa?

Es sind aber nicht immer bestimmte Grundannahmen, die uns das Leben schwer machen. Auch eine Betrachtung gesellschaftlicher Prozesse kann aufschlussreich sein im Hinblick auf einen problematischen Umgang mit Emotionen.

Allgemein ist in unserer Gesellschaft der Umgang mit Emotionen nicht einfach. Dabei ist in der heutigen Zeit eine ganz klar positive Entwicklung im Gegensatz zu früher festzustellen: Väter sind warmherziger geworden, in Familien wird häufiger über Gefühle gesprochen, aber das heißt noch lange nicht, dass nicht doch noch so manches im Argen liegt. Bestimmte Emotionen sind zum Beispiel noch immer nicht akzeptiert. Und damit meine ich nicht nur die Männer, die allenfalls im Fußballstadion eine Träne verdrücken und den besten Freund umarmen dürfen. Dazu gehört auch, dass wir von unseren Kindern uneingeschränkt gute Laune erwarten – alles andere empfinden wir als störend. »Komm wieder, wenn du besser gelaunt bist.« Mit Sätzen wie diesem bringen wir unseren Kindern bei, dass ihre unangenehmen Emotionen nicht gewünscht und somit etwas »Negatives« sind. Genauso kontraproduktiv: das altbekannte »Ein Indianer kennt keinen Schmerz«, nur um nicht mit irgendwelchen Wehwehchen genervt zu werden. Die Entwicklung, dass in unserer heutigen Gesellschaft Kinder häufig in den Mittelpunkt gestellt werden und sich alles nur noch um sie dreht, steht nur scheinbar im Widerspruch dazu. Denn auch diese auf einen Sockel gestellten Kinder sollen in der Regel vor allem eines: reibungslos funktionieren.

Doch nicht nur von unseren Kindern erwarten wir, »negative« Emotionen auszublenden. Frauen, die mal auf den Tisch hauen, wenn ihnen etwas nicht passt, gelten bestenfalls als »unweiblich«, gern aber auch als »hysterisch« oder »schwierig«. Und ganz allgemein können wir mit Trauer, Wut, Niedergeschlagenheit in unserem Umfeld nicht sonderlich viel anfangen – natürlich ist es schon ganz sympathisch, wenn der Kollege uns sein Herz ausschüttet. Aber irgendwie »komisch« ist das dann doch. Dasselbe gilt für Trauernde – ein, zwei Wochen lang ist das ja schön und gut, aber dann kann man sich schon mal zusammenreißen.« »Sonst hol dir bitte Hilfe.« Und nach einem Jahr sollte auf jeden Fall Gras über die Sache gewachsen sein (mehr dazu in Kapitel 12).

Durch eine solche Einstellung züchten wir uns eine Gesellschaft heran, in der Gefühle so lange unterdrückt und aufgestaut werden, bis sie irgendwann in einem für niemanden mehr nachvollziehbaren Ausmaß hervorbrechen. Eine Gesellschaft, in der Wut und Ärger nicht mehr einfach geäußert werden, sondern mit einer Scham einhergehen, die uns innerlich zerfrisst. Und von Eltern, die mit ihren Emotionen nicht vernünftig umgehen können, werden natürlich auch nachfolgende Generationen keine sinnvolle Herangehensweise an ihre Gefühle erlernen können.

Was bleibt uns also zu tun?

Weinen, lachen, leben!

Wir müssen wieder fühlen lernen. Wir müssen wahrnehmen, was wir fühlen – und müssen diese Gefühle auch wirklich leben. Das heißt nicht, dass wir bei jeder Gelegenheit einfach nur impulsiv handeln sollen. Wie oben beschrieben besteht ein Unterschied zwischen Handlungsimpuls und tatsächlicher Handlung. Aber wir müssen aufhören, unsere Gefühle zu unterdrücken und uns von sekundären Emotionen leiten zu lassen. Stattdessen sollten wir versuchen, unsere primären Emotionen kontrolliert herauszulassen.

Damit das aber überhaupt erst einmal möglich ist, ist es notwendig, seine Emotionen selbst besser kennenzulernen. Wenn es um unser Innenleben geht, neigen wir zu Vereinfachungen: »Mir geht es gut«, »Mir geht es schlecht« oder typisch bayerisch: »Passt scho«. Aber was bedeutet das dann genau? Der Gefühlsstern auf der folgenden Doppelseite, wie er von dem Psychotherapeuten Dr. Harlich Stavemann entwickelt wurde, kann helfen, Gefühle zu benennen und sie auf diese Art und Weise auch besser kennenzulernen. Bin ich besorgt? Oder fühle ich mich hilflos? Ist mir etwas peinlich? Oder fühle mich sogar gedemütigt? Probieren Sie es doch gleich einmal aus! Wie haben Sie sich heute gefühlt? Versuchen Sie, Ihr Empfinden in klaren Worten auszudrücken. Gar nicht so einfach, oder?

Um zu trainieren, unsere Gefühle eindeutiger zu benennen, ist es an der Zeit, ihnen auch in unserem Alltag einen größeren Stellenwert einzuräumen, zum Beispiel in Form eines Gefühlstagebuchs. Dabei geht es darum, zu beschreiben, wie Sie sich in bestimmten Situationen an diesem Tag gefühlt haben.

Ihre Einträge müssen Sie nicht unbedingt am Abend machen. Sie können sich auch mehrmals am Tag einen Moment Zeit nehmen, um sich mit Ihren Gefühlen auseinanderzusetzen. Ein Patient von mir macht das zum Beispiel jedes Mal, wenn er irgendwo im Stau steht. Es ist auch gar nicht notwendig, Ihre Erkenntnisse unbedingt sofort zu Papier zu bringen. Wichtig ist, dass Sie sich genau beobachten – wie ein Detektiv. Was für ein Gefühl ist das? Und ist dieses Gefühl angemessen? Warum? Warum nicht? Sie werden merken: Je intensiver das Gefühl ist, desto schwieriger wird es für Sie einzuordnen, ob es wirklich angemessen ist. Versuchen Sie es trotzdem!

Zwei Dinge werden sich dadurch verändern: Erstens lernen Sie, Ihre Gefühle zu benennen. Das ist so ähnlich wie Vokabeln lernen. Nur wenn Sie Begriffe für Ihre Gefühle haben, gelingt es Ihnen auch, sich mit anderen darüber auszutauschen. Der Satz »Es macht mich traurig, wenn du … machst« ist doch schon wesentlich differenzierter als die Aussage »Das finde ich blöd«.

Wer wird denn gleich in die Luft gehen? – Zu viel Gefühl

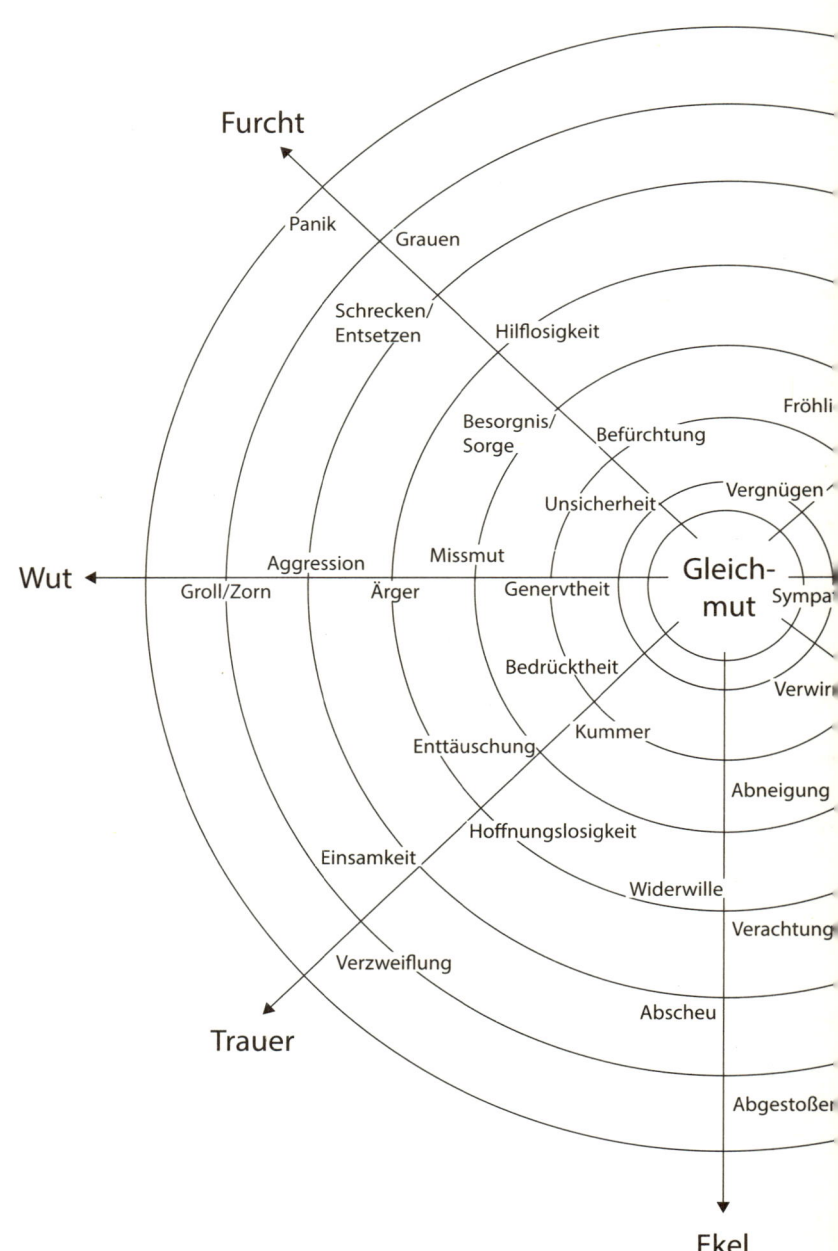

Weinen, lachen, leben!

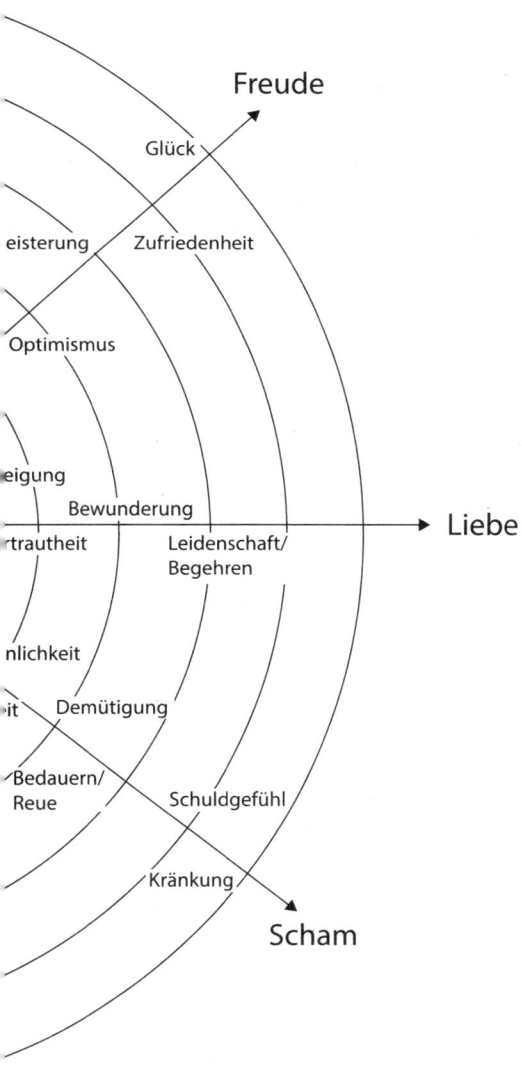

aus: Harlich H. Stavemann: Im Gefühlsdschungel – Emotionale Krisen verstehen und bewältigen. 2010

Und noch etwas passiert, wenn Sie versuchen, Ihre Gefühle in Worte zu fassen: Die Gefühle werden bewusster und verlieren dadurch vielleicht auch an »Gefährlichkeit« oder Brisanz. Wenn Ihr Kollege Sie wieder einmal dumm von der Seite anredet und Sie das noch Stunden später bedrückt, kann es eine Erleichterung sein, die Gefühle einordnen zu können. »Ich ärgere mich über ihn, aber ich habe auch Angst, ihm mal meine Meinung zu sagen.« Das heißt nun nicht unbedingt, dass es Ihnen gleich besser geht, allerdings ist das Erkennen der wichtigste Schritt. Wie eine Problemanalyse. Ein Feuerwehrmann hält ja auch nicht einfach mit dem Wasserschlauch drauf, sondern verschafft sich erst mal einen Überblick. Das Löschen selbst ist allerdings genauso wichtig.

Wie dieses Löschen funktioniert, zeigt folgende Übung zum Umgang mit zu starken oder unangemessenen Gefühlen. Sie baut auf Übungen zum Thema Gefühl von Martin Bohus und Martina Wolf-Arehult auf, die eigentlich für Borderline-Patienten entwickelt wurden. Dennoch können auch Menschen, die keine derartige Diagnose haben, so einiges aus dieser Übung mitnehmen.

Beim ersten Schritt geht es zunächst darum, das Gefühl völlig wertungsfrei zu benennen. Das haben Sie inzwischen ja schon ausprobiert. Dann stellt sich die Frage: Ist das Gefühl angemessen? Ist die Intensität angemessen? Auch das kennen Sie schon. Sie haben dazu weiter oben bereits einiges an Detektivarbeit geleistet. Darüber hinaus können Sie sich fragen: Würde meine Tante Erna in der gleichen Situation auch so reagieren? Was ist mit dem Kollegen aus der Buchhaltung? Oder meiner besten Freundin? Würden 90 Prozent der Menschen in dieser Situation mit dem gleichen Gefühl und in der gleichen Intensität reagieren? Wenn die Antwort Nein lautet, handelt es sich wahrscheinlich um ein unangemessenes sekundäres Gefühl. Dann wäre der nächste Schritt, dieses Gefühl abzuschwächen. Und das funktioniert folgendermaßen:

1. Nehmen Sie eine **entgegengesetzte Körperhaltung** ein – eine Haltung also, die dem unangemessenen Gefühl entgegensteht. Sie sind wütend? Lehnen Sie sich zurück und versuchen Sie, Ihre Muskeln zu entspannen. Sie schämen sich? Richten Sie sich auf, drücken Sie die Schultern zurück, heben Sie das Kinn.
2. Der nächste Schritt ist das **entgegengesetzte Handeln**. Sie haben ja bereits erfahren, dass Handlungsimpuls nicht gleich Handlung ist. Handeln Sie also entgegengesetzt zu Ihrem unangemessenen Gefühl. Bei zu starker (also irrationaler!) Angst wäre der Impuls Flüchten. Dann wäre entgegengesetzt handeln: dableiben, sich konfrontieren, sich zeigen.
3. Jetzt ist unser Denken an der Reihe, das der unangemessenen Emotion entgegengesetzt sein sollte. Im Fall von »Ich bin blöd, ich bin nichts wert« wäre **entgegengesetztes Denken** zum Beispiel, sich Eigenschaften in Erinnerung zu rufen, mit denen man zufrieden ist (»Ich bin ein sehr verständnisvoller Mensch«).
4. Ein weiterer Schritt könnte die **entgegengesetzte Wahrnehmung** sein. Wenn Sie sich zum Beispiel ohnmächtig fühlen, nehmen Sie vor allem die Dinge wahr, die Ihnen nicht veränderbar erscheinen und die das Gefühl des Gelähmtseins noch verstärken. Konzentrieren Sie sich gerade in solchen Momenten auf die Dinge, die Sie beeinflussen können – auch wenn es nur Kleinigkeiten sind. Zum Beispiel das Abendessen, das Sie sich später zubereiten werden, oder das Gespräch mit der Freundin, die Sie heute noch anrufen könnten.

Eine Änderung von Körperhaltung, Handeln, Denken und Wahrnehmung kann sich dann auch positiv auf unser Fühlen auswirken. Sie kennen dieses ganze Prinzip vielleicht von dem aufschlussreichen Experiment des Sozialpsychologen Fritz Strack, bei dem Probanden gebeten wurden, einen Stift mit ihren Zähnen zu halten, während sie einen Cartoon betrachteten. Durch das Halten des Stifts verzogen sie ihr Gesicht automatisch zu einem Grinsen. Diese Probanden fanden den Cartoon deutlich lustiger als jene, die den Stift mit umgestülpten Lippen halten sollten, denn bei ihrem Gehirn kam an: »Hey, da gibt es was zu lachen – also kann ich gar nicht so schlecht gelaunt sein.« Es schaltete unmittelbar in den Gute-Laune-Modus. Die anderen Probanden mit der erzwungenen Trauermiene hatten einfach weniger zu lachen. Ja, so einfach kann das manchmal sein.

Es wird Ihnen übrigens vielleicht nicht unbedingt gleich gelingen, alle Komponenten auf einmal zu verändern. Doch das ist gar kein Problem. Sie können an jedem der vier Punkte ansetzen. Gefühle werden umso schneller beziehungsweise stärker abgeschwächt, je mehr Komponenten beeinflusst werden – egal in welcher Reihenfolge.

Wenn Sie Ihre Gefühle so großartig analysiert und beeinflusst haben, dann dürfen Sie sich auch Gedanken über die nächste vergleichbare Situation machen: Den nervigen Kollegen von weiter oben können Sie ja gerne mal um ein Vier-Augen-Gespräch bitten, oder Sie überlegen sich bereits im Vorfeld eine schlagfertige Antwort fürs nächste Mal.

Und nur, damit es hier kein Missverständnis gibt: Bei angemessenen Gefühlen dürfen Sie natürlich entsprechend handeln – sofern Sie nicht die Mordlust treibt! Sprechen Sie es auch mal an, wenn Sie etwas ärgert. Oder wenn Sie etwas traurig macht. Vielleicht trauen Sie sich sogar, mal zu sagen, wenn Ihnen etwas peinlich ist? Denn nur so werden Gefühle nicht unterdrückt oder durch sekundäre Emotionen ersetzt, die im Zweifelsfall vielleicht gegen die falsche Person gerichtet sind.

Haben Sie zum Abschluss Lust auf ein Experiment? Wie wäre es, wenn Sie, nachdem Sie gelernt haben, Ihre Gefühle zu benennen, diese auch aussprechen – und zwar nicht nur im stillen Kämmerlein, sondern im Gespräch mit anderen. »Ich freue mich, dass …«; »Ich bin traurig, weil …« oder auch: »Es ärgert mich, wenn …« Fangen Sie ruhig mit den angenehmen Gefühlen an, auch das ist manchmal gar nicht so einfach. Machen Sie das ruhig ein paar Wochen lang. Und vielleicht fallen Ihnen ja irgendwelche Veränderungen an sich auf? Oder an den anderen?

Blick hinter die Kulissen
Was für einen Therapeuten brauche ich eigentlich?

Es gibt ihn nicht, den perfekten Therapeuten – schließlich bringt jeder Patient seine ganz eigene Persönlichkeit mit in die Therapie, die dann auch die Besonderheit der Therapiesitzungen ausmacht, genau wie auch der Therapeut sein eigenes Wesen nicht vollständig aus seiner Arbeit heraushalten kann. Es ist also schwierig, eine Art allgemeingültige Checkliste zu liefern, wie ein Therapeut genau sein sollte; vielmehr ist es wichtig, auf sein Gefühl zu hören und nicht unbedingt beim erstbesten zu bleiben, nur weil man dort so schnell einen Platz bekommen hat. Schlimmstenfalls verschwendet man einige Jahre seines Lebens – und ist im Nachhinein genauso schlau wie zuvor.

Allerdings gibt es schon einige Kriterien und Maßstäbe, die man an seinen Therapeuten anlegen kann. Zunächst einmal – auch auf die Gefahr hin, dass das inzwischen schon allgemein bekannt ist: Ein Psychotherapeut ist kein Psychiater. Psychiater sind die mit den Tabletten, also Mediziner mit einer speziellen Facharztausbildung. Während früher die Fronten zwischen Psychiatern und Psychologen ein wenig verhärtet waren, kommt es heute in der Regel zu einem intensiven Austausch zwischen Psychiatern und Psychotherapeuten. Ohne eine Psychotherapie sind Medikamente in vielen Fällen sinnlos – doch ohne Medikamente kommen auch wir Psychotherapeuten manchmal in unserer Behandlung nicht weiter (mehr dazu am Ende von Kapitel 4).

Aber auch bei den Psychotherapeuten gibt es Unterschiede. Ein Psychotherapeut hat ein Studium und eine langjährige Psychotherapieausbildung hinter sich. Nur dann darf er sich »Psychotherapeut« nennen, und nur dann – das ist der zentrale Punkt für den Patienten – zahlt auch die Krankenkasse die Behandlung. Natürlich gibt es zum Beispiel auch den »Psychotherapeut (HPG)«. Das ist ein Heilpraktiker, der im Vergleich sehr viel geringere Anforderungen im Hinblick auf Schulbildung und Weiterqualifikationen erfüllen muss. Das heißt nicht unbedingt, dass eine Therapie bei ihm nicht genauso erfolgreich sein kann, aber er verfügt nicht über das umfangreiche Fachwissen wie ein psychologischer Psychotherapeut – und der Patient zahlt eben in der Regel selbst. Sicherheit in diesem Punkt gibt übrigens eine kurze Nachfrage schon beim ersten Anruf.

Psychotherapeuten berufen sich bei ihrer Arbeit wieder auf zahlreiche unterschiedliche Ansätze – die bekanntesten und teilweise zugleich auch einander entgegengesetzten sind die analytische Psychotherapie (»Psychoanalyse«), die tiefenpsychologische Psychotherapie und die Verhaltenstherapie. Diese so genannten Richtlinienverfahren sind bei den gesetzlichen Krankenkassen zugelassen, auch wenn es weitere gibt, die ebenso wirksam sein können. Bei der Psychoanalyse steht in der Regel nicht das Lösen von Problemen, sondern das Aufdecken von zugrunde liegenden Ursachen (meist in der Kindheit) im Mittelpunkt der Therapie. Sie findet in der Regel dreimal wöchentlich im Liegen statt. Ebenfalls zu den psychoanalytisch begründeten Verfahren gehört die tiefenpsychologische Psychotherapie. Die Zielsetzung ist dabei annähernd dieselbe – allerdings findet das Ganze im Sitzen statt, und die Frequenz ist mit einmal wöchentlich deutlich geringer. Bei der Verhaltenstherapie geht es dagegen primär um das akute Problem und das Erlernen und Einüben neuer Verhaltensweisen. Ich selbst bin Verhaltenstherapeutin. Dabei muss man jedoch sagen, dass alle drei Therapieverfahren sich in den letzten Jahren deutlich weiterentwickelt haben. Aus meiner Sicht haben sich dabei vor allem die tiefenpsychologische Psychotherapie und die Verhaltenstherapie immer weiter angenähert und zu einer gegenseitigen Ergänzung entwickelt.

Darüber hinaus gibt es noch zahlreiche andere Verfahren; zu den bekanntesten darunter gehören folgende:

Familientherapie und Systemische Therapie	Der Schwerpunkt dieser Therapieform liegt auf dem sozialen Kontext der psychischen Erkrankung, insbesondere in Bezug auf den Einfluss familiärer Interaktionen. Die Annahme ist hier, dass eine gestörte Psyche auf ein gestörtes System zurückzuführen ist.
Gesprächspsychotherapie	Im Mittelpunkt der Therapie steht hier die Person, nicht das Problem. Die Patienten lernen, verborgene Fähigkeiten zu entdecken und Probleme eigenständig zu lösen.
Hypnose/ Hypnotherapie	Es wird ein Zustand von Trance herbeigeführt, also eine Erhöhung der Konzentration durch Aktivierung beider Gehirnhälften. In diesem Zustand ist ein kreativeres Problemlösen möglich. Diese Therapieform wird meist ergänzend zu anderen Verfahren eingesetzt.

Gestalttherapie	In dieser Therapieform wird der Patient als Einheit von Körper, Seele und Geist betrachtet, die in ein soziales und ökologisches Umfeld eingebunden ist. Es wird weniger geredet, sondern mit vielen Übungen gearbeitet, die innere Wachstumsprozesse erfahrbar machen sollen.
Paartherapie	Bei unüberwindbaren Partnerschaftskonflikten wird häufig (auch ergänzend zur Einzeltherapie) eine Paartherapie empfohlen, in der beide Partner (einzeln oder auch gemeinsam in der Sitzung) zu Wort kommen. Der Paartherapeut und der Einzeltherapeut sollten unterschiedliche Personen sein.

So viel also zu den harten Fakten, jetzt geht es ans Eingemachte.

Sie wissen also inzwischen, dass Sie nicht jeden x-beliebigen Therapeuten nehmen sollten, aber wie gut muss er Ihnen denn überhaupt gefallen? Zunächst ganz wichtig: Der Psychotherapeut ist *kein Freund*. Das wird beziehungsweise sollte er auch selbst im Laufe der Therapie kurz ansprechen. Es geht nicht darum, sich auszutauschen, sondern dem Patienten Hilfe zur Selbsthilfe zu leisten. Ein Therapeut begleitet Sie dabei auf Ihrem Weg – aber gehen müssen Sie schon alleine. Ich beschreibe es gern folgendermaßen: Ich bin eine Art Bergführer, vereinbare mit dem Patienten das Ziel (der Berggipfel) und bespreche mit ihm, was wir für das Erreichen brauchen (zum Beispiel Höhentraining, entsprechende Pausen etc.). Ich kann als Bergführer nur den Weg zeigen, auf sinnvolle Pfade hinweisen und das Ziel dabei immer im Blick behalten. Was ich nicht kann, ist, den Patienten tragen!

Doch obwohl der Therapeut nicht Ihr bester Freund werden soll: Sie müssen ihn schon mögen. Immerhin werden Sie in den kommenden ein bis zwei Jahren – so lange dauert eine gewöhnliche Langzeittherapie – intimste Details aus Ihrem Leben mit ihm besprechen. Das muss nicht gleich in der ersten Stunde sein – aber wenn Sie sich gar nicht vorstellen können, sich auf diesen Menschen einzulassen, dann ist er nicht der Richtige für Sie. Und das ist kein Grund zu verzweifeln. Geben Sie nicht gleich auf und suchen Sie weiter – Sie werden Ihren Therapeuten finden!

Weitere Fragen, die sich bei der Suche nach dem passenden Therapeuten empfehlen, wären zum Beispiel: Hört er aufmerksam zu? Fühle ich mich verstanden? Erklärt er mir außerdem, wie eine Therapie bei ihm aussehen würde? Kann ich mir das so für mich vorstellen? Und gibt mir der Therapeut überhaupt Hoffnung, dass ich mein Problem in den Griff bekommen kann? Denn wie will jemand, der nicht an mich glaubt, meine Probleme effektiv mit mir angehen?

Der wichtigste Punkt für eine gesunde Patienten-Therapeuten-Beziehung ist aber wohl Vertrauen – das sollten Sie als Patient unbedingt haben. Und falls Sie sich doch einmal schämen, ihrem Therapeuten etwas zu erzählen, können Sie sich vielleicht mit dem Gedanken beruhigen, dass er jeden Tag so einige verrückte Geschichten zu hören bekommt – da können Sie ihm Ihre ruhig auch erzählen. Und weitererzählen darf der Therapeut das ihm Anvertraute natürlich auch nicht. Der ganz große Vorteil gegenüber Freunden, Verwandten – und irgendwelchen Onlineforen.

4
Scheiß Arbeit! – Burnout, Boreout und der Traumjob

»Arbeit ist das beste Mittel gegen Verzweiflung.« Das behauptete zumindest Sir Arthur Conan Doyle. Ein Blick in die Bücherregale der Nation vermittelt jedoch ziemlich schnell einen anderen Eindruck: *Mein Chef ist ein Arschloch, 111 Gründe, seine Mitarbeiter zu hassen, 111 Gründe, seinen Chef zu hassen, Machen Sie Ihren Scheiß doch selber* ... Arbeit als Glückslieferant? Da sieht die Realität offenbar ganz anders aus – dabei verbringen wir doch unser halbes Leben mit der Arbeit. Wer tatsächlich seine 45 Jahre bis zur Rente vollbekommt, hat knapp 80.000 Stunden in seinem Leben gearbeitet. Putzen, Bügeln, Rasenmähen sind hier nicht einmal mit eingerechnet. Und obwohl aktuelle repräsentative Studien Hoffnungen schüren, indem sie eine steigende Zufriedenheit im Job attestieren, zeigt die alltägliche Erfahrung doch, dass viele Menschen durch ihre Arbeit gestresst, gefrustet und mit ihr unzufrieden sind. Und Unzufriedenheit – Sie ahnen es schon – macht krank. Und zwar nicht nur an Herz und Rücken, nein, auch im Kopf. Während sich 1997 nur jeder fünfzigste Angestellte wegen eines psychischen Leidens krankmeldete, war es 2012 bereits jeder zweiundzwanzigste – wobei das natürlich auch daran liegt, dass bei den Ärzten das Bewusstsein für psychische Erkrankungen deutlich gestiegen ist. Und auch die Fehltage wegen psychischer Erkrankungen haben zugenommen: In den letzten 40 Jahren haben sie sich verfünffacht.

Ausgebrannt

Arbeit – vom »Mittel gegen Verzweiflung« oder gar von Erfüllung also kaum eine Spur. Vielleicht lohnt es sich, einmal einen Blick auf eine »echte« psychische Erkrankung zu werfen, um daraus Anregungen für den Umgang mit unserer ganz »normalen« Arbeitsmüdigkeit abzuleiten.

Die erste psychische Erkrankung, die vielen zu diesem Thema in den Sinn kommt, ist Burnout. Dabei ist Burnout streng genommen keine wirkliche psychische Erkrankung, sondern liegt irgendwo auf dem Kontinuum zwischen Gesundheit und Krankheit. In die Hauptkategorien psychischer Erkrankungen hat er zumindest bisher keinen Eingang gefunden. Das hält uns aber selbstverständlich nicht davon ab, das Ganze einmal genauer zu betrachten, denn natürlich gibt es Versuche, Burnout zu definieren. Seit 2010 orientieren sich Psychologen und Ärzte an den folgenden drei Faktoren als Merkmale eines Burnouts:

> **Emotionale Erschöpfung**, in Kombination mit einem Gefühl körperlicher Kraftlosigkeit.

> **Depersonalisation**, das heißt, eine gefühllose, abgestumpfte Reaktion auf die Menschen, mit denen der Erkrankte beruflich zu tun hat, vermutlich aus dem Drang heraus, Distanz zu schaffen.

> Verminderte subjektive Leistungsbewertung, also das Gefühl, zu versagen, und der Verlust des Vertrauens in die eigene Leistungsfähigkeit.

Hinzu kommen Nebenkriterien wie körperliche Erschöpfung und Müdigkeit bei gleichzeitigen Schlafstörungen, ein vermindertes Einfühlungsvermögen, Frustration, Gleichgültigkeit sowie ein Gefühl von Wertlosigkeit und Versagen. Dabei geht nicht jeder Burnout zwangsläufig mit einer Depression einher. Bei besonders ausgeprägten Burnout-Erkrankungen kann diese jedoch die Folge sein – bis hin zum Suizid.

Dass Burnout nicht gleich Burnout ist, zeigt ein Blick auf die einzelnen Stufen seiner Entwicklung. Am Anfang stehen nämlich zunächst häufig vermehrtes Engagement und das Gefühl, unentbehrlich zu sein. Eigene Bedürfnisse werden zurückgestellt, weil man einfach »nicht mehr genug Zeit für andere Dinge« hat. Diese gesteigerte Aktivität geht allerdings durchaus nicht mit einem Gefühl von Erfüllung einher, stattdessen stellt sich parallel dazu Erschöpfung ein.

Und schon beginnt die Sache zu kippen. Das Engagement sinkt, über kurz oder lang kommt es zu Schuldgefühlen sowie zu Schuldzuweisungen bis hin zu aggressivem Verhalten. In allen Leistungsbereichen findet ein Abbau statt: Sowohl kognitive Leistungen als auch Kreativität und differenziertes Denken zeigen starke Einbußen. Auch die Leistungsbereitschaft sinkt weiter. Der »Dienst nach Vorschrift« wird Standard. Schließlich kommt es zur sozialen, emotionalen und geistigen Verflachung bis hin zur Entwicklung einer klinischen Depression. Zugleich hat die dauernde Schwächung des Immunsystems schließlich Folgen, und erste körperliche Symptome treten auf.

Wie Stress funktioniert

Das ist übrigens eine ganz normale Stressreaktion, wenn wir uns das Stressmodell des österreichisch-kanadischen Mediziners Hans Selye einmal genauer ansehen, der unsere Reaktion auf Stress in drei Phasen unterteilte:

Zu Beginn der Stressreaktion begegnet der Mensch einer Gefahrensituation, die eine Mobilisierung seiner Kräfte notwendig macht. Selye spricht hier von der **Alarmreaktion**. Der Sympathikus, also ein Teil des vegetativen Nervensystems, sowie das Nebennierenmark werden aktiviert, und Adrenalin wird ausgeschüttet. Außerdem werden Gehirn, Muskeln und Herz stärker durchblutet. Warum nicht nur das Gehirn, schließlich braucht man das doch am ehesten zur Problemlösung? Ganz einfach: Früher bestanden Stresssituationen eher darin, dass man sehr, sehr schnell vor einer Gefahr, zum Beispiel einem Säbelzahntiger, davonrennen musste – und das klappt eben am besten, wenn die Muskeln ordentlich durchblutet sind.

Der Alarmreaktion schließt sich die sogenannte **Widerstandsphase** an. Jetzt ist der Körper durch die verbesserte Durchblutung und durch die Ausschüttung von Adrenalin perfekt an die Stresssituation angepasst. Sind die Anforderungen dieser Situation für den Menschen jedoch so hoch, dass all die mobilisierten Kräfte nicht reichen, dann frisst ihn der Tiger.

Gelingt es Ihnen, der Situation gerade so standzuhalten, ohne dass Sie es schaffen, den Stress zu bekämpfen, dann tritt irgendwann das **Erschöpfungsstadium** ein. In diesem Stadium gehen Menschen die Kräfte aus, die Energie reicht nicht mehr; der Körper ist schlichtweg überlastet. Um beim Tiger zu bleiben: Selbst wenn er Sie nicht frisst, gibt es sicherlich ein besseres Gefühl, als einen halben Tag vor einem hungrigen Säbelzahntiger davonzurennen. Denn dann werden Sie irgendwann sehr, sehr müde.

Während die Alarmphase mit ihrer Überstimulation noch keine konkreten körperlichen Auswirkungen zeigt, geht die Widerstandsphase einher mit psychosomatischen Krankheitserscheinungen wie beispielsweise Asthma, Kopfschmerzen und erhöhtem Blutdruck. Die Erschöpfungsphase brachte Selye in Verbindung mit einer höheren Anfälligkeit für Infektionen, frühzeitiger Alterung, Depressionen und Angstzuständen.

Ganz am Rande: Revidiert werden musste die weit verbreitete Ansicht, dass zu viel Stress unmittelbar für Magengeschwüre sorgt. Inzwischen wurde der Helicobacter pylori, ein ansteckender Keim, der Magenschleimhautentzündungen und Magengeschwüre auslösen kann, als Verantwortlicher identifiziert. Weltweit sind etwa 50 Prozent aller Menschen mit diesem Keim infiziert. In Deutschland entwickeln etwa 10 bis 20 Prozent der Betroffenen tatsächlich auch ein Geschwür. Übertragen wird dieser Keim vermutlich durch mit Fäkalien verunreinigte Lebensmittel oder Wasser. Rauchen, erhöhter Alkoholkonsum und eine Störung der Immunabwehr tragen jedoch ihren Teil dazu bei. Und da wären wir doch wieder beim Stress – denn die höhere Anfälligkeit für Infektionen in der Erschöpfungsphase sorgt dafür, dass der Helicobacter leichtes Spiel hat. Es gibt es in gewisser Weise also doch, das stressbedingte Magengeschwür ...

Alles eine Frage der Sichtweise

Was es hingegen nicht gibt, ist »das« Maß an Stress, das für eine Überstrapazierung des Körpers verantwortlich ist. Stress ist etwas sehr Subjektives. Sie kennen das sicherlich aus eigener Erfahrung. Am einen Tag sind Sie hoch motiviert, bereit, jeden – geistigen oder körperlichen – Mehraufwand in Kauf zu nehmen, um Ihre Arbeit so gut wie möglich zu machen; am nächsten Tag brechen

Sie fast in Tränen aus, wenn die nächste E-Mail Ihnen Mehrarbeit verkündet.

Der amerikanische Psychologe Richard Lazarus hat das bereits 1974 beschrieben – als Transaktionales Stressmodell. Er ging davon aus, dass Stress das Ergebnis einer komplexen Wechselwirkung aus Situation und Person ist.

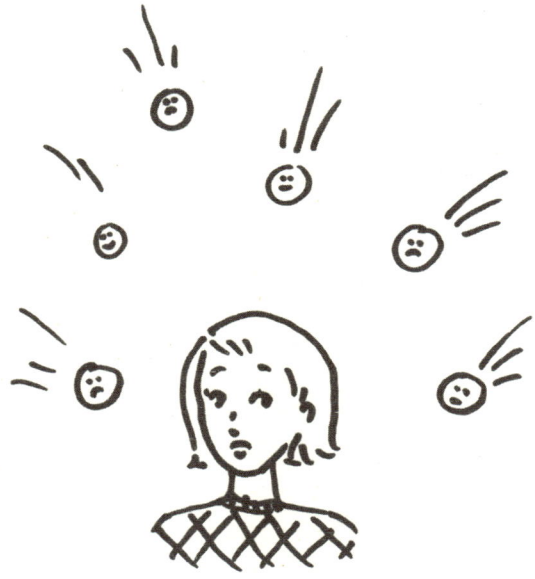

Etwas vereinfacht kann man sich das vielleicht so vorstellen: Tagtäglich prasseln zahlreiche Stressoren auf uns ein; um diese einordnen zu können, ist zunächst eine kognitive Bewertung notwendig. Einige Stressoren sind dabei irrelevant, zum Beispiel: »Ich muss noch Lebensmittel einkaufen gehen«, andere werden positiv bewertet, beispielsweise Hochzeitsvorbereitungen (»Es soll der tollste Tag in meinem Leben werden«) oder vielleicht sogar eine Prüfung, auf die man sich gut vorbereitet hat (»Tolle Herausforderung«). Wobei das natürlich immer eine subjektive Sache ist und auch von

Alles eine Frage der Sichtweise

der Tagesform abhängt. Für den einen sind Hochzeitsvorbereitungen positiver Stress, auch Eustress genannt, der den Organismus sogar positiv beeinflusst – schließlich braucht der Mensch die Herausforderung. Für den anderen sind sie etwas Negatives – eine Belastungssituation also. Problematisch wird es, wenn wir einen Stressor als »gefährlich« oder »belastend« einstufen, wenn also ein Verlust droht oder eine gewisse Herausforderung oder Bedrohung besteht. In diesem Fall ist nun eine zweite Bewertungsschleife notwendig: Die Ressourcen müssen geprüft werden.

Ein bisschen ähnelt diese Überprüfung einem Blick in den Geldbeutel. Das Geld reicht? Perfekt, dann kann ich (mir) das auch wirklich »leisten«. Auch hier kommt es erst einmal zu einer Alarmreaktion, die Aufmerksamkeit steigt, es findet eine Ausschüttung von Hormonen statt sowie eine Steigerung der Durchblutung, bis die maximale Leistungsbereitschaft erreicht wird, ohne dass es zu einer Überforderung (und sei es nur meines Geldbeutels) kommt. Wenn mich diese Herausforderung vielleicht sogar erfüllt und sie außerdem nicht allzu häufig vorkommt, kann sich auch hier ein Gefühl von Eustress einstellen.

Reichen die Mittel allerdings nicht, kommt es zum Disstress mit all seinen bereits von Selye beschriebenen Folgen. Jetzt werden Schulden gemacht – was im schlimmsten Fall zum Bankrott führt.

Einen solchen Fall, bei dem Stressoren und Ressourcen so ganz und gar nicht zusammenpassten, habe ich zu Beginn meiner Berufstätigkeit erlebt: Eine Ärzte-Kollegin konnte überhaupt nicht Nein sagen. Sie schaffte es nicht einmal, den Arzthelferinnen klarzumachen, dass sie nicht zwei Patienten zur selben Zeit in den Kalender einschreiben sollten. Doch damit nicht genug. Auch die Mittagspause wurde ständig mit Terminen vollgepflastert, ohne dass sich meine Kollegin zu wehren wusste. Die Folge: Die Ärztin war chronisch gestresst, weil die Anforderungen ständig die Ressourcen überstiegen – und fiel infolgedessen immer wieder krankheitsbedingt aus.

Die Krankheit der Hilfsbereiten

Obwohl die Wahrnehmung von Stress also etwas ganz Subjektives ist, ist die beschriebene Ärztin ein ganz hervorragendes Beispiel für die typische »Klientel« bei Burnout-Erkrankungen. Besonders betroffen sind nämlich Berufe, bei denen »hohes soziales Engagement« gefordert ist. Also Lehrer und Erzieher, aber auch Ärzte und Pflegende. Studien über Notfallstationen konnten zeigen, dass von den Ärzten und Pflegenden 30 bis 50 Prozent hohe Burnout-Werte aufwiesen.

Es sind vor allem Menschen von Burnout bedroht, die dazu neigen, das Wohl anderer Menschen über das eigene zu stellen. Eigentlich ja eine wirklich positive Charaktereigenschaft. Genau das macht Burnout als Diagnose auch so attraktiv. Immer wieder höre ich von Patienten: »Da war ich wegen Burnout in der Klinik.« Oder Bekannte erzählen mir: »Ja, vor X Jahren hatte ich mal Burnout.« Aber was bedeutet das eigentlich? Nicht in jedem Fall ist diese Diagnose nämlich tatsächlich von einem Facharzt gestellt worden. Doch anscheinend ist es für viele Menschen leichter, von Burnout zu sprechen als beispielsweise von ihren starken, völlig irrationalen Ängsten oder gar einer suizidalen Krise.

Natürlich gibt es neben einer Arbeitsüberlastung zahlreiche andere Faktoren, die besonders anfällig für die Entwicklung eines Burnout-Syndroms machen. Im privaten Bereich können das zum Beispiel Partnerschaftsprobleme oder ein kritisches Lebensereignis sein – auch im positiven Sinne wie eine Geburt, die natürlich auch viele Veränderungen und Herausforderungen mit sich bringt. Weitere Auslöser können das Erleben großen Zeitdrucks,

Die Krankheit der Hilfsbereiten

Doppel- und Mehrfachbelastungen (multitaskingfähig sind wir nämlich nicht wirklich lange – allzu schnell schleichen sich Fehler ein), schlechte Bezahlung oder allgemein fehlende Anerkennung und auch mangelndes Feedback sein. Dabei ist ein negatives Feedback tatsächlich besser als überhaupt kein Feedback. Nichts ist für die Psyche aufreibender, als in der Luft zu hängen und nicht zu wissen, woran man ist.

Ein weiterer begünstigender Faktor für Burnout ist ein Gefühl des Ausgeliefertseins, sei es in Form von Mobbing durch die Kollegen, wenn man nicht mehr Herr über seine eigenen Projekte ist, oder aber wenn sich der Chef als unkalkulierbarer Choleriker entpuppt.

Ganz so schlimm muss man es gar nicht getroffen haben, um erste Anzeichen einer Burnout-Erkrankung zu zeigen. Wenn das Thema Sie dennoch beschäftigt, gehen Sie doch einmal in sich und fragen Sie sich, welche der folgenden Aussagen auf Sie zutreffen:

> Ich fühle mich in letzter Zeit emotional und körperlich ausgelaugt.
> Ich fühle mich den Anforderungen, die das Leben oder meine Arbeit an mich stellen, nicht gewachsen.
> Ich fühle mich für meine Arbeit nicht ausreichend wertgeschätzt.
> Ich bin häufig unzufrieden und antriebslos.
> Ich reagiere aggressiv auf Kleinigkeiten.
> Ich habe gar keine Lust mehr, in die Arbeit zu gehen.
> Ich habe nicht das Gefühl, dass ich an meiner Situation viel ändern könnte.
> Ich habe kaum noch Zeit für die Dinge, die mir wirklich Spaß machen.
> Ich trinke Alkohol, um am Ende des Tages Druck loszuwerden.

Treffen mehrere der Aussagen auf Sie zu? Dann ist es möglicherweise an der Zeit, das Gespräch mit einem Fachmann zu suchen, denn ein Burnout mit einer Depression als höchste Eskalationsstufe ist nicht zu unterschätzen. Ganz allgemein empfiehlt es sich nicht, eine psychische Erkrankung »aussitzen« zu wollen. Gerade wenn sich an den externen Faktoren nichts ändert, ist eher von einer Verschlimmerung der Symptomatik auszugehen.

Und auch wenn Sie nur wenige Anzeichen einer Burnout-Symptomatik zeigen, können folgende Strategien Ihnen helfen, Ihre Arbeit weniger als Belastung denn als positive Herausforderung zu empfinden.

Schluss mit dem Distress

Ein wesentlicher Ansatzpunkt, um mit stressigen Situationen umzugehen, ist, seine **Coping-Strategien zu ändern**.

Coping-Strategien?

Nun, gehen wir noch mal zurück zu Richard Lazarus. Mit dem Abgleich von Stressor und Ressourcen ist es bei Lazarus durchaus noch nicht getan. Sobald Sie feststellen, dass die Anforderung über Ihre Möglichkeiten hinausgehen und der Distress einsetzt, haben Sie verschiedene Optionen, um mit dieser Situation klarzukommen – wir Psychologen sprechen hier von »Coping« – Bewältigung.

Problemorientiertes Coping wäre zum Beispiel, wenn Sie versuchen, das Problem oder die Situation so zu verändern, dass Sie besser mit ihr fertig werden können. Ein wesentlicher Ansatzpunkt wäre hier zum Beispiel, die **Stressoren zu reduzieren**. Das geht in erster Linie, indem Sie lernen, Nein zu sagen. Das ist leicht gesagt, denken Sie nun vielleicht. Aber Nein-Sagen kann man

Schluss mit dem Distress

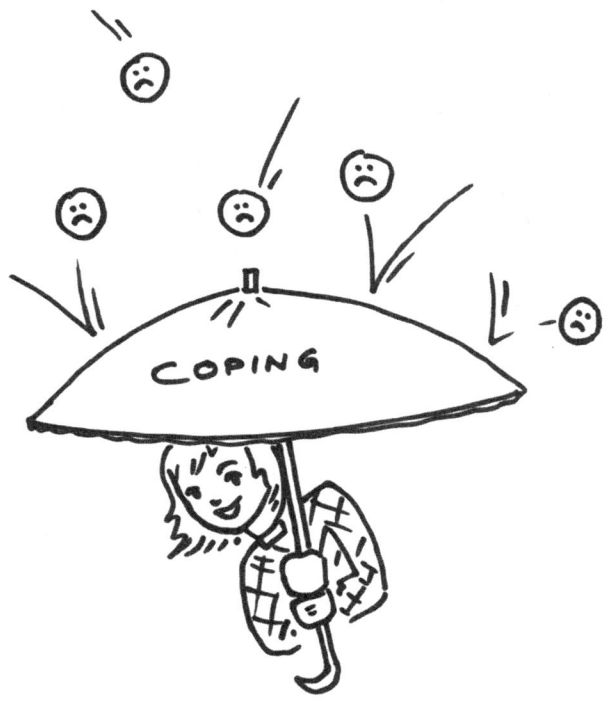

ebenso lernen wie Fahrradfahren. In der von mir geleiteten Gruppentherapie üben wir das beispielsweise zum Einstieg in der Regel in Zweiergruppen: Einer vertritt das Wort Ja, der andere das Nein. Der Ja-Sager fängt an und soll das Wort auf unterschiedliche Weise sagen – mal laut, mal leise, mal bittend, mal nachdrücklich. Der Nein-Sager muss im gleichen Ton sein Wort sagen. Durch diese Übung lernen die Patienten, das Wort Nein viel leichter über die Lippen zu bringen.

Doch Sie benötigen gar keinen Ja-Partner, um das Nein-Sagen zu trainieren: Stellen Sie sich vor den Spiegel und üben Sie, auf so viele Arten wie möglich Nein zu sagen. Sagen Sie es laut, leise, flehend, mit fester Stimme. Wenn Sie wollen, können Sie das Ganze noch durch Embodiment-Strategien unterstützen, das heißt, Sie probieren aus, wie Ihre Körperhaltung Ihre Gefühle beim Nein-Sagen beeinflusst. Sagen Sie Nein und schauen Sie dabei vor sich auf den Boden, dann wiederholen Sie das Wort und richten dabei den Blick mit erhobenem Kopf nach vorne. Lassen Sie die Schultern hängen, oder richten Sie sich gerade auf. Sie werden so einiges über sich lernen und den Unterschied deutlich spüren. Wahrscheinlich werden Sie sich am Anfang etwas komisch vorkommen. Dennoch lohnt es sich, sein Verhalten zu üben. Denken Sie nur an die Ärztin, die sich nicht gut abgrenzen konnte. Mithilfe dieser kleinen Übung hätte sie es vielleicht auch mal geschafft, Nein zu sagen.

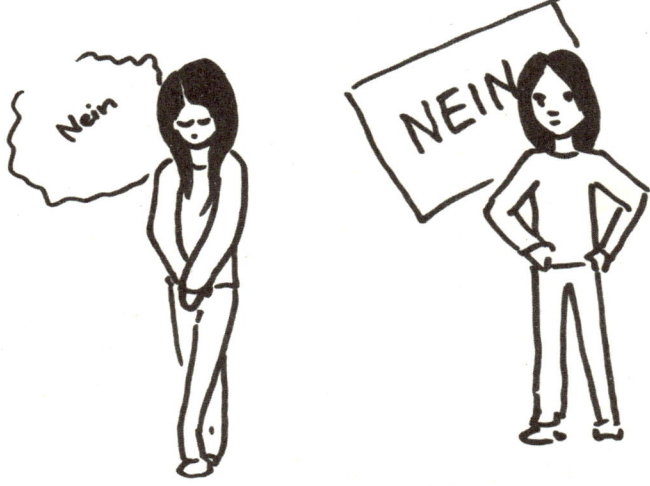

Vielleicht ist es Ihnen aber auch gar nicht möglich, Nein zu sagen, weil die Aufgaben, die Sie sich tagtäglich aufladen, leider nicht verhandelbar sind. Dann kann Ihnen möglicherweise diese Übung von Gert Kaluza zum **gesunden Gebrauch der Zeit** helfen:

Erstellen Sie ein Koordinatensystem. Die x-Achse markiert die Dringlichkeit, die y-Achse die Wichtigkeit.

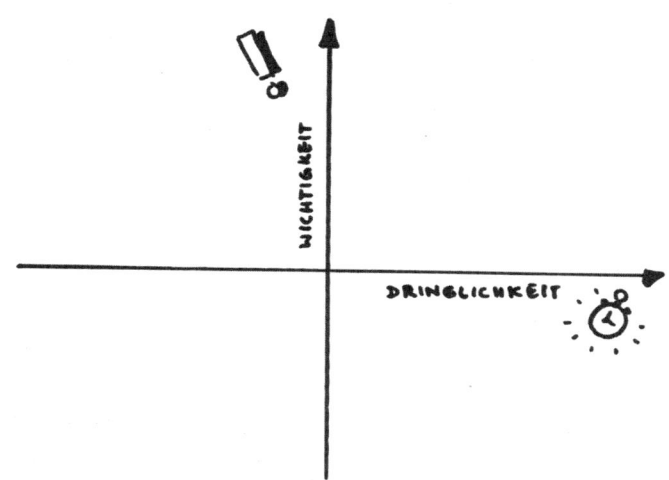

Tragen Sie nun Ihre Aufgaben in die vier entstandenen Felder ein. Ganz oben rechts stehen die Dinge, die sehr wichtig und zugleich sehr dringlich sind – diese müssen als Erste erledigt werden. Links unten stehen Aufgaben, die nicht sonderlich wichtig und auch nicht sehr eilig sind. Das sind die Tätigkeiten, die Sie an andere delegieren können. Müssen Sie zum Beispiel wirklich persönlich dafür sorgen, dass der Toner im Abteilungsdrucker gewechselt wird? Schön, wenn Sie das draufhaben, aber wenn es eine Technikabteilung gibt, sollten Sie ihr diese Arbeit überlassen – dann haben Sie auch mehr Zeit für Ihre eigentlichen Aufgaben.

Mindestens genauso wichtig für eine optimale Nutzung der Zeit ist, die Aufgaben auch **genau zu planen**. Planen entlastet unser Gehirn und beruhigt, weil wir uns nicht dauernd Gedanken über den nächsten Schritt machen müssen. Es erspart doppelte Arbeit und ermöglicht uns, zu kontrollieren, ob wir unser Ziel überhaupt erreicht haben. Wichtig ist, dass Sie alles wirklich auch niederschreiben – nur so verschaffen Sie sich und Ihrem Gehirn wirklich Erleichterung. Ob mit To-do-Liste oder detailliertem Ablaufplan, bleibt Ihnen dabei selbst überlassen. Aber Vorsicht, liebe Prokrastinierer, nicht beim Planen hängen bleiben, sondern auch den Rubikon überschreiten, also wirklich auch mit der Tätigkeit beginnen!

Wenn all das nichts bringt, kann ein Gespräch mit dem Chef hilfreich sein, um die Anzahl der Stressoren vielleicht doch etwas zu reduzieren. An den Betriebsstrukturen und dem allgemeinen Klima können Sie durch so ein Gespräch zwar nur wenig ändern, doch bleiben Ihnen durchaus noch weitere Möglichkeiten, Ihre Situation zu beeinflussen. Fordern Sie Feedback ein, um das Gefühl des »In-der-Luft-Hängens« zu reduzieren. Sprechen Sie an, wenn Ihr Aufgabenbereich nicht Ihren Vorstellungen entspricht – das muss ja nicht gleich heißen, dass Sie weniger arbeiten wollen, sondern dass Sie sich eine Tätigkeit wünschen, die besser zu Ihren Ressourcen passt. »Und das soll ich wirklich machen?«, fragen Sie jetzt vielleicht, »denkt dann mein Chef nicht, dass ich einfach nicht genug Energie für meinen Job habe?« Ja. Sicherlich. Aber das ist eben leider auch der Fall, wenn Sie burnoutgefährdet sind. Deshalb sollten Sie etwas ändern, bevor es überhaupt zum Äußersten kommt.

Vom Feeling her ein besseres Gefühl

Anders als beim problemorientieren Coping geht es beim **emotionsorientierten Coping** darum, Strategien zu entwickeln, die auf die innere Regulation einer (starken) Emotion abzielen. Vieles kennen Sie inzwischen schon aus den anderen Kapiteln: entgegengesetztes Denken und Handeln, entgegengesetzte Körperhaltung. Aber auch »darüber Schlafen« oder »Beiseiteschieben« können kurzfristig sinnvolle emotionsfokussierte Strategien sein. Eine weitere Möglichkeit ist hier auch die Selbstberuhigung. Früher war es mir zum Beispiel unglaublich wichtig, für jede Eventualität eine Lösung in der Tasche zu haben – und ich habe mich dadurch zum Teil in blindem Aktionismus verzettelt. Heute, mit ein wenig mehr Lebenserfahrung, packt mich nicht mehr so häufig die Nervosität angesichts einer fordernden Situation, sondern ich sage mir: »Es hat bisher immer geklappt. Es wird auch diesmal irgendwie klappen.« Diese neue Perspektive, die ich dadurch einnehme, hilft mir immer wieder zu erkennen, dass die hochgebirgsartigen Probleme, die sich vor mir auftürmen, vielleicht doch nur kleine Mittelgebirge sind.

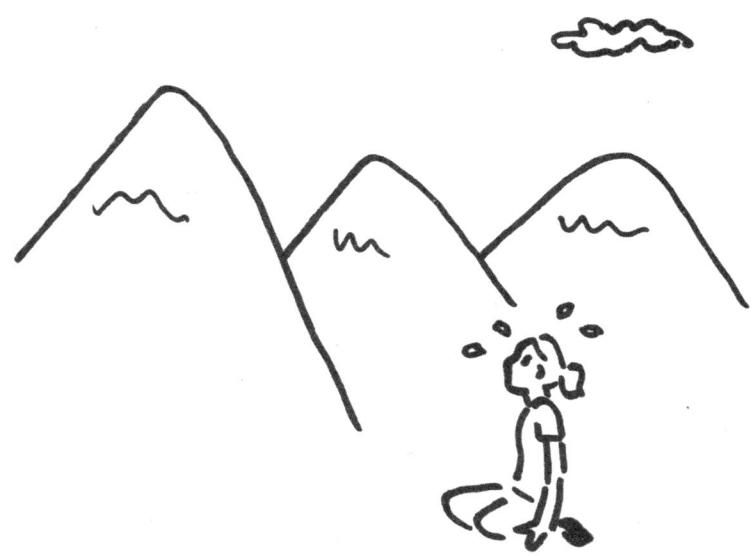

Scheiß Arbeit! – Burnout, Boreout und der Traumjob

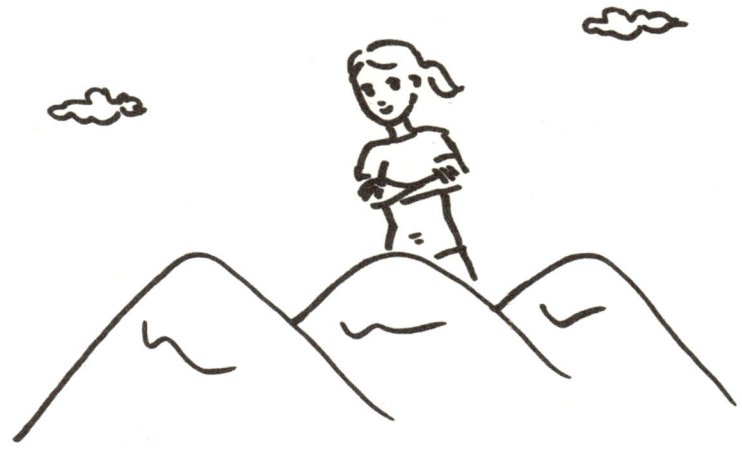

Die dritte Form des Copings ist das **bewertungsorientierte Coping**. Hierbei geht es darum, die Situation als weniger gefährlich zu betrachten, als sie im ersten Augenblick vielleicht erscheint. Eine Möglichkeit wäre zum Beispiel, die Angelegenheit als Herausforderung zu sehen und die Gefahren abzumildern. Dabei helfen kann übrigens ein Gefäß, in dem »positive Momente« gesammelt werden. Jedes Mal, wenn mir etwas Tolles passiert oder ich eine Sache gut gemeistert habe – und sei es auch nur eine Kleinigkeit –, dann schreibe ich das entweder sofort oder am Ende des Tages auf und lege den Zettel in ein altes Marmeladenglas. Wenn ich das Gefühl habe, dass die Dinge mir über den Kopf wachsen, öffne ich das Glas und lese all die gesammelten Zettel. Das hilft mir oft, eine vermeintlich schwierige Situation in einem ganz anderen Licht zu betrachten.

Mindestens ebenso hilfreich ist es, weniger perfektionistisch an die Sache heranzugehen und sich die Erlaubnis zu geben, Dinge auch einmal nicht 100-prozentig zu machen. Gestatten Sie sich, wie man so schön sagt, erhobenen Hauptes unter der hohen Latte Ihrer eigenen Ansprüche hindurchzugehen Auch das lässt sich trainieren. Zunächst in Form einer Affirmation: Suchen Sie sich einen selbstbejahenden Gedanken, den Sie sich innerlich sagen können, wenn Sie den Eindruck haben, versagt zu haben. Beispiel: »Solange niemand in Lebensgefahr ist, ist es völlig in Ordnung, auch mal einen Fehler zu machen.« Gleichzeitig können Sie eine gewisse Flexibilität und Toleranz sich selbst gegenüber auch gezielt einüben, indem Sie sich im Alltag bewusst dafür entscheiden, Dinge nicht perfekt zu machen. Dazu fällt Ihnen bestimmt etwas ein ...

Die wohlgefüllte Badewanne

Ein weiterer Ansatzpunkt, um besser auf herausfordernde Situationen vorbereitet zu sein, ist, die eigenen **Ressourcen zu stärken**. Das geschieht nämlich durch die Dinge in unserem Leben, die uns wichtig sind und uns Kraft geben. Stellen Sie sich Ihr Leben einfach wie eine große Badewanne vor, die aus verschiedenen Hähnen – zum Beispiel der Liebe zur Natur, dem Familienzusammenhalt, der beruflichen Erfüllung, einem anregenden Hobby – mit Energie befüllt wird. Auch Entspannungstechniken wie progressive Muskelentspannung und autogenes Training, aber auch eine gesunde Ernährung und ausreichend Schlaf tragen ihren wesentlichen Teil zu einer wohlgefüllten Ressourcenbadewanne bei. Gleichzeitig fließt Energie aus der Badewanne ab. Je mehr Hähne Ihre Lebensbadewanne mit Wasser versorgen, desto geringer ist jedoch die Wahrscheinlichkeit, dass Sie plötzlich auf dem Trockenen sitzen, wenn ein Hahn überraschend versiegt oder eine herausfordernde Aufgabe Ihnen besonders viel Kraft und Energie abverlangt. Deshalb ist es wichtig, dass Sie sich auf die Suche nach diesen Hähnen machen und versuchen, diese auch immer aufgedreht zu lassen. Was gibt Ihnen Kraft? Vielleicht tatsächlich ein

Bad in einer schön gefüllten Badewanne? Und was raubt Ihnen Kraft? Der Einkauf samstags in den übervollen Geschäften? Der tägliche Feierabendstau auf Ihrem Heimweg? Und damit wären wir wieder bei den Stressoren, über die ich weiter oben geschrieben habe und die es zu reduzieren gilt.

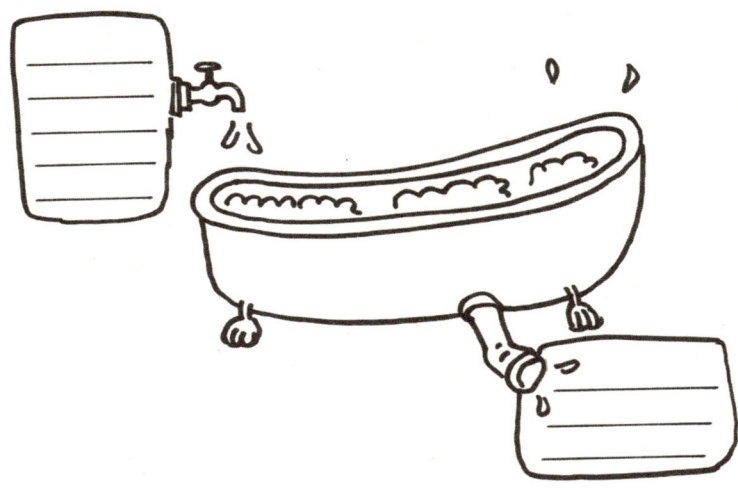

Eine Stabilisierungsübung, die bei vielen meiner Patienten besonders hilfreich ist, um ihre Ressourcenbadewanne zu füllen, ist »Der sichere innere Ort« nach Luise Reddemann, einer deutschen Nervenärztin und Psychoanalytikerin. Dabei geht es darum, ein inneres Bild eines Ortes zu entwickeln, an dem Sie sich wohl, sicher und geborgen fühlen. Das kann ein real existierender Ort sein oder aber ein Fantasieort, gerne auch besiedelt mit Fantasiewesen, die Ihnen zur Seite stehen. Sie sollten an diesen Ort jedoch niemanden aus der »echten« Welt mitnehmen. Wenn es nämlich zum Streit mit dieser Person kommt, verliert Ihr sicherer innerer Ort seine Funktion. Hier eine Abwandlung der Übung:

Die wohlgefüllte Badewanne

Schließen Sie die Augen und machen Sie sich auf die Suche nach diesem inneren Ort. Bestimmt müssen Sie ein wenig suchen, aber Sie werden ihn finden. Vielleicht müssen Sie sich auch in andere Welten denken? Vielleicht benötigen Sie ein Flugzeug, ein Raumschiff, einen Zauberstab, um dorthin zu gelangen? Sie haben den Ort gefunden? Dann geben Sie ihm einen Namen und machen Sie es sich bequem, richten Sie sich ein, bis Sie sich ganz geborgen fühlen. Dann sehen Sie sich um. Was hören Sie? Was sehen Sie? Was riechen Sie? Was spüren Sie?

Wenn Sie diesen Ort zum ersten Mal besucht haben, ist es wichtig, ein Zeichen mit sich selbst zu vereinbaren, mit dessen Hilfe Sie jederzeit an Ihren sicheren Ort gelangen können. Wir Psychologen nennen das »einen Anker setzen«. Eine Handbewegung, eine Geste – egal was. Sie können zum Beispiel Ihre beiden Zeigefinger ineinander verschränken oder Ihr Ohrläppchen berühren. Wichtig ist, dass die Geste unauffällig ist – in manchen Situationen möchten Sie ja nicht wie ein durchgeknallter Zauberer mit beiden Armen in der Luft herumwedeln, um dann mit einer schwungvollen Pirouette an Ihrem sicheren Ort zu landen.

Führen Sie diese Geste aus, während Sie noch an Ihren sicheren Ort denken, um Geste und Ort miteinander zu verknüpfen. So können Sie jederzeit an diesen Ort zurückkehren, wenn die Stresswogen einmal wieder über Ihnen zusammenschlagen.

Mindestens ebenso hilfreich wie der sichere Ort für eine volle Ressourcenbadewanne sind Hobbys und die Pflege sozialer Kontakte. Sie füllen nicht nur unsere emotionalen Speicher auf, sondern sorgen auch dafür, dass wir viele Stressoren gar nicht mehr als solche wahrnehmen. Dennoch ist auch hier Vorsicht geboten. Sie erinnern sich an die Ärztin von weiter oben, die ich zu Beginn meiner Berufstätigkeit kennengelernt habe? Sie nahm sich immer wieder überraschend frei, um »auszuspannen« und »Atem zu schöpfen«. Wenn sie jedoch aus dem Urlaub zurückkehrte, hatte sich inzwischen ein Berg an Arbeit angehäuft, der sie sofort wieder in Aufruhr versetzte ... Ein Teufelskreis. Hier hätte nur eine Reduktion der Stressoren Abhilfe schaffen können.

Im Hinblick auf die Stärkung der Ressourcen ist es auch ein ganz wesentlicher Ansatz, sich die Erlaubnis zum Genießen zu erteilen. Und damit meine ich nicht, dass man sich zusätzlichen Druck macht, indem man den Ehrgeiz entwickelt, zu einem perfekten Weinkenner zu werden oder daheim Craft Beer zu brauen. Nein, es geht vielmehr darum, sich wieder für das Schöne zu öffnen, sich Zeit zu nehmen und die Sinne zu schulen – ganz unabhängig von dem, was gemeinhin als »genießenswert« gilt. Schokolade, das Gefühl gärtnernder Hände im frischen Humus, der Geschmack frisch gebrühten Kaffees – wer sich etwas gönnt, wer genießt, der stärkt nicht nur seine Ressourcen; er macht sich auch selbst bewusst: Das bin ich mir wert – und baut so einen Wall gegen den Stress. Zugleich erhöht er indirekt seine Bereitschaft, Nein zu sagen und die Stressoren zu reduzieren – eben, weil er Besseres verdient hat.

Was stresst mich?

So viele Möglichkeiten, Stress zu reduzieren und abzubauen – doch bevor Sie sich daranmachen können, müssen Sie natürlich erst einmal herausfinden, was bei Ihnen ganz persönlich Stress auslöst. Denn, das haben wir bereits gelernt: Stress ist immer subjektiv!

Sind es also äußere Umstände, Zeitdruck, bestimmte Aussagen Ihrer Kollegen oder des Chefs? Oder doch eher innere Faktoren, bestimmte Gedanken, die bei Ihnen für Stress sorgen? Ich nenne sie hier einfach mal die »Ich muss ...«-Gedanken. Vielleicht aber haben Sie auch körperliche Beschwerden, wie zum Beispiel Schmerzen bei zu langem Sitzen, Kreislaufprobleme oder Ähnliches.

Überlegen Sie sich doch einmal in Ruhe, was Ihre Stressfaktoren sind. Nehmen Sie sich ein Blatt Papier und schreiben Sie auf, was Sie in Ihrem Leben am meisten unter Druck setzt. Auf Grundlage dieser Stressoren können Sie dann herausfinden, welche Coping-Strategie für Sie die richtige ist – wobei eine Kombination der verschiedenen Strategien natürlich ebenfalls möglich ist. Die überlastete Ärztin sollte also zunächst herausfinden, was sie persönlich am meisten stresst: Ist es der Zeitdruck? Sind es die emotional besonders fordernden Patienten? Oder vielleicht sogar beides? Die Stressoren zu reduzieren ist manchmal nur in einem begrenzten Rahmen möglich – vielleicht aber hilft es der Ärztin, Strategien zu entwickeln, wie sie mit besonders belastenden Patientenschicksalen umgehen kann.

Sie sind nun auf dem besten Weg, den richtigen Umgang mit Stress zu erlernen – doch was tun, wenn das Problem nicht etwa zu viel, sondern zu wenig Herausforderungen in Ihrem Leben sind? Dass Arbeitslosigkeit mit einem erhöhten Risiko für Depressionen einhergeht, ist bekannt. Was aber, wenn Sie einen Job haben und sich trotzdem schrecklich langweilen?

Wenn die Herausforderung fehlt ...

So geschehen einem Freund von mir, der sich vor einigen Jahren als Jurist mit Prädikatsexamen in einer angesehenen Hamburger Großkanzlei bewarb. 70-Stunden-Wochen, darauf war Martin vorbereitet – und er war voller Tatendrang. Die Realität sah allerdings ganz anders aus.

Zwar bestand tatsächlich inoffizielle Anwesenheitspflicht von neun bis mindestens 20 Uhr – doch die Arbeit, die Martin zu erledigen hatte, war nicht der Rede wert. Excel-Tabellen, stupide Kleinstarbeiten, die normalerweise gerade gereicht hätten, um eine halbe Stunde herumzubringen. In Ermangelung anderer Tätigkeiten zog er sie über den ganzen Tag – besser wurden seine Leistungen dadurch nicht. Dass von mehrseitigen Schriftsätzen, die er erstellte, oft nur drei Zeilen von seinem Vorgesetzten weiter übernommen wurden, senkte Martins Leistungsbereitschaft zusätzlich. Er gewöhnte sich an, während der Arbeitszeit Zeitung zu lesen, schlich sich heimlich davon, wenn er abends vor acht Uhr das Büro verließ. Er begann, E-Mails aufzusetzen und diese erst von daheim aus um Mitternacht zu verschicken, um den Eindruck zu erwecken, er sei »very busy«. Als aufgrund von Mandantenflaute Arbeitsaufträge komplett ausblieben, erklärte Martin sich bereit, das Archiv neu zu ordnen. Doch kurze Zeit später wurde ihm auch das verwehrt. »Das sieht ja aus, als ob Sie nichts zu tun hätten.« Also machte Martin ... einfach gar nichts mehr und litt still vor sich hin.

Bei Martins Geschichte handelt es sich natürlich um einen Extremfall – aber er ist nicht allein: Dem *Stressreport Deutschland* von 2012 zufolge fühlen sich 5 Prozent aller Deutschen quantitativ unterfordert, 13 Prozent fühlen sich – zum Beispiel am Fließband oder in manchen Bürojobs – qualitativ unterfordert.

Doch während der Burnout die Krankheit der Altruisten und Leistungsträger ist, mit der man sich gerne auch mal schmücken kann – und das ist gar nicht herablassend gemeint –, traut sich kaum jemand einzugestehen, dass er zu wenig zu tun hat. Es mutet schließlich auch etwas seltsam an, wenn man mit der Bitte um Veränderung zum Chef geht, weil man nicht genug zu tun hat.

»Wie lange denn schon nicht?«

»Ach, erst etwa so eineinhalb Jahre.«

Anders als Martin hat nicht jeder das Glück, sich Zeitung lesend in sein Büro zurückziehen zu können. Viele unterforderte Menschen starren einfach auf den Bildschirm und warten, dass der Tag vergeht.

Wenn die Herausforderung fehlt ...

Na, so schlimm ist das nicht, sagen Sie? Die Langeweile kann auch gravierende Folgen haben. Denn Unterforderung führt ebenso wie Überforderung zu einer gesteigerten Fehlerquote. So im Fall des Zugunglücks von Bad Aibling: Hier hatte der Fahrdienstleiter vermutlich aus Langeweile, weil seine Arbeit ihn nicht ausreichend forderte, intensiv am Handy gezockt und – dadurch abgelenkt – mehrere Signale falsch gestellt und die Nahverkehrszüge durch ein Sondersignal gleichzeitig auf die eingleisige Strecke geschickt. Die Folge: 12 Tote und 85 Verletzte.

Doch auch wenn so schwerwiegende Folgen ausbleiben – die Betroffenen selbst zeigen klassische Stresssymptome, wie sie auch beim Burnout zu finden sind: ein Gefühl der Wert- und Antriebslosigkeit bis hin zu Depressionen. Mit Blick auf das Lazarus-Modell leuchtet das auch durchaus ein, schließlich passen Anforderung und Ressourcen hier genauso wenig zusammen wie im Fall der klassischen Überforderung.

Ebenso wie beim Burnout ist es auch hier wichtig, schnell aktiv zu werden und sich schleunigst die Frage zu stellen: Kann ich etwas verändern? Wenn ja, was? Hier haben wir dieselben Optionen wie beim Burnout, zum Beispiel das Gespräch mit dem Chef – aber vielleicht nicht unter dem Aspekt »Ich habe nichts zu tun«. Überlegen Sie sich stattdessen vorher: Welche anderen Tätigkeitsbereiche gibt es? Was könnten Sie sonst noch übernehmen?

Haben Sie keine Möglichkeit zur Veränderung, stellt sich die Frage, ob Sie wenigstens Teilbereiche beeinflussen können: Möglich wären vielleicht ein interner Wechsel oder mittelfristige Ziele wie zum Beispiel eine Weiterbildung in der Abendschule. Bei beiden Fragen ist es übrigens wichtig, wirklich ehrlich mit sich zu sein. Oft sagen wir:»Ich kann nichts verändern«, aber eigentlich meinen wir:»Ich habe nicht den Mut, etwas zu verändern.« Das ist ein großer Unterschied.

Gefangen in der Komfortzone

Genau diesen Unterschied musste eine junge Patientin von mir unlängst erkennen: Frau Philipp arbeitete als Büroangestellte im medizinischen Bereich. Dort war sie chronisch unterfordert und fühlte sich immer vom Chef ausgebremst. Frau Philipp hatte Angst, den sicheren Job aufzugeben beziehungsweise offen nach einem anderen Job zu suchen, obwohl sie mit dem Ist-Zustand völlig unzufrieden war. Für sie war es in dieser Situation hilfreich, unter der Überschrift »Kündigen oder nicht?« eine Pro-und-Contra-Liste zu erstellen. Diese Liste war wichtig, um den Ängsten, die sich ihr in diesem Kontext in den Weg stellten (»Was werden die anderen von mir denken, wenn ich einfach so kündige?«, »Vielleicht ist der nächste Job ja noch schlimmer?«), die Grundlage zu entziehen. Und übrigens: Bis Frau Philipp erkannte, dass es tatsächlich die Langeweile am Arbeitsplatz war, die sie quälte, war es ein langer Weg. Wir arbeiteten schon eine ganze Zeit an ihrer klinischen Depression, ohne dem eigentlichen Kern wirklich näher zu kommen – bis sie eines Tages sagte: »Habe ich Ihnen eigentlich schon gesagt, dass ich mich in der Arbeit schrecklich langweile?« Dieser Satz war der Durchbruch für die Therapie.

Machen Sie sich bewusst: Arbeitszeit ist Lebenszeit! Und jede einfach nur abgesessene Minute ist eine verschwendete Minute – daher ist es meines Erachtens im Fall eines drohenden Boreout (also eines Zustands anhaltender Unterforderung) besonders wichtig, sich mit allen Mitteln um Abhilfe zu bemühen.

Martin, mein unterforderter Freund von weiter oben, hat übrigens irgendwann gekündigt. Lange Jahre hatten seine schlimmsten Albträume davon gehandelt, das Abitur noch einmal schreiben zu müssen – seit seiner Zeit bei dieser Kanzlei jedoch hat Martin ein neues Albtraumszenario: Dann sitzt er wieder in seinem großen schicken Büro und beobachtet, wie sich die Zeiger auf seiner Uhr langsam vorwärtsbewegen. »Jeder Stress ist besser als die schreckliche Langeweile, die mich sechs Monate Lebenszeit gekostet hat.«

Den Traumjob gibt es nicht

Doyle hatte also doch recht: Arbeit *ist* das beste – oder zumindest eines der besten – Mittel gegen Verzweiflung. Es muss nur die richtige Arbeit sein. Die richtige Arbeit bietet Anerkennung – auch in finanzieller Hinsicht –, sie erlaubt uns, selbstbestimmt zu handeln, und sorgt für die ideale Passung von Anforderungen und Ressourcen. Nur dann gelingt es uns, über uns selbst hinauszuwachsen, in der Aufgabe aufzugehen und am Abend überrascht festzustellen: »Was? Schon wieder Feierabend?«

Das hört sich nach Traumjob an und ist in den meisten Fällen auch nicht mehr als das – ein Traum eben. Denn eines muss uns klar sein: Wenn Arbeit wirklich so großartig wäre, dann würde wohl kaum jemand Geld dafür bezahlen.

Das heißt nun nicht, dass wir alles, was wir in diesem Kapitel bisher gelernt haben, in die Tonne klopfen sollen, um weiter in unseren miesen Jobs dahinzuvegetieren. Nein! Gehalt darf natürlich auch kein Schmerzensgeld sein, aber: Manchmal müssen wir eben Kompromisse eingehen und uns fragen, was uns denn *wirklich* wichtig ist.

So gibt es drei Hauptmotive, nach denen ein Mensch handeln kann und die auch bei der Berufswahl entscheidend sind: das **Leistungsmotiv**, also das Bestreben, eine Sache besonders gut zu machen beziehungsweise etwas Anspruchsvolles zu machen; das **Machtmotiv**, das Bestreben, auf andere Einfluss zu nehmen und dadurch bedeutsam zu sein; und das **Bindungsmotiv**, das Bestreben, positive Beziehungen aufzubauen und aufrechtzuerhalten. Diese Motive sind Persönlichkeitseigenschaften, die beschreiben, welche Ziele eine Person hat. Man kann natürlich auch in mehrere Richtungen tendieren, häufig gibt es aber ein Leitmotiv. Probieren Sie es doch einfach einmal aus: Bewerten Sie die folgenden Aussagen mit Punkten von 0 bis 3. 0 Punkte bedeutet, dass eine Aussage gar nicht zutrifft, 3, dass sie sehr auf Sie zutrifft. Zählen Sie anschließend die Punkte innerhalb der einzelnen Motive zusammen. Vergleichen Sie dann: Welches Motiv ist bei Ihnen am stärksten ausgeprägt? Übrigens: Dieses Ergebnis zeigt, in welche Richtung man eher neigt, auch wenn die anderen Motive hin und wieder natürlich trotzdem aktiviert sein können. Ein Entweder-oder gibt es hier nicht.

Leistungsmotiv:
> Für mich ist es wichtig, etwas zu erforschen und Ergebnisse zu bekommen. 0 | 1 | 2 | 3
> Für mich ist es wichtig, gut zu sein und Anerkennung von außen zu bekommen. 0 | 1 | 2 | 3
> Für mich ist es wichtig, etwas, zum Beispiel für die Gesellschaft, zu »leisten«. 0 | 1 | 2 | 3

Machtmotiv:
> Für mich ist es wichtig, selbstbestimmt zu sein. 0 | 1 | 2 | 3
> Für mich ist es wichtig, andere zu führen. 0 | 1 | 2 | 3
> Für mich ist es wichtig, Entscheidungen selbst treffen zu können. 0 | 1 | 2 | 3

Bindungsmotiv:
> Für mich ist es wichtig, anderen Menschen zu helfen. 0 | 1 | 2 | 3
> Für mich ist es wichtig, in einem harmonischen Arbeitsumfeld zu arbeiten. 0 | 1 | 2 | 3
> Für mich ist es wichtig, wie es den anderen geht. 0 | 1 | 2 | 3

Und nun werfen Sie einen Blick auf Ihren Beruf, auf Ihre Arbeit. Wird Ihr zentrales Motiv dadurch erfüllt?

Dass dem nicht so war, fiel einer Freundin von mir in einem eigentlich großartigen Angestelltenjob auf. Sie hatte interessante Aufgaben, gute Arbeitszeiten, nette Kollegen. »Irgendwann ist mir aber klar geworden, dass mir all das nichts bringt, weil ich absolut nicht damit umgehen konnte, wenn andere mir sagten, was ich wann wie zu erledigen hatte. Also habe ich mich irgendwann selbstständig gemacht.« Jetzt entscheidet sie, welche Aufträge sie annimmt und wann sie diese erledigt. Die Kollegen fehlen ihr – natürlich. »Aber manche von ihnen sind zu Freunden geworden, und ich treffe sie immer noch regelmäßig. Und meine Arbeit macht mir heute viel mehr Spaß.«

Auch wenn es nicht der Traumjob ist – denn den gibt es nicht.

Blick hinter die Kulissen
Tun es nicht einfach Tabletten?

Vermutlich haben auch Sie ihn im Bekanntenkreis: einen Menschen mit psychischen Problemen, der sich zwar Antidepressiva hat verschreiben lassen – womöglich sogar ganz einfach und bequem vom Hausarzt –, der aber auf den ganzen »Psychotherapeutenquatsch« gut verzichten kann.

Eigentlich gar nicht so unlogisch, schließlich wissen wir ja alle aus den Medien: Psychische Probleme haben häufig vor allem mit Botenstoffen im Gehirn zu tun und damit, dass hier irgendetwas aus dem Gleichgewicht geraten ist. Wenn an diesen Stellschrauben fachmännisch gedreht wird, dann ist es nur eine Frage der Zeit, bis sich der »Normalzustand« wieder einstellt.

Tatsächlich?

Leider nein. Und das sage ich nicht, weil ich als Psychotherapeutin keine Medikamente verschreibe, sondern weil wissenschaftliche Studien genau das bewiesen haben. Forscher haben festgestellt, wie wichtig es ist, psychische Erkrankungen nicht allein oder in erster Linie medikamentös zu behandeln. So hat sich bei leichten depressiven Episoden gezeigt, dass die psychotherapeutische Behandlung in puncto Erfolg die Nase vorne hat. Reden hilft in diesem Fall besser als Tablettenschlucken. Bei einem höheren Schweregrad der Depression oder anderen psychischen Erkrankungen ist es jedoch oft hilfreich, unterstützend auf Medikamente zurückzugreifen. Idealerweise werden diese daher vom Arzt nach Absprache mit dem Therapeuten verschrieben. Das ist in vielen stationären Einrichtungen der Fall, bei einer ambulanten Therapie läuft es häufig so, dass der Informationsfluss über den Patienten geht. Der Therapeut legt ihm dann zum Beispiel ein Gespräch mit einem Psychiater nahe, der dem Patienten dann das entsprechende Medikament verschreibt – oder andersherum. Die Entscheidung darüber liegt aber hier, wie immer, wenn es um Medikamente geht, beim Arzt. Dieser prüft dann auch, ob nach Abschluss der Psychotherapie noch eine Weiterbehandlung mit den entsprechenden Medikamenten notwendig ist, schließlich stellen Psychopharmaka immer einen Eingriff in den Körper dar – in diesem Fall in unser zentralstes Organ, das Gehirn. Und das mit den entsprechenden Nebenwirkungen. Nur ein Arzt kann hier zwischen Vor- und Nachteilen einer medikamentösen Behandlung abwägen.

Daneben gibt es natürlich auch Fälle, bei denen der Einsatz von Psychopharmaka unverzichtbar ist, wie beispielsweise bei einem schweren depressiven Syndrom oder bei psychotischen Symptomen, also wenn Halluzinationen oder Wahnvorstellungen auftreten.

Hat der Arzt ein Medikament verschrieben, dann ist es unerlässlich, dieses Medikament auch regelmäßig einzunehmen – und eben nicht nur, wenn man sich »gerade mal schlecht« fühlt. Es ist nämlich häufig so, dass diese Medikamente ihre Wirkung erst langsam entfalten. »Ich spüre gar nichts« ist also kein Grund, die Einnahme zu unterbrechen.

Bei Antidepressiva wird zum Beispiel aufdosiert, das heißt, die volle Dosis ist erst nach einiger Zeit erreicht, der Effekt tritt dann noch mal verzögert ein. Was weniger angenehm ist: Die Nebenwirkungen wie u.a. Gewichtszunahme, ein Verlust der Libido oder starkes Schwitzen sind leider meistens schon in den ersten Wochen spürbar. Genauen Aufschluss darüber kann aber nur das Gespräch mit dem Facharzt geben. Dennoch gilt: Psychopharmaka sind im Grunde wie die Antibabypille – wenn man sie nur ab und zu nimmt, dann bringt das Ganze leider nichts.

Daneben ist es nicht unbedingt sinnvoll, mit Mitteln wie Johanniskraut und Co. selbst an Depressionen herumzudoktern. Im Falle von Johanniskraut sagen die medizinischen Leitlinien ganz klar und deutlich: »Eine Metaanalyse kommt zum Ergebnis, dass Johanniskrautextrakte bei der Behandlung von leichter und mittelgradiger depressiver Symptomatik wirksam sind. Für schwere oder chronisch verlaufende Depressionen sind keine Effekte belegt.« Und selbst wenn Johanniskraut in manchen Fällen tatsächlich kurzfristig hilft, kann Ihnen eine Pille nicht Ihre Partnerschaftsprobleme lösen oder Ihnen bei Ihrer Unzufriedenheit am Arbeitsplatz helfen. Da hilft nur der Gang zum Psychotherapeuten.

Wenn dann erst einmal mit der regelmäßigen medikamentösen Behandlung begonnen wurde, brauchen Sie sich üblicherweise keine Gedanken über Abhängigkeiten zu machen. Antidepressiva machen nicht süchtig, dennoch sollte das Medikament nie einfach von einem Tag auf den anderen abgesetzt werden. Das liegt aber nicht an etwaigen Entzugserscheinungen, sondern schlichtweg daran, dass sich das Gehirn ganz langsam an die veränderten Umstände anpassen muss.

Was jedoch süchtig macht, sind Beruhigungsmittel und Schlaftabletten. Wenn Ihnen der Arzt also derartige Medikamente verschreibt, dann sollten diese nicht regelmäßig, sondern nur im Notfall, wie mit dem Arzt besprochen, eingenommen werden.

Natürlich kann es auch vorkommen, dass ein Medikament nicht anschlägt, dann kann der Arzt Ihnen ein anderes verschreiben. Alle Veränderungen der Dosierung – vom Absetzen bis zur Steigerung – müssen mit ihm besprochen werden. Er ist der Experte, der die bestmögliche Empfehlung abgibt, und nur im Austausch mit ihm ist ein Behandlungserfolg gewährleistet.

An dieser Stelle noch einmal – aus gegebenem Anlass – ein wichtiger Hinweis: Nur weil jemand vielleicht ähnliche Symptome zeigt wie Sie, bedeutet das nicht, dass für ihn auch das gleiche Medikament hilfreich ist. Es ist also auf keinen Fall sinnvoll, die alten Tabletten der verstorbenen Mutter aufzubrauchen, weil die ja damals ganz ähnliche Beschwerden hatte. So wie wir alle ganz unterschiedliche Menschen sind, ist auch für jeden von uns ein bestimmtes Medikament das richtige. Psychopharmaka sind eben keine Halspastillen.

5
Spieglein, Spieglein an der Wand ... – Körperkult und Körperwahnsinn

Frauen, die wie Barbie aussehen wollen und sich für ihre Wespentaille noch schnell ein, zwei Rippen brechen lassen, Männer mit komplett zugepiercten Gesichtern, Tattoos vom Scheitel bis zur Sohle, am besten in einem eleganten Tigermuster. Das sind die Freaks, an die man bei Körperkult und Körperwahnsinn wohl denkt. Durchgeknallte. Katzenladys. Typen, die unter ihren Muskelbergen fast ersticken. All das ist doch vom »echten Leben« weit entfernt, denkt man – dabei ist der Körperwahnsinn schon längst in unserem Alltag angekommen. Seit 2010 lassen sich auf fast allen vermeintlichen körperlichen Baustellen Steigerungen feststellen. Da wird der unschöne Höcker auf der Nase geglättet, man lässt sich ja auch die Zähne richten. Dann noch ein bisschen Fett abgesaugt, die Kurven an den falschen Stellen möchte man wirklich niemandem zumuten. Damit die Oberweite nun auch dazupasst, ist für gar nicht so viel Geld auch noch eine Brustvergrößerung drin – wenn das Geld knapp ist, geht es dafür nach Tschechien. Das abgesaugte Fett lässt sich dann auch großartig wiederverwerten: nämlich um den Hintern Kim-Kardashian-like aufblasen und die Schamlippen aufpolstern zu lassen. Weil ich es mir wert bin.

Und selbst wer sich nicht unters Messer legt, hat zahlreiche andere Möglichkeiten, um das Beste aus seinem Körper herauszuholen. Die CrossFit-Abteilungen schießen nur so aus dem Boden. YouTube-Star Sophia Thiel macht vor, dass man kein langweiliges, moppeliges Durchschnittsmädchen sein muss, sondern sich ganz locker mit ein bisschen Disziplin nicht einen Sixpack – nein, einen Eightpack antrainieren kann. Und wenn man zu faul ist, um zu trainieren, sollte man einfach so wenig essen, bis die Taille hinter einem Blatt Papier verschwindet – die bekannte A4-Waist. Bikini Bridge und – ach du meine Güte – Thigh Gap sind so was von 2014 – und irgendwie auch nicht so *wirklich* schlank.

Für die Herren ist der Sixpack übrigens schon längst Pflicht. Denn auch wenn gerade in letzter Zeit der »Dad Bod« als ungemein sexy gehypt wird: Wer etwas auf sich hält, der bewegt seinen Hintern und trainiert so, dass auch noch der letzte Muskel an seinem Köper hervortritt. Dass mit diesen »Ziermuskeln« praktisch nicht wirklich viel anzufangen ist, spielt dabei keine Rolle. Hauptsache, der Körper passt endlich zum perfekt getrimmten Vollbart und der (kosten)intensiv gesträhnten Mähne.

Ich übertreibe? Nur ein bisschen. So hat mir zum Beispiel erst kürzlich ein befreundeter Internist erzählt, dass er auf fast jedem zweiten CT-Bild Implantate erkennen kann. Wer hätte das gedacht?

Wie schön ist normal?

Doch wo können wir die Grenze ziehen? Was ist denn eine »normale« Beschäftigung mit dem eigenen Körper, und wo fängt der Körperwahn an? Schließlich wissen wir Psychologen doch schon eine ganze Weile, dass es sicher nicht das Verkehrteste ist, rank und schlank und gut aussehend durch die Welt zu gehen. Wir Menschen tendieren nämlich dazu, Eigenschaften von Personen, die eigentlich völlig unabhängig voneinander sind, oder wenn, dann nur mäßig korrelieren, irrtümlicherweise als zusammenhängend wahrzunehmen. Was das genau bedeutet? Nun, wenn eine Person hübsch ist, dann halten wir sie auch für besonders nett und freundlich. Große, schlanke Menschen werden als erfolgreicher wahrgenommen. Ein Beispiel? Mal ehrlich: Jonah Hill wäre für die Hauptrolle in *The Wolf of Wall Street* eindeutig eine Fehlbesetzung gewesen – das passt einfach nicht in unser Bild von erfolgreichen Menschen. Der lustige Dicke funktioniert da nur als Sidekick. Dieses Phänomen hat übrigens den Namen Halo-Effekt, und man kennt es seit Beginn des 20. Jahrhunderts. Das klassische Experiment, von dem Sie sicher schon gehört haben, wurde im Ersten Weltkrieg von den US-Psychologen Edward Lee Thorndike und Gordon Allport durchgeführt. Offiziere mussten in dieser Untersuchung Soldaten beurteilen, und es stellte sich heraus, dass die Offiziere davon überzeugt waren, dass die Soldaten mit den hübschesten Gesichtern und der aufrechtesten Körperhaltung nicht nur besser schießen und ihre Schuhe besonders ordentlich putzen konnten, sondern auch ganz hervorragend musizierten.

Und auch wenn diese Experimente zeigen, dass hier viele Dinge in Zusammenhang gebracht werden, die eigentlich nichts miteinander zu tun haben, entstehen solche Vorurteile und Klischees ja nicht aus dem Nichts. Das ist auch der Grund, weshalb wir uns zu Bewerbungsgesprächen ordentlich anziehen und frisieren – idealerweise. Denn es lässt sich natürlich von Äußerlichkeiten auf innere Werte, auf Arbeitsweisen schließen. Wer mit schmutzigen Schuhen zum Vorstellungsgespräch kommt, ist möglicherweise auch in anderen Bereichen eher schlampig und nachlässig. Warum sollte unser Aussehen uns also nicht so wichtig sein?

Problematisch wird es, wenn Körperkult und Körperwahn beginnen, uns in unserem Alltag einzuschränken. Wenn Äußerlichkeiten das eigene Leben in einem Maß beeinflussen, dass es unerträglich wird. Das ist dann der Punkt, an dem der Therapeut ins Spiel kommt.

Krank oder nicht krank?

Damit wirklich eine psychische Störung bescheinigt werden kann, müssen laut DSM, dem diagnostischen und statistischen Leitfaden psychischer Störungen, in der Regel mehrere sehr strenge Kriterien erfüllt werden, zum Beispiel im Fall von Anorexie, auch bekannt als »Magersucht«:

> ein BMI unter 17,5
> selbst herbeigeführter Gewichtsverlust ohne körperliche Ursache, also in der Regel durch Fasten
> Körperschemastörung, das heißt, die Patienten nehmen sich dicker wahr als sie sind
> endokrinologische, also hormonelle Störungen: Bei Frauen bleibt die Periode aus
> eine starke Angst vor dem Zunehmen

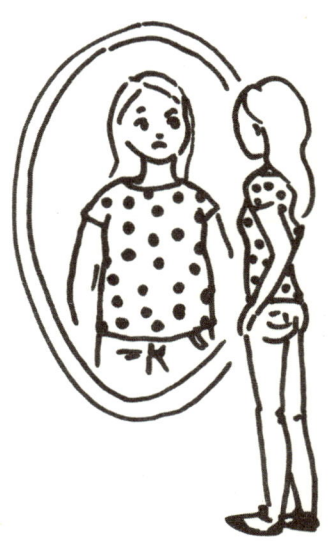

Bei diesen strengen Kriterien überrascht es nicht, dass die psychischen Erkrankungen in vielen Bereichen keinen nennenswerten Anstieg verzeichnen – die Zahl der »richtig« Kranken bleibt annähernd konstant. Was jedoch – so meine ganz persönliche Einschätzung – in den letzten Jahren deutlich angewachsen ist, ist der subklinische Bereich. Denn wie kann es sein, dass niemand zusammenzuckt, wenn die in der Einleitung beschriebene Braut an ihrem Hochzeitstag wie eine witzige Anekdote erzählt, dass sie die letzten vier Wochen Abführmittel genommen hat, um in ihr Kleid zu passen?

Wie kann es sein, dass ein junger Mann in seinem Fitnesswahn an einer Überdosis Anabolika stirbt und ein naher Verwandter wenige Wochen nach seinem Tod sich bemüßigt fühlt, klarzustellen, der junge Mann sei nicht medikamentenabhängig gewesen, sondern hätte *nur* Anabolika genommen? Das sind immerhin Substanzen, die in Deutschland verboten sind! Wobei wir uns hier schon fast im klinischen Bereich bewegen.

Aber all das trifft doch auf mich nicht zu, werden Sie jetzt vielleicht denken. Wirklich nicht? Machen wir doch mal die Probe aufs Exempel. Kommen Ihnen folgende Gedanken bekannt vor?

> Ich mag meinen Körper nicht.
> Ich mache mir viele Gedanken darüber, was die Leute wohl von mir halten.
> Wenn ich eine Woche keinen Sport machen würde, hätte ich starke Angst, dass sich mein Körper verändert.
> Wenn ich gut aussehe, mögen mich die anderen.

Und zuletzt – nur für die Damen:
> Ich würde mich schämen, wenn ich ungeschminkt zum Bäcker gehen müsste.

Und? Wie vielen Aussagen haben Sie zugestimmt? So ganz scheinen also auch Sie nicht über Äußerlichkeiten zu stehen ... Übrigens ganz am Rande: Bei dem Punkt mit dem regelmäßigen Sport nähern wir uns gleichzeitig auch einem anderen großen Thema der Psychologie: den Zwängen. Sie haben sicherlich schon von den verschiedenen Ausformungen gehört. Zum Beispiel der Mysophobie – die sogenannte »Ansteckungsphobie«, welche häufig mit »Wasch- und Putzzwängen« einhergeht. Noch bekannter: der Kontrollzwang, den Sie sicherlich auch schon mal bei sich selbst erlebt haben. »Habe ich eigentlich den Herd ausgeschaltet? Sicher? Ich schaue lieber noch einmal nach …« Das Zurückgehen und Noch-einmal-Nachschauen beruhigt im ersten Augenblick. Langfristig lernt Ihr Gehirn jedoch: »Es ist richtig, noch einmal nachzusehen. Notfalls auch fünf- oder sechsmal!« Doch wann wird aus dem Auf-Nummer-sicher-Gehen eine psychische Störung? Gedanken müssen Sie sich erst machen, wenn über mindestens zwei Wochen hinweg an den meisten Tagen Zwangsgedanken oder -handlungen auftreten, die folgende Merkmale aufweisen:

> Sie treten wiederholt auf und werden als unangenehm empfunden.
> Mindestens ein Gedanke bzw. eine Handlung wird als übertrieben oder unangemessen erkannt.
> Sie versuchen, sie zu unterdrücken – schaffen es aber nicht immer.
> Die Handlungen sind sehr zeitaufwendig (den Herd wieder und wieder zu kontrollieren kostet Sie täglich eine Stunde) oder haben langfristig negative Auswirkungen (wunde, aufgesprungene Hände bei Waschzwang). Sie beeinträchtigen Ihr Leben.

Wenn Sie es also schaffen, trotz Ihres inneren Drangs, täglich Sport zu treiben, auch einmal einen Tag mit Verwandten am Kaffeetisch zu verbringen, dann brauchen Sie sich in dieser Hinsicht noch keine Sorgen zu machen. Allerdings sollten Sie vielleicht nicht fünfmal in die Wohnung zurückkehren, um den Herd zu kontrollieren. Und wenn Sie es nur zweimal machen, anschließend aber noch lange darüber nachdenken, ist das auch nicht viel besser. Doch zurück zum Thema ...

Warum ich?

Woher dieses krankhafte Streben nach Perfektion, nach der makellosen Oberfläche kommt, lässt sich nicht so leicht erklären. Wie so vieles in der Psychologie kann hier am ehesten das multifaktorielle Modell weiterhelfen, das ich Ihnen bereits vorgestellt habe. Schauen wir uns doch die Entwicklung einer Anorexie exemplarisch anhand der Geschichte einer Patientin an. Frau Schneider ist 21 Jahre alt und studiert Pharmazie. Sie ist attraktiv, sehr schlank, trägt nicht viel Make-up. Ihre Magerkeit versteckt sie unter sportlich weiter Kleidung.

Betrachten wir zunächst die **biologischen Faktoren**. Verwandte von Personen mit Essstörungen haben ein deutlich erhöhtes Risiko, ebenfalls eine Essstörung zu entwickeln. Das leuchtet ein. Der Zusammenhang funktioniert aber nicht nur über das gelebte Vorbild, sondern geht auch auf genetische Faktoren zurück, wie durch Studien mit getrennt aufwachsenden Zwillingen bestätigt wurde. Das ist offenbar auch bei Frau Schneider der Fall. Ihre Schwester hat ebenfalls ein gestörtes Essverhalten – eine Bulimie. Daneben ist sie hochbegabt, das heißt, sie hat einen IQ über 130 (im konkreten Fall 142), was ihren genetisch bereits vorhandenen Hang zum Perfektionismus noch verstärkt.

Und da wären wir schon bei den **individuellen Faktoren**: Ein geringes Selbstwertgefühl oder Perfektionismus tragen zum Beispiel noch ihren Teil zur Entwicklung psychischer Erkrankungen bei.

Hinzu kommen **soziokulturelle Faktoren**, also in der Gesellschaft verbreitete Schlankheitsideale, das Essverhalten, wie es in der Familie und den Peergroups, also dem Freundeskreis, vorgelebt wird. Das ist bei den meisten Frauen recht ähnlich: Sendungen wie *GNTM* beispielsweise beeinflussen ihr Schlankheitsideal schon von klein auf. Mit Barbies spielen kleine Mädchen ja auch schon relativ früh – und es gibt keine übergewichtige Barbie ...

Ein ganz eigener Punkt sind die **familiären Faktoren**. Dazu gehört die Qualität der engsten Beziehungen. Sind diese geprägt von Überbehütung und Konfliktvermeidung, steht auch das im Zusammenhang mit der Entwicklung entsprechender psychischer Störungen. Beide Eltern von Frau Schneider waren aufgrund ihrer anspruchsvollen Jobs selten zu Hause. Da die Mutter oft ein schlechtes Gewissen deswegen hatte, war sie eher überharmonisierend und überprotektiv. Zum Beispiel sollte die ganze Familie, selbst als die Mädchen schon im Teenager-Alter waren, am Wochenende Familienausflüge unternehmen, auch wenn Shoppen mit der besten Freundin für die Schwestern wesentlich cooler gewesen wäre. Gleichzeitig ist extrem wichtig, was die Eltern den Kindern vorleben. Frau Schneiders Vater ist Chefarzt, ihre Mutter hat eine Führungsposition in einem großen Wirtschaftsunternehmen. Die Eltern haben Frau Schneider zeit ihres Lebens gezeigt, dass Leistung sehr wichtig ist. Dadurch hat sie, obwohl sie immer sehr gute Leistungen vorweisen konnte, eine eher selbstkritische Einstellung entwickelt.

Dieser Cocktail kann dann zu fehlerhaften kognitiven Grundannahmen führen, zum Beispiel: »Ich muss alles perfekt machen, sonst ist es wertlos«, »Jeder muss mich lieben und mein Verhalten gutheißen.« Keine angenehmen Gedankenspiele, wie Sie sich vorstellen können, aber sie sind aus dem Kopf einfach nicht mehr herauszubringen.

Die Entwicklung von psychischen Störungen – auch im subklinischen Bereich – ist damit also eine ganz individuelle Sache und läuft bei jedem Menschen unterschiedlich ab. Doch obwohl man diese Störungen also nicht allein auf die Omnipräsenz gephotoshopter Models schieben darf, lohnt sich dennoch einen genauerer Blick auf unsere Umwelt.

Schöne neue Welt

So stellt der Brief »An alle schönen Frauen«, der schon seit 2003 wesentlicher Bestandteil von Ernährungsbroschüren und Aufklärungsschriften zu Essstörungen ist, unter anderem die folgenden vier Punkte fest:

> Es gibt drei Milliarden Frauen, die nicht wie Supermodels aussehen, und nur acht, die wie eines aussehen.
> Wenn Barbie eine richtige Frau wäre, müsste sie auf allen vieren kriechen; mit ihren Proportionen ist es unmöglich, aufrecht zu gehen.
> Die Durchschnittsfrau wiegt ungefähr 66 Kilo.
> Vor 20 Jahren wogen Models 8 Prozent weniger als die Durchschnittsfrau. Heute wiegen sie 23 Prozent weniger.

Vermutlich haben sich die Zahlen seitdem noch einmal verändert. Während Frauen sich heute schämen zu gestehen, dass sie Größe 42 tragen, waren das einst die Idealmaße einer Traumfrau wie Marilyn Monroe – aber wen interessiert das noch, wenn heutzutage Size Zero das Nonplusultra nicht nur der Reichen und Schönen geworden ist, und HD-Make-up Zuschauern die Illusion vorgaukelt, eine Haut voller Poren wäre eine Anomalie, gegen die es schnellstens anzukämpfen gilt?

Spieglein, Spieglein an der Wand ... – Körperkult und Körperwahnsinn

Ursache dieses verqueren Denkens ist die inzwischen zum Allgemeingut gewordene und kaum mehr hinterfragte Überzeugung: *Du kannst perfekt sein – wenn du nur willst.* Wenn du nur hart genug arbeitest, dich einschränkst, dich bemühst, kämpfst, deinen inneren Schweinehund besiegst, dann wirst du die Perfektion erreichen.

Was aus der Überzeugung, alle Dinge ändern und vor allem optimieren zu können, entsteht, ist der unglaubliche Druck, sein idealstes Ich zu sein – man muss sich einfach nur genug bemühen. Und wenn schon im Berufsleben, in der Liebe, im Freundeskreis nicht alles perfekt ist, dann sollte man doch wenigstens den eigenen Körper in der Hand haben.

Sollte man wirklich?

Nein. Und das ist ein Punkt, den ich auch immer wieder meinen Patienten klarzumachen versuche. Entgegen der weit verbreiteten Meinung, dass jeder Mensch jedes Gewicht erreichen kann, gehen inzwischen viele Fachleute von der so genannten Set-Point-Theorie aus, die besagt, dass es für jeden von uns ein optimales Körpergewicht gibt, bei dem es uns gut geht – und der Körper versucht auch hartnäckig, dieses Gewicht zu halten. Was wirklich dran ist an dieser umstrittenen Theorie, versuchen zahlreiche Forscher bereits seit Jahren herauszufinden. Und in der Tat haben viele Studien inzwischen zeigen können, dass Menschen zum Beispiel nicht im errechneten Ausmaß zunahmen, obwohl sie extrem hohe Kalorienmengen verzehrten. Und auch im Falle von Diäten versucht der Körper, seinen »Idealzustand« wiederherzustellen.

Ähnlich verhält es sich beim extremen Fitnesstraining. Natürlich können Muskeln aufgebaut werden – aber der Traumkörper kann nur durch permanentes intensives Training bewahrt werden – ein Leben lang, lebenslang, lebenslänglich. Denn sonst wird aus dem Sixpack schnell eine Plauze – und die Muskeln verwandeln sich in Fett. Da wäre man dann doch manchmal wieder lieber der Hänfling von zuvor.

Worauf ich hinauswill: Es ist mir wichtig, dass meine Patienten – und auch Sie als meine Leser – sich bewusst machen, dass eben doch nicht alles möglich ist. Innerhalb einer Psychotherapie fällt das in den Bereich »Psychoedukation«. Es geht darum zu begreifen, dass 1. nicht alles möglich ist, dass 2. ein schlankerer Körper nicht unbedingt glücklicher macht und dass 3. der schönere Körper nicht unbedingt der gesündere ist. Forscher aus Dänemark haben unlängst zeigen können, dass derzeit Menschen mit einem BMI von 27 die höchste Lebenserwartung haben. Da spielen natürlich viele Faktoren mit rein, und wir sollten nun nicht um jeden Preis versuchen, uns die vielleicht fehlenden zwanzig Kilo noch anzufuttern – aber was hier mehr als deutlich wird: Bei 17,5 liegt der ideale BMI nicht.

Ein realistischeres Körperbild

Mit meinen Patienten ist es nun an dieser Stelle mein Ziel, ihnen wieder ein realistisches Körperbild zu vermitteln – denn leider haben sie meist völlig den Bezug zur Wirklichkeit verloren. So gibt es eine Seilübung, bei der Betroffene den Umfang ihrer Taille anhand eines Seils schätzen müssen. Vorher sollen sie das Ganze schon einmal mit einem Stuhl ausprobieren, damit sie sehen, dass sie gar nicht so schlecht im Schätzen sind. Wenn es aber um den eigenen Umfang geht, liegen meine Patienten deutlich daneben. Sie halten sich für wesentlich dicker als sie sind. Verrückt, nicht wahr?

Ich denke, an diesem Punkt muss ich mit Ihnen nicht ansetzen, so verschoben ist Ihr Körperbild vermutlich noch nicht – Sie können es aber ruhig mal ausprobieren. Darüber hinaus werden vielleicht ein paar weitere Überlegungen Ihnen weiterhelfen, wenn Sie sich bei der Lektüre dieses Kapitels in Ihrem Drang nach Perfektion ertappt gefühlt haben.

Beginnen wir doch einfach mit einer leichten Übung zur Steigerung des Selbstwerts. Denn gerade ein geringes Selbstwertgefühl kann, wie Sie inzwischen wissen, dafür sorgen, dass Sie sich dem Perfektionsdruck schneller unterwerfen.
Fragen Sie sich also einfach einmal:

> Was mag ich an meinem Körper?
> Was habe ich bisher in meinem Leben erreicht/worauf bin ich stolz?
> Was kann ich richtig gut?

Wichtig dabei: Werten Sie nichts ab. Das Wort »aber« gibt es bei dieser Übung nicht. Es geht nur um die positiven Aspekte.

Genauso hilfreich kann es sein, falsche Denkmuster zu entlarven – ich habe oben einige davon vorgestellt, zum Beispiel »Alle starren mich an, weil ich so fett und hässlich aussehe«. Dabei bringt es natürlich nicht viel, sich zu sagen: »Nein, das stimmt nicht. Du bist nicht fett und hässlich.« Dass so etwas nicht wirklich wirkt, haben wir alle, wenn vielleicht auch in anderen Situationen, schon einmal am eigenen Leib erfahren. Deshalb müssen wir noch einen Schritt weiter gehen, auch wenn das etwas mehr Zeit erfordert. Probieren Sie Folgendes doch mal aus: Nehmen Sie sich zwei leere Blätter. Auf ein Blatt schreiben Sie alles, was dafür spricht, dass Sie tatsächlich fett und hässlich sind. Seien Sie dabei bitte auch objektiv und stellen Sie sich vor, ein Anwalt müsste entscheiden, ob Ihre »Beweise« auch tatsächlich »Beweise« sind. Lassen Sie sich ruhig Zeit. Danach nehmen Sie das zweite Blatt. Hier überlegen Sie sich objektiv »Gegenbeweise«, also was gegen Ihre Hypothese von oben spricht. Diese Seite zu füllen ist erfahrungsgemäß weniger einfach, und Sie müssen sich schon ein bisschen anstrengen – aber dadurch bleibt auch viel mehr hängen. Vielleicht haben Sie auch eine gute Freundin oder einen guten Freund,

Ein realistischeres Körperbild

den Sie in die »Beweisführung« miteinbeziehen können. Ziel der Übung ist nicht, die Pros völlig auszuschalten, sondern einen »fairen Blick« auf sich selbst zu bekommen.

Diese Übung können Sie bei ganz vielen Denkmustern anwenden:

»Wenn ich heute nicht zum Training gehe, sehe ich morgen aus wie ein Hefekloß.«

»Ich muss vor dem Urlaub unbedingt noch drei Kilo abnehmen, sonst lachen mich am Pool alle aus.«

»Ohne Haargel kann ich das Haus nicht verlassen.«

Doch es gibt noch ganz andere Tricks. Eine nicht wertende, annehmende Haltung, wie sie häufig im Zen-Buddhismus und in der Mediation praktiziert wird, hält seit einiger Zeit auch Einzug in die Psychotherapie – und das mit großem Erfolg und sehr guten wissenschaftlich nachgewiesenen Effekten. Sie kennen das Ganze bestimmt schon unter dem Begriff der »Achtsamkeit«. Am schönsten verdeutlicht dieses Prinzip vielleicht die folgende häufig verwendete Parabel:

Einige Schüler fragen ihren Zen-Meister, warum er so zufrieden und glücklich ist. Der Zen-Meister antwortet: »Wenn ich stehe, dann stehe ich, wenn ich gehe, dann gehe ich, wenn ich sitze, dann sitze ich, wenn ich esse, dann esse ich, wenn ich liebe, dann liebe ich …« Seine Schüler antworten: »Aber das tun wir doch auch, was machst du darüber hinaus?« Der Meister erwidert: »Wenn ich stehe, dann stehe ich, wenn ich gehe, dann gehe ich …« Wieder sagen seine Schüler: »Aber das tun wir doch auch, Meister!« Der Meister aber gibt zurück: »Nein – wenn ihr sitzt, dann steht ihr schon, wenn ihr steht, dann lauft ihr schon, wenn ihr lauft, dann seid ihr schon am Ziel.«

Spieglein, Spieglein an der Wand ... – Körperkult und Körperwahnsinn

Und genau darum geht es bei der Achtsamkeit: Ganz anders, als wir es in unserer Leistungsgesellschaft immer lernen, nämlich dass Multitasking und hohe Effizienz das eigentliche Ziel sind, vertritt eine achtsame Haltung genau das Gegenteil. Das Ziel von Achtsamkeitsübungen ist, zu lernen, ganz im Hier und Jetzt zu sein und eine Situation, ein Gefühl oder Gedanken nicht unbedingt bewerten zu müssen. Das ist nämlich das Hauptproblem im Hinblick auf unser Streben nach Perfektion: Dauernd ist es uns wichtig, was die anderen wohl über uns denken mögen, welche Auswirkungen unser Handeln hat.

Ziehen wir uns stattdessen doch einfach mal in uns selbst zurück und lassen wir unsere Gefühle für einen Moment – sagen wir für zwei Minuten (stellen Sie sich ruhig einen Wecker!) – einfach zu, ohne dauernd zu bewerten, ohne uns ständig zu fragen: Ist das nun richtig oder falsch? Wer sich nicht bewertet, bewertet auch nicht falsch. Kennen Sie zum Beispiel nervige Gedanken, die Sie immer wieder belästigen? Die einfach nicht hilfreich oder gar sinnvoll sind? Zum Beispiel, wenn etwas nicht klappt: »Immer passiert mir so etwas.« Ein nicht wirklich hilfreicher Gedanke, oder? Wie wäre es, wenn Sie nun versuchen, den Gedanken einfach da sein zu lassen und als das zu sehen, was er eigentlich ist: aneinandergereihte Buchstaben. Nicht mehr und nicht weniger. Erst Ihre Bewertung macht den Gedanken so schrecklich, so unangenehm, so nervig. Beobachten Sie einen Moment lang Ihre Gedanken, und wahrscheinlich wird ein neuer Gedanke auftauchen (vielleicht sogar: »So eine blöde Übung.«). Versuchen Sie auch, diesen Gedanken nicht zu bewerten, sondern einfach da sein zu lassen. Irgendwann wird es viel leichter, den Gedanken loszulassen – aber diese Art des Denkens ist Übungssache und braucht ein bisschen Training. Es lohnt sich, das achtsame Wahrnehmen von inneren Prozessen, wie zum Beispiel Gedanken, in wenig belastenden Situationen zu üben, denn dann gelingt es Ih-

nen vermutlich auch immer besser, in Belastungssituationen achtsam zu bleiben. Manchmal jedoch reicht es schon, wenn man Dinge einfach mal ausprobiert, sich selbst ein bisschen herausfordert. Das ist im Grunde der Markenkern der Verhaltenstherapie: Nicht nur reden, nicht nur überlegen – handeln!
Gehen Sie doch mal ungeschminkt oder ohne Gel in den Haaren zum Bäcker.
Lassen Sie sich durch die Haare wuscheln, ohne diese gleich wieder richten zu müssen.
Essen Sie mal ungesund.
Lassen Sie das Training mal eine Woche ausfallen.
Den anderen wird es vermutlich nicht einmal auffallen. Und Sie werden dadurch kein schlechterer Mensch, sondern eher ein glücklicherer. Denn wenn Glücksstudien eines gezeigt haben, dann Folgendes: Nicht die Perfektion zu erreichen macht wirklich glücklich, sondern vielmehr zu wissen: Ich bin nicht perfekt. Und das ist eigentlich ganz okay so.

Blick hinter die Kulissen
Wie läuft eine Therapie ab?

Der erste Besuch beim Psychotherapeuten steht an – und die Aufregung ist groß. Wie wird das Ganze ablaufen?

Zunächst zu den harten Fakten: Eine Sitzung dauert 50 Minuten – und für diese erste Sitzung muss die Krankenkasse von Ihnen nicht informiert werden. Es ist auch keine Überweisung durch den Hausarzt oder Ähnliches nötig. Seit April 2018 ist das Aufsuchen einer psychotherapeutischen Sprechstunde zwingend notwendig, um überhaupt eine Psychotherapie beginnen zu können. Erst danach beginnt die sogenannte Probatorik, also die anfänglichen Probesitzungen vor dem Beginn einer Psychotherapie. Diese können entweder bei demselben Behandler stattfinden oder auch bei einem Kollegen. Hier geht es um ein erstes Kennenlernen und um ein Einordnen der Symptomatik. Zunächst berichtet der Patient von seinen Problemen. Wann haben sie genau angefangen? Wie machen sie sich bemerkbar? Welche Wünsche oder Ziele bringt der Patient mit? Hat er bereits psychotherapeutische oder psychiatrische Vorerfahrungen? Bei diesen Fragen geht es für den Therapeuten vor allem darum, sich ein umfassendes Bild vom Patienten zu machen.

In den folgenden Probatorikstunden geht es für den Therapeuten darum, die Biografie des Patienten zu erheben, Fragebögen zur Diagnostik auszufüllen und eine Diagnose zu stellen sowie Therapieziele zu erarbeiten. Darüber hinaus wird gemeinsam mit dem Patienten ein Therapieplan ausgearbeitet. Es wird entschieden, ob eine Kurzzeittherapie ausreicht oder eine Langzeittherapie notwendig ist. Häufig wird ein Therapievertrag unterzeichnet, in dem inhaltliche oder formale Dinge festgehalten werden. Dabei geht jeder Therapeut etwas anders vor, und auch von Patient zu Patient können Inhalte des Therapievertrages voneinander abweichen. Häufig stehen zum Beispiel Regelungen zum Nichterscheinen des Patienten oder auch zur Suizidalität (zum Beispiel »Kein Suizidversuch während der Therapie«) im Therapievertrag.

Dieser soll also keine Gängelung vonseiten des Therapeuten sein, sondern eine erste therapeutische Unterstützungsmöglichkeit, um ambulante Therapie überhaupt erst möglich machen zu können.

Im Rahmen der Sprechstunde und Probatorik prüft der Therapeut auch, ob eine Therapie überhaupt sinnvoll ist. Das ist nämlich in der Tat nicht immer der Fall. So zum Beispiel bei einer

56-jährigen Frau, die vor einiger Zeit zu mir kam. Sie erzählte mir, ihr Mann sei mit einer anderen durchgebrannt, und sie lebe jetzt erst so richtig auf. Nun sei es an der Zeit, mal etwas für sich zu tun. Eine Freundin von ihr war bei einer Kollegin in Therapie und hatte ihr ebenfalls zu einem Besuch geraten. Doch man darf nicht vergessen, dass Psychotherapie kein Wellness-Angebot, sondern eine Leistung der Krankenkasse ist, die das Ziel hat, Leiden zu lindern und die psychische Gesundheit wiederherzustellen. Da die Frau glücklicherweise keinerlei psychische Einschränkungen empfand (im Gegenteil), war natürlich auch keine Psychotherapie notwendig. (Mehr zum Thema am Ende von Kapitel 8.) Im klinischen Alltag sind solche Fälle allerdings eher selten.

Außerdem muss der Patient im Laufe der Probatorik einen Konsiliarbericht von seinem Arzt ausstellen lassen, um körperliche Ursachen – zum Beispiel Abweichungen der Schilddrüsenwerte, welche zu ähnlichen Symptomen wie eine Depression führen können – für die Symptomatik auszuschließen.

Spätestens nach Ablauf der probatorischen Sitzungen wird der Antrag auf Psychotherapie durch den Therapeuten gestellt und – unter Datenschutz, also ohne Nennung des Namens – an die Krankenkasse geschickt. Ein Gutachter beurteilt dann als unabhängiger Dritter, ob eine Psychotherapie angezeigt ist, und gibt der Kasse eine Empfehlung, wie viele Stunden bewilligt werden sollen.

Wird die Psychotherapie genehmigt – das dauert in der Regel einige Wochen –, kann es losgehen. Das heißt allerdings nicht, dass der Patient nun endlich jemanden zum Zuhören gefunden hat, der sich leise nickend 50 Minuten lang anhört, was ihm so durch den Kopf geht. Jede Therapieform hat therapeutische Strategien, die auch zum Einsatz kommen sollten. Das erfordert immer – mal mehr, mal weniger – den aktiven Einsatz des Patienten. Für Menschen, die im Grunde einfach jemanden brauchen, der ihnen nur zuhört, gibt es andere Angebote. Dazu später mehr.

6
Erwachsen werde ich später – Vom Aufschieben der Entwicklungsaufgaben

Fühlen Sie sich erwachsen? Oder fragen wir einmal anders: Was stellen Sie sich eigentlich unter dem Erwachsensein vor? Vielleicht sind Sie ja Jurist, dann können Sie es sich leicht machen. Erwachsen, im Sinne von »volljährig«, bin ich, sobald ich das 18. Lebensjahr vollendet habe. Strafrechtlich gelte ich dann noch eine Weile als »Heranwachsender«, bevor ich mit dem 21. Geburtstag wirklich voll und ganz erwachsen bin.

Doch um solche Formalien geht es hier nicht, sondern vielmehr um die Frage: Welche Aufgaben in der eigenen Entwicklung muss man Ihrer Meinung nach erfüllt haben, um von sich behaupten zu können, erwachsen zu sein? Nehmen Sie sich am besten einfach fünf Minuten Zeit und überlegen Sie sich, was für Sie, ganz persönlich, zum Erwachsensein dazugehört.

Nun gut, dann werfen wir doch einmal gemeinsam einen Blick auf das Ergebnis Ihres Brainstormings.

Vermutlich steht auf dieser Liste, dass man sich als Erwachsener für einen sinnvollen Beruf entschieden haben sollte. Sesshaft sollte man möglicherweise auch geworden sein. Vielleicht machen Sie auch das Führen einer festen Beziehung zu einem Entscheidungskriterium. Oder wird man für Sie womöglich erst richtig erwachsen, wenn man sich eine Generation »hochgelevelt« hat, indem man selbst Kinder in die Welt gesetzt hat, für die man Verantwortung übernehmen muss?

Tatsächlich sind das die Kriterien, die vermutlich den meisten Menschen in den Kopf kommen, sobald es um die Frage nach dem Erwachsensein geht – und es überrascht nicht wirklich. Schließlich sind das die Insignien der Generation X, der heute etwa 50-Jährigen. Der erste Job ist unbefristet und Vollzeit, mit zwanzig wird geheiratet, es kommt (geplant oder ungeplant) das erste Kind, ein Haus wird gebaut, noch mehr Kinder folgen. Und all das, bevor das dreißigste Lebensjahr erreicht wird.

Erwachsen werden – aber wie?

Wie anders sieht es da heute bei den 30-Jährigen aus – meiner Generation, der Generation Y. Wer heute mit dreißig beruflich Fuß gefasst hat, kann sich glücklich schätzen. Viele von uns hangeln sich noch immer von Zeitvertrag zu Zeitvertrag und denken darüber nach, sich vielleicht noch einmal »völlig neu zu orientieren«. Örtlich fühlen wir uns auch nur selten wirklich gebunden – Auslandssemester, Studium, Job-Hopping haben das verhindert. Das noch immer vollständig eingerichtete Kinderzimmer im Elternhaus ist dabei die greifbare Manifestation der Tatsache, dass die elterliche Wohnung weiterhin das *eigentliche* Zuhause bleibt. Mit der Liebe sieht es ähnlich aus (mehr dazu in Kapitel 7). Und wer vor seinem dreißigsten Lebensjahr Kinder bekommt, ist selbst schuld. Zumindest in Akademikerkreisen hat das inzwischen fast etwas Anrüchiges. Wer kann denn nur so dumm sein und sich die besten Jahres seines Lebens versauen, indem er sich so früh ein Kind ans Bein kettet?

Erwachsen werden – aber wie?

Doch bevor wir uns in Klischees verlieren, werfen wir doch lieber kurz einen Blick darauf, was die Psychologie über das Erwachsenwerden zu sagen hat. Den Versuch, das Leben in einzelne Stadien einzuteilen, gibt es dabei schon lange – seien es nun die Sieben-Jahres-Zyklen des athenischen Staatsmanns und Lyrikers Solon, die Einteilung in Jugend, mittleres Lebensalter und Alter durch Platon und auch Aristoteles oder die sieben Lebensalter von Ptolemaeus. All diesen Überlegungen ist jedoch eines gemein: Sie sind rein theoretischer Natur.

Die moderne Psychologie geht bei ihrer Beschreibung der Entwicklungsaufgaben anders vor. Auf Grundlage fundierten Datenmaterials versucht sie herauszufinden, welche Aufgaben in welcher Lebensphase bewältigt werden müssen. Natürlich blendet auch die Psychologie theoretische Überlegungen und Hintergründe nicht aus, doch es geht immer auch darum, zu überprüfen, ob sich diese Überlegungen tatsächlich in der Realität, der Empirie, widerspiegeln.

Entsprechende Modelle wurden im Laufe des 20. Jahrhunderts unter anderem von Robert James Havighurst, Jean Piaget oder Erik H. Erikson entwickelt. Die Krux dabei springt ins Auge. Was der Philosoph Søren Kierkegaard über das Leben allgemein feststellte, gilt im Speziellen auch für die Psychologie: Es muss nach vorne gelebt werden, wird aber nur rückwärts verstanden. Das heißt, alle Modelle, auf die wir uns als Psychologen stützen, basieren – logischerweise – auf Datenmaterial aus der Vergangenheit. Die Dinge haben sich in der Regel in der Zwischenzeit geändert, manchmal mehr, manchmal weniger. Entsprechend ist es mir wichtig, darauf hinzuweisen, dass es bei all den Überlegungen in diesem Kapitel – und generell in diesem Buch – nicht darum geht, Ihnen zu sagen, wie Ihr Leben auszusehen hat, sondern wertungsfrei zu beschreiben, was empirisch und auf Grundlage psychologischer Theorien die Norm wäre beziehungsweise was in der Vergangenheit die Norm gewesen ist. Genauso normal ist es, davon abzuweichen.

Lebenslanges Lernen

Sehen wir uns doch einmal die Entwicklungsaufgaben, wie sie von Erik H. Erikson beschrieben wurden, etwas genauer an. Ich persönlich finde diese, besonders für dieses Kapitel, am griffigsten, da es bei Erikson nicht darum geht, eine Richtlinie so extrem wie möglich umzusetzen, sondern vielmehr eine Balance zwischen unterschiedlichen Aspekten zu finden. Etwas esoterisch ausgedrückt geht es für ihn im Leben darum, seine »innere Mitte« zu finden.

Der Psychoanalytiker Erikson bezieht sich in seinem Buch *Identität und Lebenszyklus* von 1966 – inzwischen finden sich seine Theorien in jedem Standardlehrbuch für Entwicklungspsychologie – zudem nicht nur auf den Übergang ins Erwachsenenleben, sondern auf die komplette Lebensspanne, und beschreibt die Bewältigung von Entwicklungsaufgaben allgemein als eine Auseinandersetzung mit widerstreitenden Erfahrungen. Dazu gehört zum Beispiel, dass ein Kind im ersten Lebensjahr darauf vertrauen lernt, dass es von seiner Mutter versorgt wird. Gleichzeitig muss es aber auch begreifen, dass die Mutter nicht ständig anwesend ist. Weiter geht es in den folgenden Jahren mit der Entwicklung eines Bewusstseins dafür, was man alles erreichen kann, und dem Erlernen des Umgangs mit Rückschlägen und Niederlagen.

Wie kann so etwas konkret aussehen? Schauen wir uns das doch einmal an einem Beispiel genauer an:

Lisa hat als Baby die Erfahrung gemacht, dass ihre Mutter ihre Bedürfnisse nach Nähe, nach Nahrung, nach Wärme erfüllt – sie hat ein stabiles Vertrauen in ihre Umwelt entwickelt. Mit der Zeit lernt sie, dass sie nicht der Mittelpunkt der Welt ist, weil ihre Eltern eben doch nicht immer und jederzeit für sie da sein können. Lisa lernt zurückzustehen. Das erleichtert ihr in den Folgejahren, voll Vertrauen in die eigenen Fähigkeiten Herausforderungen anzunehmen und sich auszuprobieren. Sie treibt Sport, malt, spielt vielleicht sogar

Lebenslanges Lernen

ein Instrument – doch sie entwickelt gleichzeitig die Fähigkeit zu akzeptieren, wenn es eben einmal nicht so ganz perfekt läuft. Die Bewältigung solcher »Krisen«, also einer Schwellensituation, in der neue psychologische Fertigkeiten gelernt werden sollen, ist nicht unbedingt die Voraussetzung, aber enorm hilfreich für die Auseinandersetzung mit den darauffolgenden Entwicklungsaufgaben. Die gesammelten Erfahrungen werden gebraucht, um Entwicklungskrisen auf höheren Altersstufen bewältigen zu können. Das kann man sich ähnlich vorstellen wie das Erlernen einer Sprache. Man fängt mit den ersten einfachen Wörtern an, später kommt dann die Grammatik hinzu, und irgendwann fügt sich alles ineinander, und man kann im besten Fall fließend sprechen. Wenn Sie das Vokabellernen oder die Grammatik aber vernachlässigen, dann wird sich nie so ein wirklich rundes Gesamtbild ergeben – das heißt aber nicht, dass Sie sich nicht doch irgendwie durchmogeln können.

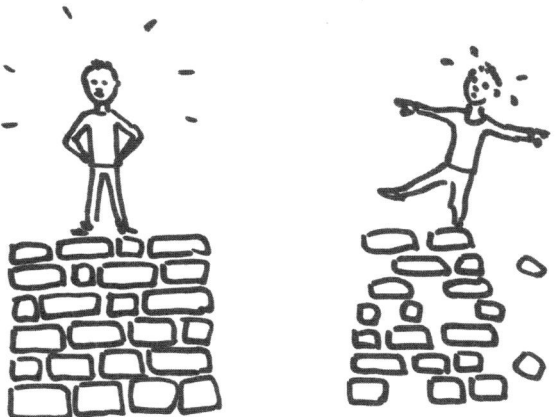

In der Jugend folgt nach Eriksons Modell, das ich Ihnen bereits vorgestellt habe, die Suche nach einer stabilen Identität. Wer bin ich? Was will ich eigentlich? Welche politische Überzeugung habe ich? Wofür trete ich ein und wofür nicht? Während der frühen Kindheit werden die Werte und Regeln der Ursprungsfamilie einfach übernommen. In der Pubertät öffnet sich zum ersten Mal der Blick auf die Möglichkeit, dass es auch anders sein könnte. Je mehr positive Erfahrungen der Jugendliche vorher gemacht hat, desto leichter fällt es ihm, seine eigene Identität zu finden. Lisa hat als Kind möglicherweise festgestellt, dass sie schneller und kräftiger als andere ist, deshalb ist es für sie fast eine Selbstverständlichkeit, in ein Leichtathletikteam einzutreten – gemeinsam mit den anderen in der Trainingsgruppe baut sie ihre Fähigkeiten aus und entwickelt idealerweise ein stabiles Selbstwertgefühl als »gute Sportlerin«.

Im frühen Erwachsenenalter geht es dann darum, sich auf eine tragfeste Partnerschaft, auf Intimität einzulassen, sich einem Gegenüber zu öffnen – sich gleichzeitig aber nicht mit seinem Partner von der Welt zu isolieren, sondern auch hier ein gesundes Mittelmaß herzustellen. Für Lisa heißt das, dass sie Martin, den sie mit 18 Jahren kennenlernt und mit dem sie möglicherweise den Rest ihres Lebens verbringen wird, nicht als den strahlenden Prinzen betrachtet, der sie aus ihrer Einsamkeit erretten wird, und auch nicht als neuen Daseinszweck, sondern »nur« als wertvolle Ergänzung für ihr Leben.

Was jetzt kommt, kann sich jeder denken. Es beginnt die Zeit der Familiengründung, die Zeit des Erziehens der nächsten Generation. Erikson spricht hier von der »Generativität«. Doch keine Sorge! Für Lisa heißt das nun nicht unbedingt, dass sie jetzt gleich Mutter wird, damit wartet sie noch ein paar Jahre – stattdessen übernimmt sie in ihrem Verein eine Trainingsgruppe, um ihr Wissen an den Leichtathletiknachwuchs weiterzugeben.

Doch damit sind die Entwicklungsaufgaben, die das Leben so zu bieten hat, noch längst nicht abgeschlossen. Auch im Alter warten weitere Herausforderungen auf uns, nämlich ganz konkret die Akzeptanz der Einmaligkeit und Endlichkeit des eigenen Lebenszyklus' – mit all seinen positiven und negativen Aspekten.

Dass einem das leichterfällt, wenn man wie Lisa bereits die anderen Entwicklungsaufgaben erfolgreich bewältigt hat, ist im Grunde eine Selbstverständlichkeit. Gelingt die Bewältigung dieser letzten großen Aufgabe nicht, sind Enttäuschung und Unzufriedenheit über das eigene Leben die Folge. Kleine Hilfen für die letzte große Entwicklungsaufgabe im Leben gibt es ganz am Ende dieses Buches.

Nun, schön und gut. Da haben wir es schwarz auf weiß: Das sind die Prüfungen des Lebens – und wer sie nicht besteht, ist gescheitert, durchgefallen? Keineswegs!

Eine neue Perspektive

Erinnern wir uns an das, was ich weiter oben über Entwicklungsaufgaben geschrieben habe: Es handelt sich hier um Konstrukte, die auf die Vergangenheit Bezug nehmen. Die Gegenwart dagegen ist geprägt von einem Phänomen, das Sie vermutlich als »40 ist das neue 30« kennen – wir Psychologen sprechen von der »Emerging Adulthood«, einer neuen Entwicklungsphase irgendwo zwischen Jugend und Erwachsenendasein, die sicherlich zum Teil auch der Tatsache geschuldet ist, dass wir in der Regel länger leben als früher. Gehen wir also die Sache doch ein bisschen freier an und überlegen wir uns, welche einschneidenden Veränderungen sich in den letzten Jahren und Jahrzehnten im Hinblick auf den Standard-Lebenslauf ergeben haben, vor allem hinsichtlich der drei Aufgaben, die mit Erikson den Eintritt ins Erwachsenenleben markieren: den Aufbau einer stabilen Identität, die Bereitschaft, sich auf Beziehungen einzulassen, und die Sorge um die nächste Generation.

Schon ein erster Blick zeigt: Seine Entwicklungsaufgaben heutzutage zügig zu bewältigen ist bedeutend schwerer geworden, als es in vergangenen Zeiten war. Jugendliche werden zwar immer früher geschlechtsreif, gleichzeitig zieht sich aber die Ausbildung viel länger hin. Darüber hinaus sind die Wege, die Jugendliche einschlagen können, durchaus nicht mehr so klar gezeichnet, wie es noch vor einigen Jahren und Jahrzehnten der Fall war. Die Möglichkeiten haben sich vervielfacht, und das macht es nicht wirklich einfacher, sich für einen Weg zu entscheiden. Erinnern Sie sich an das Marmeladenexperiment aus Kapitel 1? Wer die Wahl hat, hat die Qual – und entscheidet sich im Zweifel gar nicht mehr. Für Lisa bedeutet das ganz konkret: Wenn sie mit zu vielen Angeboten – Sport, Musik, Sprachen, Zeichenkurs – zugeschüttet wird, ohne sich Zeit zu nehmen für das, was ihr wirklich Spaß macht, dann wird es ihr immer schwerer fallen, überhaupt zu realisieren, was ihr wirklich liegt.

Ähnlich verhält es sich mit dem Aspekt der Intimität. In der Generation meiner Eltern wurde in der Regel noch, wie man es damals scherzhaft nannte, über den Misthaufen hinweg geheiratet. Doch wer ist denn heutzutage noch mit seiner Kindergartenliebe zusammen? Mal ehrlich, Sie waren bei meinem Beispiel doch schon ein bisschen überrascht, dass Lisa ihren Traummann tatsächlich schon mit 18 gefunden haben soll, oder? Wer weiß denn heutzutage, wann er seinen Lieblingsmenschen findet, und ob überhaupt!

Dass man sich mit dem Nachwuchs mehr Zeit lässt, wird durch diese Gegebenheiten selbstverständlich. Vor allem wenn man wie Gianna Nannini noch mit 54 Jahren ein Kind in die Welt setzen kann. Damit die Arbeitskraft bis ins Rentenalter ungestört erhalten bleibt, bieten manche Arbeitgeber inzwischen die traumhafte Möglichkeit, Eizellen einfrieren zu lassen. Aber das ist ein anderes Thema ... Ein Zeichen des Erwachsenwerdens sind Kinder bei 60-jährigen Eltern auf jeden Fall nicht mehr!

Und damit sind wir wieder ganz am Anfang angekommen. So richtig klar ist uns nämlich immer noch nicht, was denn heutzutage

Eine neue Perspektive

unter »Erwachsensein« zu verstehen ist. Und stellt sich da nicht vielleicht sogar die Frage: Müssen wir es überhaupt wissen? Was haben wir denn von den vermeintlichen Insignien des Erwachsenendaseins außer Stress und Ärger? Ist das nicht sowieso eher ein volkswirtschaftliches Problem – und kann uns deshalb relativ egal sein?

Ganz so einfach ist es leider nicht, denn obwohl der Leidensdruck natürlich nicht so offensichtlich ist wie bei Panikattacken oder Essstörungen, leiden überraschend viele junge Menschen darunter, dass es ihnen nicht gelingt, die anstehenden Entwicklungsaufgaben zu erfüllen. So zum Beispiel auch ein junger Mann, der zu mir in Behandlung kam.

Er suchte mich wegen Depressionen auf, schnell wurde jedoch klar, dass ihn ganz konkrete Dinge bedrückten. Nach dem Abschluss seines Physikstudiums hatte der gut aussehende junge Mann beschlossen, erst einmal gar nichts zu machen, und sich in sein Jugendzimmer im elterlichen Wohnhaus zurückgezogen. Hobbys hatte der Mann genug – allerdings dienten die ihm vor allem zur Ablenkung vom realen Leben. Eine Freundin hatte er nie gehabt. Eine wesentliche Voraussetzung für eine Beziehung war für ihn nämlich beruflicher Erfolg – aber der würde sich für ihn als Arbeitslosen natürlich nicht allzu schnell einstellen. Dabei war es auf lange Frist gesehen sein sehnlichster Wunsch, einen Job zu finden, der ihn ausfüllte, und eine Partnerin, mit der er Kinder bekommen und den Rest seines Lebens verbringen konnte. Im Grunde ein typischer Prokrastinierer also, doch hier ging es nicht etwa um das Aufschieben einer unangenehmen Erledigung, hier ging es um ganze Entwicklungsaufgaben. Und der Mann litt darunter – eben in Form von Depressionen.

Bei ihm zeichneten sich diese in erster Linie durch phasenweise gedrückte und manchmal sogar verzweifelte Stimmung aus, durch ausgeprägtes Grübeln und Theoretisieren. Ständig überlegte er hin und her: »Ich könnte ja …, aber dann wird vielleicht … passieren.«

Erwachsen werde ich später – Vom Aufschieben der Entwicklungsaufgaben

Und die Angst vor den möglichen Folgen hielt ihn schließlich vom eigentlichen Handeln ab. Wir Psychologen sprechen hier auch von »passiver Aktivität« – der junge Mann war nicht wirklich untätig, doch all sein Grübeln, sein Nachdenken führte letztendlich zu nichts. Dass es ihm bisher nicht gelungen war, wesentliche Entwicklungsaufgaben zu erfüllen, hieß nun jedoch nicht, dass ich ihn in unseren Sitzungen dabei unterstützte, möglichst schnell die Nächstbeste zu schwängern, um mit ihr eine Familie zu gründen. Nein, wesentlich für ihn war es, erste kleine Schritte aus der selbst gewählten Isolation zu machen und die Initiative – im Rahmen der sich ihm bietenden Möglichkeiten – zu ergreifen. Von der passiven Aktivität hin zur aktiven Aktivität sozusagen.

Für das Entwicklungsthema Identität bedeutet das, dass wir, auch wenn wir noch nicht 100-prozentig im Berufsleben angekommen sind, ab einem gewissen Punkt im Leben begriffen haben sollten, wer wir sind, was unsere Werte sind und wovon wir träumen – und auch auf eine Umsetzung hinarbeiten. Dass wir einen Platz im Freundes- und Bekanntenkreis gefunden haben, mit dem wir uns wohlfühlen, der zu uns passt.

In puncto Intimität heißt das nicht, dass wir die eine große Liebe gefunden haben müssen, aber dass wir die Bereitschaft und Reife dazu zeigen – und dass wir uns gleichzeitig so weit von unseren Eltern lösen, dass wir uns nicht von unserer Mutter die Wohnung putzen oder Geld zustecken lassen – oder am Ende gar mit 30 und einem Jahresgehalt von 35.000 Euro noch daheim im Jugendzimmer wohnen.

Und was die »nächste Generation« betrifft: Ich glaube, es ist bereits klar geworden, dass es eben nicht zwangsläufig darum geht, selbst Kinder in die Welt zu setzen. Es geht hier vielmehr um das »Erziehen der nächsten Generation«, die Weitergabe von Wissen und Werten, die genauso wie im Fall von Lisa in Vereinen oder im Umgang mit Verwandten möglich ist.

Eine neue Perspektive

Wenn es also um die Erfüllung von Entwicklungsaufgaben geht, dürfen nicht mehr die Maßstäbe der heutigen Eltern- und Großelterngeneration angelegt werden, die häufig nicht ganz freiwillig bestimmte Herausforderungen bewältigen mussten. Stattdessen geht es darum, die Entwicklungsaufgaben neu einzuordnen – unter den Tisch fallen lassen dürfen wir sie trotzdem nicht.

Und die meisten jungen Menschen verspüren tatsächlich auch den inneren Wunsch, genau die beschriebenen Entwicklungsaufgaben für sich zu lösen. Viele sagen: »Klar will ich mal Kinder haben«, oder: »Ich will beruflich was machen, was mir Spaß macht und mich langfristig erfüllt«. Ich kenne darüber hinaus kaum jemanden, der sich ausdrücklich wünscht, ein Nomadenleben zu führen. Das spricht doch für das Modell von Erikson – wir nehmen die Aufgaben einfach nur etwas später oder vielleicht auf etwas andere Art und Weise in Angriff.

Und das hat durchaus nicht nur Nachteile. Beziehungen werden nicht so überhastet wie in früheren Generationen »für immer« eingegangen. Wir prüfen genauer, an wen wir uns für die »Ewigkeit« binden wollen. Und was das Kinderkriegen betrifft: Ältere Mütter (und ich meine hier nicht Gianna Nannini) haben sich meiner Erfahrung nach bereits ausgelebt und sind im Alter deshalb häufig wesentlich entspannter.

Und doch: Damit wir uns auch wirklich aufraffen, ist es wichtig, dass wir uns angesichts der Vielzahl an Möglichkeiten, die uns das Leben heute bietet, eines bewusst machen: Nur weil wir uns nicht entscheiden, heißt das nicht, dass uns auch in Zukunft alle Möglichkeiten offen stehen. Irgendwann ist der Zug abgefahren, dann ist es zu spät, um Profifußballer zu werden oder fünf Kinder zu bekommen. Mit einem Studiengang entscheidet man sich gegen einen anderen. Und das kann zugleich auch eine unglaubliche Erleichterung sein – weil man eben nicht mehr alle Felder gleichzeitig beackern muss.

Die geschlossene Tür

Dennoch fällt es nicht immer leicht, solche Entscheidungen zu treffen. Die Phasen, die dem vorausgehen, sind häufig geprägt von einer Zeit des Zauderns und des Grübelns – und oft geht die Entscheidung einher mit Schmerz, schließlich müssen wir uns von einer Option in unserem Leben für immer verabschieden. Was in diesem Augenblick hilft, ist radikale Akzeptanz. Radikale Akzeptanz bedeutet nicht gutheißen, sondern akzeptieren, was nicht mehr zu verändern ist. Marsha Linehan, eine amerikanische Psychologin, hat den Begriff erstmals geprägt, und zwar eigentlich im Zusammenhang mit Missbrauchsopfern und anderen traumatisierten Patienten. Allerdings ergeben sich auch ganz ohne extreme Traumatisierungen immer wieder Situationen, die sich nicht verändern lassen, so sehr wir uns das auch wünschen würden.

Radikale Akzeptanz bezeichnet dann eine Änderung der inneren Haltung: »Ich werde nie Profifußballer werden.« – Das ist so. »Ich werde nie Kinder haben.« – Das ist so. Denn nur wenn es uns gelingt, den Schmerz zu akzeptieren, kann dieser verblassen und irgendwann vergehen – andernfalls verwandelt er sich in Leid, also in Schmerz, der nicht akzeptiert wurde und der niemals vergeht.

In diese Kerbe schlägt übrigens auch die aktuelle Imagekampagne des Zentralverbands des Deutschen Handwerks. Mit Postern wie »Ewig grübeln hat noch keinen weitergebracht« oder »Keine Panik, du bestimmst heute nicht den Rest deines Lebens« versucht der Verband jungen Menschen genau diese Angst vor der Entscheidung angesichts so vieler Möglichkeiten zu nehmen.

Gleichzeitig müssen wir unsere Vorstellungen vom Erwachsenenleben ganz grundsätzlich infrage stellen, denn nur weil sich Türen schließen, heißt das nicht, dass mit dem Erwachsenendasein ein Zustand des Stillstands erreicht würde – auch wenn wir

Die geschlossene Tür

oft und gerne davon sprechen, »endlich einmal ankommen« zu wollen. Denn selbst wenn man sich in manchen Dingen festlegt: Leben ist und bleibt Veränderung – im positiven wie im negativen Sinne. Stillstand würde Stagnation bedeuten. Um das zu vermeiden, stellt uns das Leben, auch im Erwachsenendasein, ständig vor neue Aufgaben. Ziel ist dabei, immer eine Balance zu finden. In sich selbst und auch im normalen Lebensalltag.

Probieren Sie doch folgendes Gedankenexperiment einfach einmal aus: Was würde passieren, wenn Sie alles erreicht hätten, die Tage immer gleich aussähen und sich nichts verändern würde? Worüber würden Sie dann nachdenken? Worüber sprechen? Wofür würden Sie Pläne machen? Es gäbe keine Kreativität mehr, keinen Fortschritt. Ich denke, wir wären der Sache schnell müde, lebensmüde. Denn das Leben besteht ja aus Unwägbarkeiten und Veränderung – aus Entwicklung letztendlich.

Und doch bedeutet dieses Annehmen der Herausforderung zur Entwicklung nicht, sich gleichzeitig von irgendwelchen Normen unter Druck setzen zu lassen. Es gibt nicht *den einen* Zeitpunkt, um zu heiraten, um Kinder zu bekommen (mehr dazu in Kapitel 8), um sesshaft zu werden. Außerdem haben wir ja bereits erkannt, dass sich uns die verschiedenen Entwicklungsaufgaben ganz unterschiedlich präsentieren können. Zugleich ist es wichtig, vor anstehenden Aufgaben nicht zurückzuschrecken, die Herausforderungen anzunehmen, sobald sich diese bieten, und sich vor dem Ruf des Lebens nicht zu verstecken. Beantworten Sie doch einmal nur für sich folgende Fragen:

> Stehen Sie schon seit Längerem vor einer wichtigen Lebensaufgabe und schaffen Sie es einfach nicht, sie zu bewältigen, obwohl es in Ihrer Macht stehen würde?
> Sind Sie häufig unglücklich oder unzufrieden, obwohl Sie objektiv viele Dinge im Leben haben, die Sie sich wünschen?

> Denken Sie manchmal über eine große Veränderung in Ihrem Leben nach, vermeiden eine solche aber, sobald sich die Gelegenheit bietet?

> Schieben Sie Gedanken an die Zukunft meist beiseite, weil sie Ihnen großes Unbehagen bereiten?

Wenn Sie selbst in Ihrem Inneren diesen Drang nach Veränderung, nach Entwicklung spüren, dann ist es Zeit, einen ersten Schritt zu tun. Beginnen Sie doch einfach mit dem, was Ihnen leichtfällt. Sie müssen sich nicht gleich auf Ihr vermeintliches »Problem« stürzen – manchmal kommt man an einer Stelle im Leben auch deshalb nicht weiter, weil man eine frühere Aufgabe nicht bewältigt hat. Wie bei einem Computerspiel, wo es einem nur möglich ist, ein Level durchzuspielen oder ein Rätsel zu lösen, wenn man vorher eine andere Quest geschafft hat.

Schritt um Schritt

Genauso erging es dem Physiker, von dem ich weiter oben erzählt habe. Entgegen seiner ursprünglichen Planung entschied er sich, nicht erst auf eine traumhafte Karriere bei CERN zu warten, bevor er nach einer geeigneten Partnerin Ausschau hielt, sondern machte sich aktiv auf die Suche. Er begann als ersten kleinen Schritt mit Blickkontakt, dann überlegte er sich, in welchen Umgebungen er Frauen treffen könnte, die ähnliche Interessen haben könnten wie er. Seine größte Leidenschaft war Musik, daher wählte er – ganz old school – einen Plattenladen und sprach dort immer wieder mal Frauen an. Auch wenn seine Bemühungen nicht gleich von Erfolg gekrönt waren, war allein die Bereitschaft doch eine ganz wesentliche Stufe auf der Entwicklungsleiter und gab ihm den Mut und das Selbstvertrauen, weitere Stufen zu nehmen. Und so geht es uns allen: Wenn wir es erst einmal geschafft haben, in einem Lebensbereich voranzukommen, kann das dem Selbstwertgefühl einen derartigen Schub geben, dass dies auch positive Entwicklungen in anderen Lebensbereichen nach sich zieht. Durch das Erreichen von Teilzielen verfolgt man also parallel Themen wie Ablösung und Identitätsbildung. Und das muss auf den ersten Blick gar nicht so offensichtlich zusammenhängen. So war eine Patientin von mir, Frau Schönwald, schon jahrelang mit einem Mann zusammen, bei dem sie sich im Grunde im Klaren darüber war, dass er nicht zu ihr passte. Allerdings hatte die 32-Jährige keine Ahnung, was sie ohne ihn machen sollte. Aus psychologischer Sicht kann man hier davon ausgehen, dass sie die Identitätsstufe noch nicht (vollständig) genommen hatte. Der Mann war zum Mittelpunkt ihres Daseins geworden, weil sie nicht wusste, was sie sonst ins Zentrum stellen sollte. Einem spontanen Impuls folgend ließ sie ihre langen blonden Haare, die ihre Mutter immer so toll gefunden hatte, einfach radikal abschneiden. Sie meinte, sie habe darauf schon immer Lust gehabt, habe sich aber nie getraut (die Reaktion der Mutter: »O Gott, wie kannst du *mir* (!) das antun«). Die Tatsache, dass es ihr gelungen war, ein Teilziel in ihrer persönlichen Entwicklung zu erreichen (nämlich sich die Freiheit zu nehmen, ihre Haare so zu verändern, wie sie es möchte), gab ihr den Mut, die nächste Stufe in ihrem Leben zu nehmen. Danach war es nur noch eine Frage der Zeit, bis sich Frau Schönwald von ihrem Freund trennte.

Dass es uns die äußeren Gegebenheiten bei der Erfüllung unserer Entwicklungsaufgaben nicht unbedingt leichter machen, will ich gar nicht leugnen. Die Zeiten von »Generation Praktikum« sind mit dem wirtschaftlichen Aufschwung in Deutschland zwar angeblich vorbei, dafür knirscht es an anderen Stellen im Getriebe. Wie kann es sein, dass in einer Welt, in der junge Menschen in erster Linie nach Individualität und Flexibilität streben (Shell-Jugend-Studie 2015), der Staat als Arbeitgeber unflexibel und nach Gutsherrenart agiert wie vor 50 Jahren und jungen Lehrern zwei Wochen vor Schuljahresbeginn erst Bescheid gibt, wohin es sie verschlagen wird? Oder ganz konkret mein Fall: Wie kann es sein, dass ein angehender Psychotherapeut trotz eines jahrelangen Psychologiestudiums über Monate hinweg als schlecht bezahlter Praktikant in der Psychiatrie arbeiten muss, bevor er ein Anrecht auf eine faire Eingruppierung bekommt? Und doch dürfen uns derartige Dinge nicht entmutigen – wagen wir doch stattdessen einmal eine Bestandsaufnahme. Wo sehen Sie sich in Ihrem Leben? Und in welchen Bereichen würden Sie sich gerne weiterentwickeln? Als Grundlage Ihrer Überlegungen können Sie folgendes Schaubild für eine Bestandsaufnahme nutzen. Beginnen Sie von innen nach außen und malen Sie die Tortenstücke so weit aus, wie es Ihrem Gefühl der Erfüllung in den jeweiligen Bereichen entspricht. Ein komplett ausgemaltes Tortenstück bedeutet also, dass Sie sich in diesem Bereich angekommen und in Balance fühlen. Ein relativ leeres Tortenstück hingegen bedeutet, dass Sie sich hier eine Weiterentwicklung oder Veränderung wünschen.

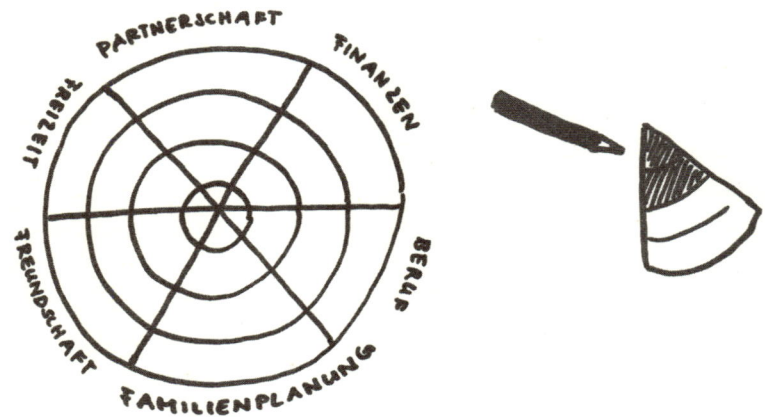

Und jetzt ist es Zeit zu handeln. Was könnten Sie tun, um einem ganz ausgefüllten Tortenstück etwas näher zu kommen? Dabei muss dieser Schritt wie gesagt im Grunde gar nicht so sehr mit Ihrem Ziel verbunden sein – manchmal reicht es schon, irgendwie aktiv zu werden. Ihr Credo: »Einfach machen.« Ob kleiner oder größerer Schritt, ist hier völlig gleichgültig.

Oft ist der größte Fehler ja das ganze Grübeln davor, das ewige Hin-und-her-Denken, während das Leben vorbeizieht. Dabei kann Handeln sich schwerer anfühlen, als es in Wirklichkeit ist. »Nicht weil es schwer ist, wagen wir es nicht, sondern weil wir es nicht wagen, ist es schwer.« Das wusste schon Seneca.

Blick hinter die Kulissen
Wenn eine Therapie scheitert ...

Trotz aller Bemühungen bei der Suche nach dem richtigen Therapeuten kann es immer wieder vorkommen, dass eine Therapie scheitert, wobei ich mit Scheitern in erster Linie nicht die Menschen meine, die gar nicht erst zum Therapietermin erscheinen, sondern den Fall, dass jemand auch nach Ende der Therapie noch unerwünschte Symptome zeigt.

So stellten die Psychologen Frank Jacobi, Stefan Uhmann und Jürgen Hoyer 2011 in einer Studie mit über 1700 Personen fest, dass sich auch nach Abschluss einer psychotherapeutischen Behandlung bei 11,2 Prozent der beobachteten Personen ein hochsymptomatischer Abschlusswert oder gar eine Verschlechterung des ursprünglichen Gesundheitszustands nachweisen ließ. Die Ursachen dafür sind unterschiedlicher Art. Ein sehr wichtiger Punkt ist die Sympathie zwischen Therapeuten und Patienten. Ich habe bereits in Kapitel 3 ausführlich darüber berichtet. Die Beziehung zwischen Therapeut und Patient ist für den Heilungsprozess von herausragender Bedeutung. Deshalb ist es für den Patienten auch überaus wichtig, die Probatorik sinnvoll zu nutzen und sich die Frage zu stellen, ob das Vertrauen zum Therapeuten wirklich groß genug ist, um diesem Menschen selbst die intimsten Details aus dem eigenen Leben anzuvertrauen. Falls das nicht der Fall ist, ist es sinnvoll, sich noch einmal nach einem anderen Therapeuten umzusehen. Auch auf die Gefahr hin, mich zu wiederholen: Ich weiß, dass die Suche nach einem Therapieplatz aktuell sehr schwierig ist. Aber was wäre die Alternative? Dass Sie einen Therapieplatz haben, der Ihnen nichts bringt, weil Sie sich mit Ihrem Therapeuten nicht verstehen?

Eine ebenso große Rolle im Hinblick auf das Scheitern einer Therapie ist die gewählte Therapieform. Wie in Kapitel 3 bereits vorgestellt, gibt es ganz unterschiedliche Ansätze – und für jede psychische Erkrankung liegen wissenschaftlich fundierte Leitlinien vor, in denen steht, welche Therapieformen wirksam sind und was kontraindiziert ist. Allerdings nähern sich die unterschiedlichen Therapieschulen in den letzten Jahrzehnten einander immer mehr an, das heißt, es gibt immer größere Überschneidungen bei den einzelnen Therapieformen. Bei Zwangserkrankungen wird in der Regel die Verhaltenstherapie empfohlen, während bei anderen (zum Beispiel Depressionen) sowohl Psychoanalyse, die tiefenpsychologische Psychotherapie oder Verhaltenstherapie angezeigt werden. Dennoch kann es sein, dass man von der angezeigten Therapieform etwas abrückt, wenn vielleicht bereits mehrere Therapien einer bestimmten Richtung nicht gefruchtet haben. In diesem Fall ist die gewählte Therapieform entweder nicht das Richtige für den betreffenden Menschen, oder eine ergänzende

Psychotherapie aus einem anderen Richtlinienverfahren könnte sinnvoll sein.

Ebenso wichtig ist die Änderungsmotivation. Bei manchen Menschen ist der Leidensdruck einfach noch nicht stark genug, und sie sind daher auch noch nicht bereit für eine Therapie. Vielleicht wurden sie von Freunden oder Verwandten bekniet, sich behandeln zu lassen – der Misserfolg ist damit schon fast vorprogrammiert (mehr dazu in Kapitel 11). Natürlich ist es auch Teil der Therapie, die Motivation für eine Verhaltensänderung zu steigern, dennoch ist es manchmal nicht sinnvoll, den Patienten immer wieder zum Weitermachen zu motivieren. Oft kann ein Aussetzen der Therapie hier wesentlich mehr bewirken. Viele dieser Patienten entscheiden sich zu einem späteren Zeitpunkt aus eigenem Antrieb und mit einer viel höheren Motivation, ihre Probleme in Angriff zu nehmen. Allerdings verfallen von der Krankenkasse bereits bewilligte Stunden in der Regel, wenn die Therapie nicht innerhalb von sechs Monaten fortgesetzt wird. In so einem Fall ist es sinnvoll, sich mit der Kasse in Verbindung zu setzen, um eventuell eine Ausnahmegenehmigung zu erhalten.

Studien haben übrigens aufzeigen können, dass Alter und Erfahrung des Psychotherapeuten in keinem signifikanten Zusammenhang mit dem Scheitern einer Therapie stehen – ein Aspekt, der natürlich gerade für junge Psychotherapeuten von herausragender Bedeutung ist. Und auch erfahrenen Therapeuten fällt es nicht immer leicht, mit Rückschlägen souverän umzugehen. Aus diesem Grund gibt es die Supervision. Jeder Psychologe, nicht nur der Berufsanfänger, hat bei Bedarf einen Supervisor, mit dem er den Fall unter Wahrung des Datenschutzes während oder nach der Therapie durchsprechen kann. Auf diese Art und Weise hat der Psychologe einen neutralen, objektiven Berater an seiner Seite, der mit seiner Expertise und seinem neuen Blickwinkel Rückmeldung gibt, was man eventuell hätte besser machen können, beziehungsweise bestätigt, dass man in dem einen oder anderen Fall einfach nichts tun kann. Psychotherapeuten haben täglich mit schwierigen Themen ihrer Patienten zu tun und sind daher hohen emotionalen Belastungen ausgesetzt. Deshalb hilft ein Supervisor gerade auch bei Suiziden von Patienten, die jedem Psychologen im Laufe seines langen Berufslebens mit an Sicherheit grenzender Wahrscheinlichkeit begegnen werden. Angeblich erlebt jeder Therapeut in seiner Laufbahn fünf bis sieben Suizide. Glücklicherweise ist mir das bisher erspart geblieben.

Doch auch wenn es nicht so weit kommt: Was tun, wenn eine Therapie scheitert? Das wird bei einer ambulanten Behandlung in der Regel schon einige Sitzungen vor dem Therapieende deutlich. Ganz wichtig ist es, zunächst offen mit dem Therapeuten zu sprechen. Nutzen Sie seine Expertise, um zu erfahren, welche Möglichkeiten sich Ihnen jetzt bieten. Wäre ein stationärer Aufenthalt oder eine Reha sinnvoll? Oder ist ein Verfahrenswechsel, zum Beispiel von Verhaltenstherapie zu Psychoanalyse, anzuraten? Vielleicht ist auch eine Intervalltherapie, also eine gezielte Pause zwischendurch, sinnvoll? Für den Fall, dass aus irgendwelchen Gründen der Therapeut nicht gefragt werden kann oder soll, haben Sie die Möglichkeit, zu einem Psychiater oder in die Sprechstunde eines anderen Psychotherapeuten zu gehen und sich beraten zu lassen.

7
Vom Suchen und Finden der Liebe – Partnerschaft & Co.

Wir haben im letzten Kapitel bereits einige Entwicklungsaufgaben kennengelernt, doch am meisten beschäftigt uns alle vermutlich das Suchen und Finden der Liebe. Schließlich ist Liebe einer der am höchsten bewerteten Begriffe in der westlichen Gesellschaft. Wer die Liebe gefunden hat, bei dem kann vermeintlich im Grunde nichts mehr schiefgehen, führt sie doch – in den Köpfen der meisten von uns – mehr als alles andere zu all dem, was uns in unserem Leben Glück verheißt.

Was das Ganze noch brisanter macht, ist die Tatsache, dass man Liebe – Achtung! Kalenderweisheit! – im Gegensatz zu vielen anderen glücklich machenden Dingen wie zum Beispiel einem Thermomix oder einem Porsche Cayenne Turbo nicht kaufen kann. Und gerade weil die Liebe damit etwas ist, was für manche so schwierig zu finden scheint wie ein vierblättriges Kleeblatt auf einer Sommerwiese, ist sie für die meisten von uns so ganz besonders wertvoll – eine Zuschreibung, die übrigens noch gar nicht so alt ist.

Vom Suchen und Finden der Liebe – Partnerschaft & Co.

I wanna know what love is ...

Zwar war die Liebe – damals noch die »Minne« – schon im Mittelalter ein vielbesungenes Gut, aber die Träume wagten sich nicht weiter vor als bis zum Fenster der angebeteten, in der Regel sozial deutlich höher stehenden Dame und deren Huldigung. Das Konzept der Liebesheirat mit ihrem »... und sie lebten glücklich und zufrieden bis ans Ende ihrer Tage« existiert erst seit dem 18. Jahrhundert. So erhob Jean-Jacques Rousseau erst 1761 in seiner *Julie* die Forderung, dass nicht Pflicht, sondern Neigung die Wahl des Ehepartners beeinflussen solle. Das beginnende Zeitalter der Romantik tat ein Übriges, um dieses Ideal zu verbreiten. Geheiratet wurde jedoch noch lange nach den Maßstäben der Vernunft und des finanziellen Vorteils.

Aber was ist denn eigentlich Liebe? Der österreichische Dichter Friedrich Halm formuliert es wunderschön und folgendermaßen:

Mein Herz, ich will dich fragen,
Was ist denn Liebe, sag? –
»Zwei Seelen und ein Gedanke,
Zwei Herzen und ein Schlag!«

Nicht ganz so romantisch ist eine neurobiologische Betrachtung der Liebe, die sich mit den biochemischen Veränderungen im Gehirn gerade zu Beginn der Verliebtheit beschäftigt. So sorgt zum Beispiel eine erhöhte Ausschüttung von Dopamin für ein außergewöhnliches Glücksgefühl – vermutlich soll dieser Überschwang dem Verliebten die Vorstellung von der Mammutaufgabe, Kinder aufzuziehen, in einem rosigeren Licht erscheinen lassen (mehr zum Thema Elternschaft in Kapitel 8). Gleichzeitig geht die erste Verliebtheit mit einem gesunkenen Serotoninspiegel einher, dem auch als »Glücksbotenstoff« bekannten Neurotransmitter. Interes-

I wanna know what love is ...

santerweise zeigen gerade auch Zwangserkrankte einen derartigen Serotoninmangel – was man wohl so deuten kann, dass Verliebte regelrecht auf das Objekt ihrer Verliebtheit fixiert sind – so wie Zwängler auf ihren Zwang. Wieder einmal ein großartiges Beispiel dafür, wie verrückt so etwas Normales wie Verliebtsein sein kann.

Besonders schön zeigt sich der Einfluss von Hormonen auf unser Gefühlsleben auch an einem Experiment, das erstmals in den 1970er-Jahren über dem Capilano Canyon in North Vancouver durchgeführt wurde. Die männlichen Probanden wurden in zwei Gruppen aufgeteilt. Die einen mussten den Canyon auf einer stabilen Brücke überqueren, die anderen auf einer im Wind schwankenden Hängebrücke. In der Mitte der Brücke begegnete ihnen eine attraktive Frau, die Teil des Forscherteams war und mit ihnen einen Fragebogen ausfüllte. Danach gab sie den Männern ihre persönliche Telefonnummer für den Fall, dass sie noch Fragen zum Experiment hätten. Zahlreiche Probanden, die die wackelige Hängebrücke überquert hatten, meldeten sich später bei der Frau, um sich mit ihr zu verabreden – von den Männern, die über die normale Brücke gelaufen waren, riefen nur wenige an.

Was sagt uns das nun über die Liebe?

Zum einen vermuten Forscher, dass die Probanden den Erregungszustand, der sie auf der Hängebrücke angesichts der gefährlichen Situation erfasste, falsch einordneten. Sie deuten das Herzrasen und die verschwitzten Hände als Zeichen körperlicher Anziehung – und nicht als das, was es tatsächlich war: nämlich profane Angst.

Außerdem gehen Wissenschaftler davon aus, dass Adrenalin uns in einen emotional empfänglicheren Zustand versetzt. Evolutionstechnisch ist das – zumindest für die Herren – durchaus sinnvoll. Vielleicht bietet sich hier eine letzte Chance, das eigene Erbgut weiterzugeben. Und wie sieht es bei den Damen aus? Auf-

Vom Suchen und Finden der Liebe – Partnerschaft & Co.

gepasst, der nette Techniker, der die junge Frau aus dem feststeckenden Fahrstuhl befreit, ist vielleicht doch nicht die Liebe ihres Lebens, sondern einfach nur jemand, der in einer emotional aufwühlenden Situation zur Stelle war.

Wem diese neurobiologischen Betrachtungen der Liebe zu nüchtern sind, der kann sich auf seiner Suche nach dem Wesenskern der Liebe eine von Professor Ulrich Mees an der Uni Oldenburg durchgeführte Studie einmal näher anschauen. Im Vorfeld der Studie wurden dreißig Punkte ermittelt, die üblicherweise als zentrale Aspekte der Liebe betrachtet werden. Darunter waren ganz typische Gefühle, Gedanken und Einschätzungen wie »Wer seinen Partner liebt, denkt häufig an ihn«, »der achtet und schätzt ihn«, »der ist zärtlich zu ihm« oder »hat volles Vertrauen zu ihm«. Anschließend wurden Probanden gebeten, einzuschätzen, in welchem Ausmaß diese Aspekte auf den Zustand der Verliebtheit und auf ihre bisher größte Liebe zutrafen – für Letztere wurden signifikant höhere Werte erzielt. Die Untersuchung bestätigte die Forschungsthese, dass diese dreißig Aspekte ein gutes Set darstellen, um unser gegenwärtiges Bild der Liebe zu beschreiben – und auch graduell zwischen Verliebtheit und Liebe zu unterscheiden. Ob diese Aspekte jedoch überzeitliche, genetisch programmierte Erwartungen oder aber anerzogen und trainiert sind, darüber gibt die Untersuchung keinen Aufschluss.

Doch es gibt noch andere Wege, die Liebe zu beschreiben. Erinnern wir uns an Kapitel 3 und die Frage, wie Emotionen sich zusammensetzen. Dabei ging es um die vier Aspekte Gedanken, Körperreaktion, Wahrnehmung und Handlungsimpuls, die ein Gefühl anzeigen. Das kann eine Idealisierung des Partners sein, gleichzeitig eine gedankliche Fixierung (»Ich denke Tag und Nacht an dich«). Die Körperreaktionen sind relativ unspezifisch: Herzklopfen, die bekannten Schmetterlinge im Bauch. Im Hinblick auf die Wahrnehmung führt die Liebe bekanntlich zu einem Zustand der »Blindheit«, die Wahrnehmung verengt sich, sodass potenziell negative Aspekte (auch unangenehme Vorgeschichten) ausgeblendet werden. Unser Handeln wiederum drängt darauf, die geliebte Person so eng und ausschließlich wie möglich an uns zu binden. Ob das nun tatsächlich Liebe oder doch eher Verliebtheit ist, könnte man in diesem Fall natürlich diskutieren.

Das Lieben lieber lassen

Die Psychotherapie kommt im Kontext der Liebe nur dann zum Einsatz, wenn die vier genannten Aspekte Ausmaße annehmen, die für einen gesunden Menschen nicht mehr vertretbar sind beziehungsweise sich zu »unangemessenen Gefühlen« auswachsen. Ganz konkret bedeutet das, sich in jemanden zu verlieben, der einem ganz und gar nicht guttut.

Die Lösung in einem solchen Fall ist auch hier entgegengesetztes Handeln und Denken. Das bedeutet zum einen: Distanz. Wer das Objekt seiner Liebe dauernd vor der Nase hat, dem fällt es natürlich schwer, sich zu »entlieben«. Ein Ratschlag, der übrigens auch grundsätzlich für alle endenden Liebesbeziehungen gilt. Sich ewig hinziehende klärende Gespräche oder – noch schlimmer – der »letzte Sex« sind Gift für einen klaren Schlussstrich unter unangemessene Gefühle. Im Hinblick auf das entgegengesetzte Denken bedeutet das: Machen Sie sich die negativen Seiten Ihres Partners und die Dinge in der Beziehung bewusst, die nicht gut gelaufen sind. Schreiben Sie sich die einzelnen Punkte auf – und lesen Sie Ihre Notizen, wenn Sie sich Ihrer Sache plötzlich nicht mehr sicher sind.

Ein ganz ähnliches Vorgehen empfiehlt sich im Fall der Eifersucht, die im Grunde zunächst eine ganz natürliche Reaktion ist. Evolutionstechnisch sorgt die Eifersucht dafür, dass wir uns einer

Vom Suchen und Finden der Liebe – Partnerschaft & Co.

wichtigen Bezugsperson kraftvoll zuwenden und ihr Zeit und Aufmerksamkeit schenken, weil wir nicht möchten, dass diese mit jemand anderem eine ebenso intensive Beziehung eingeht. Hier kann zunächst eine gedankliche Prüfung helfen: Ist das Gefühl der Eifersucht berechtigt und angemessen? Habe ich tatsächlich ein Anrecht auf eine exklusive Beziehung? Und laufe ich wirklich Gefahr, aus der Beziehung ausgeschlossen zu werden? Wenn Letzteres mit einem eindeutigen Ja beantwortet werden kann (und das Kriterium lautet hier: Würden das auch 90 Prozent aller Deutschen so sehen?), sollten Sie sich überlegen, ob Ihnen Ihre Beziehung langfristig guttut und Sie diese weiterführen möchten.

Ist das Gefühl der Eifersucht aber unberechtigt beziehungsweise unangemessen, helfen auch hier entgegengesetztes Denken und Handeln: Machen Sie sich bewusst, weshalb Sie dem Partner vertrauen können. Denken Sie an die Zeichen der »Sicherheit«, die Ihnen Ihr Partner vermittelt – und nehmen Sie sich selbst Ihre Angst vor einer Trennung: Weshalb würden Sie eine Trennung trotzdem überleben – auch wenn sich eine solche wie das Ende der Welt anfühlen mag? Engen Sie Ihren Partner nicht krampfhaft ein – und bemühen Sie sich aktiv um ein gutes Verhältnis zu der vermeintlichen Konkurrenz. Darüber hinaus lässt sich in puncto Eifersucht sogar bei der Körperhaltung ansetzen. Wenn wir eifersüchtig sind, kämpfen wir, gehen in Angriffsposition – um zu einer entgegengesetzten Körperhaltung zu gelangen, helfen Atem- und Entspannungsübungen. Machen Sie sich Ihre verkrampfte Haltung ganz bewusst und setzen Sie ihr etwas entgegen: Hände öffnen, Schultern lockern, tief einatmen.

Die Mechanik des Herzens

Hilfsangebote für Schwierigkeiten in Sachen Liebe gibt es viele. Ob Date-Doktoren, Paar- und Sexualtherapeuten oder Coaching – je nach Problemfeld kann sich jeder die nötige Unterstützung holen. Psychotherapie als eine Leistung der Krankenkasse ist jedoch erst eine Behandlungsmöglichkeit, wenn durch die Probleme in Liebesdingen eine psychische Erkrankung entstanden ist.

Allerdings sind die testpsychologischen Methoden der Psychologie für das Suchen und Finden der Liebe von herausragender Bedeutung. So wurde zum Beispiel der Fragebogen, der für eine *Parship*-Mitgliedschaft ausgefüllt werden muss, vom Psychologen und Philosophen Hugo Schmale entwickelt. Bei diesem Fragebogen geht es übrigens nicht darum, herauszufinden, wie der oder die Zukünftige aussehen soll, welchen Beruf er ausübt und welche Musik er mag, sondern es handelt sich dabei um einen Persönlichkeitstest (»Jemand drängelt sich vor, wie reagieren Sie?«), auf dessen Grundlage der ideale Partner gesucht wird. Denn auch wenn wir alle ein Pärchen im Freundeskreis haben, das dem zu widersprechen scheint: Ähnliche Normen und Werte sorgen für signifikant stabilere Beziehungen. Überraschenderweise ist dies vor allem in Verbindung mit unterschiedlichen Interessen und Hobbys der Fall, wie unter anderem der amerikanische Psychologe Steven Reiss zeigen konnte. Man muss also nicht jedes Wochenende gemeinsam paragliden oder stepptanzen gehen – und vielleicht scheinen die ach so gegensätzlichen Paare in unserem Freundeskreis nur auf den ersten Blick etwas gegensätzlich, ihre Normen und Werte stimmen jedoch überein.

Ebenfalls große Auswirkungen auf das Liebesleben hat der Altersunterschied der beiden Partner. Beziehungen zwischen Gleichaltrigen sind signifikant stabiler, das konnte eine aktuelle

Studie der Michigan University zeigen. Je größer der Altersunterschied, desto höher die Wahrscheinlichkeit einer Trennung.

Stolpersteine

Doch warum überhaupt diese ständige Suche nach der Liebe? Muss ein aufgeklärter, unabhängiger Mensch denn überhaupt lieben? Die Antwort lautet: Jein. Denn über die Verpflichtung der Evolution, uns fortzupflanzen, sind wir ja schon längst hinweg – angesichts der Überbevölkerung stellt sich die Frage, ob wir uns überhaupt noch guten Gewissens fortpflanzen dürfen. Aber es gibt noch andere Aspekte: Mit einer Partnerschaft ist die Befriedigung vieler Bedürfnisse verknüpft, die die meisten von uns haben: Sicherheit, Schutz, Beständigkeit, Wärme, das Weitergeben von Erfahrungen. Und selbst wenn wir keine Hilfe bei der Aufzucht unserer Nachkommen brauchen: Spätestens im Alter oder bei einer schweren Krankheit sind wir auf andere Menschen angewiesen. In einem funktionierenden Sozialsystem mit einem engmaschigen sozialen Netzwerk ist auch dafür nicht zwangsläufig ein Lebenspartner notwendig, dennoch schreit das Steinzeit-Ich in unserem Kopf: »Die Liebe ist die Antwort auf all diese Fragen.«

Aber warum ist es so schwer, die eine, die wahre, die große Liebe zu finden? Die Ursachen liegen meines Erachtens in unterschiedlichen Bereichen – wobei ich jene Menschen, die aufgrund von emotionalem oder sexuellem Missbrauch, wegen Misshandlungen oder anderer traumatischer Erfahrungen Schwierigkeiten haben, sich auf Beziehungen einzulassen, in meinen Überlegungen bewusst außen vor lassen möchte.

Momentan geht ein Gespenst um, das ich – Achtung, das ist kein offizieller Fachbegriff – als »kollektive Ich-Bezogenheit« bezeichnen würde. Ein jeder ist davon überzeugt, dass sich alles nur um ihn dreht – oder drehen sollte. Woher das kommt? Ob es an zu vielen verzogenen und verhätschelten Einzelkindern liegt, dem allgemeinen Egoismus in unserer Gesellschaft oder den Möglichkeiten der Selbstdarstellung in den sozialen Medien – ich weiß es nicht. Fakt ist jedoch, dass zum Beispiel Untersuchungen wie die oben angeführte von der Uni Oldenburg zeigen konnten, dass wir von unseren Partnern viel mehr verlangen, als wir selbst bereit sind zu geben. So sollten die Probanden in der besagten Studie bewerten, wie stark die jeweiligen Aspekte (»Wer seinen Partner liebt, denkt häufig an ihn«) auf ihr eigenes Liebesverhalten zutreffen, und dann angeben, in welchem Ausmaß sie diese Gefühle und Gedanken von einem Partner erwarten, der sie wirklich liebt. Das Ergebnis: Die Liebe sah zwar für die Probanden und ihre Partner ähnlich aus – allerdings erwarteten die Probanden vom Partner mehr und intensivere »Liebesindizien«. Sieht man sich einmal genauer an, wie heutzutage Liebe definiert wird, verwundert das nicht. Kaum einer spricht noch von den Kugelmenschen Platons, zu denen sich die zwei menschlichen Hälften zusammenfügen. Heutzutage geht es darum, dass man von jemand anderem »ganz« gemacht wird. »Du vervollständigst mich« ist streng genommen nicht wirklich eine Liebeserklärung – was ist der andere dann mehr als ein nettes Accessoire, das einem zum vollständigen Glück noch gefehlt hat?

Ein anderer wesentlicher Aspekt, weshalb das mit der Liebe heutzutage nicht so einfach ist, sind die gestiegenen Möglichkeiten, einen Partner zu finden und – als Folge daraus – die Tendenz, sich nicht zu schnell festlegen zu wollen. Wir haben das Prinzip bereits im Marmeladenexperiment kennengelernt. Ein hervorragendes Beispiel ist die App Tinder. Noch stärker als andere Dating-Plattformen, die potenzielle Partner in der Regel auf einer Übersichtsseite präsentieren, vermittelt die scheinbar unendliche Aneinanderreihung von möglichen (Geschlechts-)Partnern bei

Tinder ein Gefühl des Überflusses. Weshalb sollte ich mich da allzu schnell festlegen? Darüber hinaus funktioniert Tinder wie eine ausgeklügelte Droge: Jeder Match wirkt als kurzfristiger positiver Verstärker. Mit anderen Worten: ein kurzer Moment der Freude, der aber schnell wieder verebbt. Also muss man »nachlegen« und weiterwischen. Eine Droge, von der man so leicht nicht wieder loskommt, das belegt auch eine Studie der privaten Hochschule Fresenius, der zufolge 42 Prozent der befragten Tinder-Nutzer liiert waren. Selbst in einer Beziehung ist man also nicht bereit, auf den »Kick« zu verzichten und somit auf die Hoffnung, dass es irgendwo da draußen vielleicht doch jemanden gibt, der *noch* besser zu einem passt. Die Suche nach Perfektion artet aus zu einer wahren Tour de Force mit dem ausschließlichen Ziel der Optimierung des eigenen (Liebes-)Lebens.

Ein dritter wesentlicher Punkt, der das Thema Liebe in unserer Gesellschaft so schwierig macht, sind meines Erachtens die Hingabeängste, die sich wie ein roter Faden durch zahlreiche Biografien ziehen. Ständig wird analysiert und rationalisiert: Passt eine Beziehung überhaupt zu meinem Leben? Ist das jetzt der richtige Zeitpunkt? Immer verbunden mit der Angst, die Kontrolle zu verlieren – über sich selbst und seine Gefühle. Wenn man sich einfach einmal fallen lassen würde, würde man natürlich auch ein hohes Risiko eingehen – nämlich das Risiko, verletzt zu werden, weil der andere einen möglicherweise doch nicht ganz so gern hat. Das scheint gerade in Zeiten, in denen man alles im Griff zu haben glaubt, ein ganz besonders bedrohliches Szenario zu sein.

Ein bunter Strauß an Möglichkeiten

Auf eine Beziehung verzichten möchte allerdings niemand – deshalb zeichnen sich, trotz der allgemeinen Wertschätzung von Liebe und Treue, ganz neue Beziehungsformen ab: Die verbreitetste ist wohl die **serielle Monogamie**, also das Wechseln von einer exklusiven Partnerschaft zur nächsten. Hier wird unser Bedürfnis nach Neuem und (vermeintlich) Besserem erfüllt – und auch die Evolution liefert eine vernünftige Erklärung: Es macht nur Sinn, zusammenzubleiben, bis der gemeinsame Nachwuchs aus dem Gröbsten heraus ist. Alles, was darüber hinausgeht, ist im Grunde Zeitverschwendung.

Dem gegenüber steht das Konzept der **offenen Beziehung**: Hier wird auf den Aspekt der Treue in einer Beziehung verzichtet – weil, so die Überlegung, der Mensch an und für sich nicht für ein monogames Dasein geschaffen ist. Wer möchte, der darf und kann gerne auch mit anderen schlafen. Ob diese »Seitensprünge« dem Partner mitgeteilt werden oder nicht – das sollte in der Regel im Vorfeld geklärt werden, um Verletzungen zu vermeiden. Allgemein gilt bei den neuen Beziehungsformen, die auf Liebe und/oder Treue beziehungsweise Ausschließlichkeit verzichten, klare

Regeln zu kommunizieren, über die Konsequenzen seines Handelns nachzudenken und niemandem – auch nicht sich selbst – (emotional oder physisch) zu schaden (Geschlechtskrankheiten!).

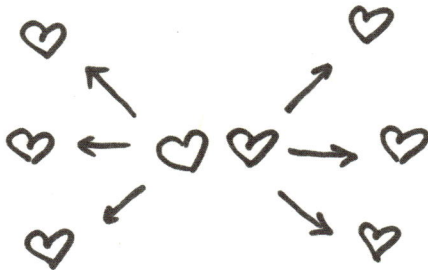

Gerade die **Polyamorie** stützt sich besonders auf diese Prämisse der Kommunikation. Sie baut auf der Überzeugung auf, dass man mehrere Menschen gleichzeitig lieben kann – was an und für sich nicht unlogisch erscheint. Man liebt ja neben seinem Partner auch noch seine Kinder, die Eltern, Geschwister, wobei die Qualität der Liebe dann doch immer ein wenig anders ist. Allerdings gehen mit diesem Konzept große Herausforderungen einher. Es geht ja bei den polyamoren Paaren nicht nur um Sex, sondern um richtige Partnerschaften, eventuell sogar mit Kindern auf beiden (oder mehr) Seiten. Darüber hinaus kann natürlich auch immer Eifersucht ein Thema sein. Dinge, die man mithilfe klarer Regeln in den Griff bekommen möchte.

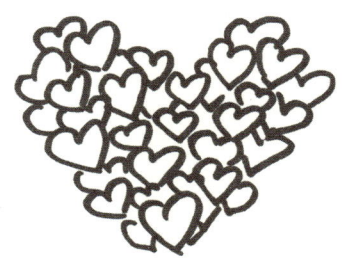

Ein bunter Strauß an Möglichkeiten

Nicht ganz so klar geregelt ist die Gefühlswelt im Fall der **Mingles** (= mixed + single), auch bekannt unter den Bezeichnungen »Freundschaft Plus« oder »Friends with Benefits«. Mingles genießen den Vorteil von regelmäßigem Sex und emotionaler Nähe, ohne sich völlig hingeben oder etwaige bessere Möglichkeiten aufgeben zu müssen. Kompliziert wird es allerdings, wenn einer der Partner die Angelegenheit eben doch nicht mehr so unkompliziert sieht.

Angesichts dieses bunten Straußes an Möglichkeiten fühlt man sich doch gleich wie ein Kind im Süßwarenladen, nicht wahr? Problematisch ist allerdings, dass diese Beziehungskonzepte nicht wirklich zu den immer wieder in Umfragen geäußerten Wertvorstellungen passen. Neun von zehn Erwachsenen geben mit schöner Regelmäßigkeit an, dass sie sich vor allem Treue für ihre Beziehungen wünschen. Allgemein gewinnen der 17. Shell-Jugend-Studie von 2015 zufolge traditionelle Werte, also auch eine längerfristige Beständigkeit in der Partnerschaft, in einer ständig unvorhersehbarer werdenden Welt immer mehr an Bedeutung.

Und selbst wenn wir diese Wertschätzung der Treue den Punkten soziale Erwartung und kulturelle Prägung zuschreiben, bleibt doch die evolutionäre Tatsache bestehen, die weiter oben bereits ins Feld geführt wurde: Der Mensch hat ein Bedürfnis nach Bindung, nach Sicherheit, nach Beständigkeit – und das lässt sich eben leider nicht oder nur kaum in den neuen Beziehungsformen finden.

Darüber hinaus zeichnet den Menschen seine Fähigkeit zur Metakognition aus, das heißt, er ist seinem Steinzeit-Ich, das auf der Suche nach immer besseren Sexualpartnern ist, nicht hilflos ausgeliefert. Er kann abwägen zwischen den kurzfristigen Vorteilen eines One-Night-Stands und den dauerhaften Annehmlichkeiten einer Langzeitbeziehung.

Way back into love

Es ist also durchaus so, dass die neuen Beziehungskonzepte nicht für alle Menschen das Gelbe vom Ei sind – doch keiner von ihnen landet wohl bei mir im Behandlungszimmer. In Therapie gehen eher diejenigen, die gar nicht wissen, wie sie überhaupt jemanden kennenlernen sollen, die starke Angst vor dem Kontakt mit dem anderen Geschlecht haben und die darunter extrem leiden – bis hin zur Depression, Angststörung oder zu anderen psychischen Krankheitsbildern. Menschen, denen es an einem gesunden Selbstwertgefühl und an sozialen Kompetenzen fehlt, um entsprechende soziale Kontakte zu pflegen. Und doch hält die Werkzeugkiste der Psychotherapie einige Tools bereit, die auch jenen weiterhelfen können, die sich in der vermeintlichen »Normalität« des Beziehungs- und Dating-Dschungels nicht mehr zurechtfinden.

Ein wichtiger psychotherapeutischer Ansatz, der gerade für jene Menschen mit Hingabeängsten von großer Bedeutung sein könnte, lautet: »Mehr fühlen – weniger denken.« In der Psychologie unterscheiden wir Gefühl und Verstand, die Schnittmenge daraus ist das sogenannte »intuitive Wissen«, das man unter anderem durch regelmäßige Achtsamkeitsübungen erlangen kann.

Way back into love

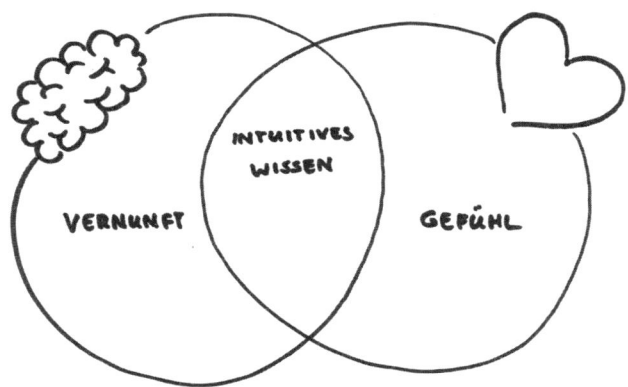

Viele Menschen verlassen sich rein auf ihre Gedanken und hören nicht auf ihre Gefühls- oder Körperebene. Das klappt häufig auch ganz gut, aber was ist, wenn die Gedanken Fehler machen? Oder wenn das (Bauch-)Gefühl ganz vehement gegen das protestiert, was die Gedanken raten? Das muss erst einmal wahrgenommen werden, um dann überlegen oder spüren – im Idealfall beides – zu können, was trotz der inneren Ambivalenz die richtige Entscheidung ist.

Wer sein intuitives Wissen stärken möchte, sollte sich täglich in Achtsamkeit üben. Übrigens: Erste Früchte können Sie Studien zufolge bereits nach sechs bis acht Wochen täglichem (!) Training ernten. Eine Übung, um die Wahrnehmung für den eigenen Körper, die Gedanken, Gefühle und Handlungsimpulse zu trainieren, wäre zum Beispiel ein kurzer Scan des Innenlebens. Hier geht es darum, wahrzunehmen, was sich alles im Körper **empfinden** lässt: Ist mir kalt? Tut mein Fuß weh? Auftretende Gedanken (»Ich habe bestimmt einen Bandscheibenvorfall«) werden einfach als das wahrgenommen, was sie sind – Ängste, Bewertungen, Interpretationen –, und dann wieder losgelassen. Genauso geht es weiter mit **Gedanken** und **Gefühlen**. Was geht mir durch den Kopf? Was fühle ich? Fühle ich mich unwohl bei einer bestimmten Sache? Ziel ist es, sich nicht nur auf die Kraft seiner Gedanken zu verlassen, sondern auch die Gefühle und die körperlichen Empfindungen bewusst wahrzunehmen. Am Ende dieser Übung steht schließlich die Frage: Was möchte ich jetzt tun? Welchen **Impuls** spüre ich? Das kann zum Beispiel auch einfach nur sein, dass man sich kratzen möchte. Ziel ist es nicht, diesen Impuls zu unterdrücken, sondern bewusste Entscheidungen zu treffen. Dadurch gelingt es immer besser, sich selbst intuitiv zu verstehen.

Was bringt diese Übung nun konkret für die Liebe? Lassen Sie doch den Bodyscan einfach mal durchlaufen, wenn Sie merken, dass Ihnen während eines Dates plötzlich Gedanken wie »Könnte ich ihn mir als Vater vorstellen?« oder »Was denkt sie wohl über mich?« durch den Kopf gehen. Das kann Ihnen helfen, sich wieder auf das Hier und Jetzt zu konzentrieren und die alles beherrschenden Gedanken einmal auszublenden.

Ein weiterer Ansatzpunkt, der vor allem den Optimierern und auch den Ich-Bezogenen helfen könnte, wäre es zu lernen, realistische Ansprüche an den Partner und die Partnerschaft zu stellen. Folgende Fragen können dabei helfen:

> Was bin ich bereit, in einer Beziehung zu geben?
> Reicht das aus, um eine ausgewogene Beziehung zu führen? Falls nicht: Was muss ich sonst noch in die Waagschale werfen?
> Was darf ich dann von einer Beziehung erwarten?
> Was darf ich entsprechend nicht von einer Beziehung erwarten?
> Was wäre der »perfekten« Beziehung abträglich – und dennoch kein Grund, die Beziehung zu beenden?
> Was bedeutet eine gute Partnerschaft für mich?
> Bin ich ein guter Partner?

Diese bewusste Auseinandersetzung mit den Erwartungen an den Partner und eine potenzielle Beziehung kann zu einer realistischeren Einschätzung dessen führen, was man wirklich erwarten kann und darf.

Das dritte und meiner Meinung nach wichtigste Psychologenwerkzeug, das im Hinblick auf stabile, dauerhafte Beziehungen hilfreich sein kann, ist das Konzept des Commitments (übersetzt: »Engagement«, »Einsatz«, »Verpflichtung«; frei übersetzt: »im Boot sein«). Letztendlich ist Commitment eine zentrale Voraussetzung dafür, dass Therapie funktioniert. Wenn ein Patient nicht »im Boot« ist, zum Beispiel weil er zwar etwas verändern will, aber noch innere Widerstände hat, bei der Therapie mitzuarbeiten, wird sich höchstwahrscheinlich für ihn auch nichts verändern. Wer hingegen »committed« ist, sich also voll und ganz einlässt – nicht nur auf die Therapie, sondern zum Beispiel auch auf ein Date, eine Beziehung –, der bemerkt auch eine innere Veränderung. Er wird zum Beispiel offener für Macken des anderen, ist gelassener bei Dingen, die ihn normalerweise vielleicht stören würden. Durch das Einlassen auf eine mögliche Partnerschaft erkennt man möglicherweise auch die Vorzüge des anderen und gibt sich die Chance, sich zu verlieben. Gehen wir doch einfach zurück zum Tinder-Beispiel: Wenn ich mich trotz meiner neuen Beziehung durch das leckere Angebot wische, dann ist es mit meinem Commitment nicht weit her.

Eng mit dem Commitment verbunden ist eine gewisse Frustrationstoleranz, also die Fähigkeit, eine unangenehme Situation kurzfristig aushalten zu können, um dadurch die Wahrscheinlichkeit zu erhöhen, langfristige Erfolge feiern zu können. Das ist eine Fertigkeit, die erlernbar ist und häufig in der Kindheit geübt wird. (Sie erinnern sich an das Marshmallow-Experiment.) Aber auch als Erwachsener kann man noch daran arbeiten.

Eine wichtige Übung dazu bezieht sich auf die Wahrnehmungslenkung. Natürlich denke ich mir, wenn mir etwas Negatives an einem Dating-Partner auffällt (zum Beispiel schwitzige Hände, Stottern, fettige Haare): »O mein Gott, was für ein komischer Typ.« Indem ich aber meine Wahrnehmung gezielt auf positive Aspekte ausrichte, gebe ich dem Gegenüber die Chance, auch seine anderen Seiten zu zeigen.

Bei genauerem Hinsehen entdeckt man auf diese Art und Weise – so kitschig sich das jetzt anhören mag – vielleicht seine schönen Augen, sein Einfühlungsvermögen, sein ehrliches Interesse … Natürlich ersetzt das den berühmten ersten Eindruck mit all seinen Nebenerscheinungen (zum Beispiel den bereits beschriebenen Halo-Effekt) nicht, aber vielleicht sollte man dem anderen die Chance geben, dass es möglicherweise auf den zweiten Blick funkt.

Aber Vorsicht: Diese Übung ist natürlich nur für Leute gedacht, die glauben, in diesem Bereich ein Defizit zu haben. Durchhalten allein um des Durchhaltens willen kann für niemanden die Lösung sein.

Blick hinter die Kulissen
Wann bin ich »geheilt«?

In Sachen »Krankheit« geht die Psychologie ganz pragmatisch vor: Wenn die Diagnosekriterien nicht mehr erfüllt sind, ist man nicht mehr krank. Dass die Realität manchmal ganz anders aussieht, sollte im Laufe dieses Buches ziemlich klar geworden sein. Die psychische Gesundheit ist ein Kontinuum, das sich nicht in Schwarz und Weiß unterteilen lässt.

In der Regel wird bei der Krankenkasse eine bestimmte Anzahl von Therapiestunden beantragt. Auf dieser Grundlage als zeitlichem Rahmen werden zu Beginn der Therapie gemeinsam Ziele gesetzt, die konkret und realistisch sind (zum Beispiel: »Ich möchte wieder das Haus verlassen können, ohne gleich eine Panikattacke zu bekommen«; »Ich möchte wieder schlafen können«; »Ich möchte mich wieder über Dinge freuen können«). Im Laufe der Therapie werden die Ziele immer wieder hinterfragt und evaluiert. Häufig wird ein Großteil der Ziele bis zum Ende der Therapie erreicht. Das heißt jedoch nicht, dass nicht noch Themen offen sein können.

So zum Beispiel im Fall einer jungen Borderline-Patientin, also einer Patientin mit großen Schwierigkeiten, ihre Gefühle zu regulieren. Wir kennen dieses Problem bereits aus Kapitel 3.

Die Störung äußerte sich in impulsivem Verhalten, selbst kleinste Auslöser hatten häufig große Konflikte zur Folge. Darüber hinaus zeigte die Patientin Nähe-Distanz-Probleme im zwischenmenschlichen Bereich, das heißt, Partnerschaft bestand für sie hauptsächlich im Sinne einer On-off-Beziehung; dazu traten abrupte, sehr extreme Anspannungszustände auf, es gab Selbstverletzungen, Selbsthass und Suizidgedanken. Bei der jungen Patientin ging die Störung sogar so weit, dass sie vor der Therapie einen Suizidversuch mit Tabletten unternahm.

Die hübsche junge Frau war als Kind von den Eltern vernachlässigt und geschlagen worden – sie hatte dadurch keine adäquate Emotionsregulation gelernt. Bei unserem ersten Termin wirkte sie entsprechend misstrauisch und verschlossen.

Wie sah das Ganze nun nach der Behandlung aus? Nun, die junge Frau litt weiter unter Spannungszuständen. Auch plagten sie weiterhin die für diese Erkrankung typischen starken Emotionen. In schwierigen Situationen (zum Beispiel, wenn jemand Kritik an ihr äußerte) tauchte auch immer wieder das negative Selbstbild in Form der Grundannahme auf: »Ich bin nichts wert.«

Doch nach der Therapie stand die junge Frau diesen Herausforderungen nicht mehr völlig hilflos gegenüber. Vielmehr hatte sie eine ganz entscheidende Fähigkeit entwickelt: die Fähigkeit zur Selbsthilfe. Sie konnte nun besser mit ihren Spannungszuständen umgehen. Sie brach zum Beispiel bei einem Streit nicht gleich die Beziehung ab, sondern konnte sich in Konfliktsituationen angemessener verhalten – trotz der Anspannung, die sie spürte. Sie konnte ihre Gefühle klarer erkennen und benennen und hatte gelernt, ihr Handeln besser zu kontrollieren. Dadurch ergaben sich für die Patientin stabilere Beziehungen.

Dennoch gab es immer wieder Situationen, die für sie schwierig zu bewältigen waren. Fähigkeit zur Selbsthilfe bedeutet in diesem Fall auch, sich rechtzeitig Hilfe zu holen – beim Arzt, Therapeuten oder vielleicht sogar auch für einige Tage stationär –, um anschließend wieder ein geregelteres Leben mit Partner, Arbeitsstelle, Familie zu führen.

Die Therapie hatte damit also für etwas ganz Grundlegendes gesorgt: dafür, dass diese Patientin die Herausforderungen in ihrem Leben meistern konnte, ohne in selbstschädigendes Verhalten zurückzufallen. Und das kann man meines Erachtens durchaus als »Heilung« bezeichnen – auch wenn die junge Frau im strengen Sinne des Wortes nicht »normal« war.

Doch wer ist das schon?

8
Endlich Kinder! – Die psychologischen Herausforderungen des Nachwuchses

Kinder sind kein Muss, das haben wir bereits festgestellt. Eine modernere Betrachtungsweise der Entwicklungsaufgaben des Menschen lässt auch andere Möglichkeiten zu, wie man sein Wissen an die nächste Generation weitergeben kann. Zum Beispiel, indem man als Tennistrainer Kindern den Aufschlag beibringt. Oder indem man als nette Tante ab und zu die Hausaufgabenbetreuung übernimmt.

Auch sonst ist Fortpflanzung glücklicherweise kein Muss mehr, denn Hoferben und Thronfolger sind heutzutage eine vom Aussterben bedrohte Spezies – und obwohl die Geburtenziffer in den vergangenen Jahren leicht gestiegen ist, entscheiden sich doch viele Menschen ganz bewusst dafür, keine Kinder zu bekommen. Und das ist ihr gutes Recht. Dennoch taucht der innige Wunsch nach einem eigenen Kind über kurz oder lang bei den meisten von uns auf. Ja, manche sehen in der Fortpflanzung und der Weitergabe der eigenen Gene gar den Sinn des Lebens.

Die psychologischen Herausforderungen des Nachwuchses

Der perfekte Zeitpunkt?

Wenn man sich nun also für Kinder entschieden hat: Wann wäre denn – rein psychologisch betrachtet – der beste Zeitpunkt, um Kinder zu bekommen? Während es die Generation meiner Großeltern in Ermangelung probater Verhütungsmittel (die Pille war damals ja noch nicht existent beziehungsweise deutlich weniger stark verbreitet) in der Regel relativ früh erwischte, hat die Generation der heute 30-Jährigen die Möglichkeit, ihre Fortpflanzung wirklich bewusst zu bestimmen. Und die erscheint irgendwie am sinnvollsten, wenn man beruflich und finanziell bereits im Leben Fuß gefasst hat.

Entsprechend liegt das Durchschnittsalter bei Erstgebärenden heute bei 29 Jahren. 1980 waren es in Westdeutschland noch 25 Jahre, in Ostdeutschland sogar nur 22 Jahre. An der Frage, ob die Verschiebung nach hinten nun wirklich besser ist, scheiden sich die Geister – von Risikoschwangerschaften, unter die offiziell alle Schwangerschaften von Müttern fallen, die älter als 35 Jahre sind, einmal ganz abgesehen. Nicht nur, dass die heutige Noch-nicht-Großeltern-Generation klagt: »Ich will doch auch noch etwas von meinen Enkelkindern haben.« Je älter wir werden, desto unflexibler sind wir auch. Schließlich hatten wir sehr viele Jahre Zeit, um in unserem Leben Fuß zu fassen und entsprechende Routinen zu etablieren. Das ist ein bisschen so, wie wenn jemand fünf Jahre Single war und sich dann plötzlich wieder an den Bedürfnissen einer weiteren Person ausrichten muss ... nur dass es in diesem Fall eben 35 Jahre waren.

Die Ansichten darüber, welche genauen Bedingungen erfüllt sein müssen, bis man sich fortpflanzen kann, sind manchmal extrem. So kommt es immer wieder vor, dass ungeplante Kinder, die im Rahmen fester Beziehungen entstanden sind, abgetrieben werden, weil es »irgendwie jetzt gerade nicht passt«.

Der perfekte Zeitpunkt?

Ich bin keine Abtreibungsgegnerin und kann weder in ethischer noch in theologischer Sicht fachkundig argumentieren. Das steht mir nicht zu und geht über meine Erfahrung und Expertise hinaus, doch was ich aus psychologischer Sicht sagen kann, ist: Eine Abtreibung geht an keiner Frau spurlos vorbei. Während sehr junge Frauen oder Opfer von Vergewaltigungen große Erleichterung verspüren können, leiden die meisten Frauen ein Leben lang unter ihrer Entscheidung. Viele von ihnen denken jedes Jahr daran, wie alt das Kind jetzt wäre, und stellen sich vor, was für eine Art Mensch es wohl geworden wäre.

Allgemein wird Frauen geraten, aufgrund der überschießenden Hormone in den ersten Wochen nach der Geburt keine schwerwiegenden Entscheidungen zu treffen. Auch zu Beginn der Schwangerschaft spielen die Hormone verrückt, aber eine Frau, die über einen Abbruch nachdenkt, hat die Option, die Entscheidung zu vertagen, natürlich nicht.

Zu Beginn meiner Therapeutentätigkeit durfte ich als Praktikantin einer psychosomatischen Klinik an einer Trauergruppe als stille Beobachterin teilnehmen. An einer solchen Gruppe nehmen Patienten mit psychischen Erkrankungen teil, deren Entstehung maßgeblich auf die unverarbeitete Trauer um einen verstorbenen Angehörigen zurückgeht. Hier wird, durch den Therapeuten angeleitet, die Konfrontation mit den Trauerprozess begleitenden Gefühlen wie Schuld und Angst vorbereitet und durchgeführt. Neben einigen Patienten, die Mutter, Vater, Sohn oder Tochter verloren hatten, gab es auch eine Patientin, die den Tod ihres abgetriebenen Kindes betrauern wollte. Seit acht Jahren machte sie sich schon Vorwürfe und hatte einen Gedanken ständig im Kopf: »Ich bin verantwortlich dafür, dass mein Kind nicht leben durfte.« Ihre »Schuld« anzunehmen und sich gleichzeitig zu verabschieden war für diese Frau vermutlich die größte Herausforderung. Das war eine der intensivsten und bewegendsten Erfahrungen in meinem bisherigen Therapeutenleben.

Die psychologischen Herausforderungen des Nachwuchses

Süße Last

Doch auch wer sich für ein Kind entscheidet, kann durchaus nicht sicher sein, Schwangerschaft und Geburt tatsächlich als glückliche Zeit zu erleben. Von Hyperemesis gravidarum, schwerer Schwangerschaftsübelkeit, einmal abgesehen, gibt es so einiges, was werdenden Müttern das Leben schwer macht. Zum Beispiel auch der Druck von außen, auch wirklich alles richtig zu machen.

Mit der perfekten Ernährung, musikalischer Beschallung und fremdsprachlichen Einflüssen kann vermeintlich jedes Kind sich bereits im Mutterleib zu einem Genie entwickeln. Und wer sein Kind liebt, der sollte doch wohl bereit sein, alles nur Menschenmögliche auf sich zu nehmen.

Einer Freundin von mir, Anna, Sportlehrerin, wurde allen Ernstes von ihrem Gynäkologen empfohlen, in der Schwangerschaft keinen Sport mehr zu treiben. Dabei ging es jedoch nicht um Downhill-Mountainbiking oder Bungeejumping, sondern schlichtweg ums Joggen. »Wenn Sie sich den Knöchel verstauchen, können Sie nicht mal eine Ibuprofen nehmen«, war das Argument.

Auch durch die Pränataldiagnostik wird Schwangeren vermittelt, dass sie alles kontrollieren können, wenn sie denn nur bereit sind, ein bisschen Geld zu investieren. Ein Kind mit Down-Syndrom? »So was muss man ja wirklich nicht mehr bekommen!« Heute gibt es schließlich hervorragende nichtinvasive Diagnosemethoden, mithilfe derer frau erfahren kann, wann sie lieber doch abtreiben sollte. Wer sich dieser Entscheidung nicht stellen möchte, ist selber schuld. Dass aber zahlreiche Behinderungen erst durch Geburtskomplikationen oder durch Unfälle und Erkrankungen im Laufe des Lebens entstehen – das wird einfach ausgeblendet. Viel wichtiger ist die Illusion, alles im Griff zu haben und sich *richtig* entscheiden zu können.

Und als ob mit diesem Druck das Leben werdender Mütter nicht schon schwer genug wäre, leidet etwa jede fünfte Frau unter postpartalen Depressionen. Dabei ist dieser Begriff irreführend, Denn häufig treten diese Depressionen eben nicht erst nach der Geburt auf, sondern bereits während der Schwangerschaft. Wir Psychologen sprechen daher in der Regel von »peripartalen Depressionen«.

Peripartale Depressionen können sich schon früh in der Schwangerschaft zeigen. Schließlich geht es bei der Schwangerschaft nicht einfach nur darum, ein Kind auszutragen, sondern auch um die Ablösung der Schwangeren von ihrer – zumindest noch partiellen – Kindrolle und den Übergang in eine vollständige Erwachsenenrolle als Mutter. Manche Frauen reagieren auf diese große Herausforderung mit Depressionen.

Das kann selbst dann der Fall sein, wenn sich die zukünftige Mutter sehnlichst ein Kind gewünscht und sich erfolgreich einer Fruchtbarkeitsbehandlung unterzogen hat.

Die Kinderwunschbehandlung ist generell eine große psychische Belastung. Und es ist sehr traurig, mit ansehen zu müssen, wie alleingelassen sich die Frauen und Männer fühlen, wenn die Arbeit der Kinderwunschklinik getan ist.

Eine Patientin suchte mich zum Beispiel nach ihrer vierten Fehlgeburt und der zweiten misslungenen In-vitro-Befruchtung verzweifelt auf. Hoffnung – Enttäuschung – Hoffnung – Enttäuschung ... Das kann einen schon ganz schön mürbe machen ... und im Fall dieser Patientin sogar depressive Symptome auslösen. Von der Kinderwunschklinik selbst hatte sie keinen Hinweis darauf erhalten, eventuell therapeutische Hilfe in Anspruch zu nehmen. Auch wenn sich viele Patientinnen, die eine Fehlgeburt oder gescheiterte In-vitro-Befruchtungen hinter sich haben, über kurz oder lang von selbst von den psychischen Strapazen erholen, halte ich die psychologische Begleitung durch einen Therapeuten für sehr hilfreich.

Im Laufe der Schwangerschaft äußern sich peripartale Depressionen in der Regel in Form von Niedergeschlagenheit, dem Verlust von Lebensfreude, dem mangelnden Interesse an Dingen, die den Frauen früher Freude gemacht haben, Müdigkeit und Erschöpfung, einer Verringerung des Selbstwerts sowie Schuldgefühlen und Schlafstörungen. Einige dieser Punkte lassen sich jedoch auch mit der hormonellen Umstellung zu Beginn der Schwangerschaft erklären (genauso übrigens wie später der »Babyblues«, den etwa 50 Prozent aller Frauen in den Tagen nach der Geburt erleben und der nicht behandlungsbedürftig ist). Wenn allerdings die oben beschriebenen Symptome auch nach den ersten Kindsbewegungen, also etwa um die Halbzeit der Schwangerschaft (20. Schwangerschaftswoche) andauern, dann ist es sinnvoll, sich bereits zu diesem Zeitpunkt professionelle Hilfe zu suchen.

Da Schwangerschaft und Geburt im Leben einer Frau ein, wie wir Englisch liebenden Psychologen gerne sagen, »critical life-event« (kritisches Lebensereignis) darstellen, also eben eine jener Schwellensituationen im Leben, die höhere psychische Verletzbarkeit nach sich ziehen und das psychische Gleichgewicht destabilisieren, ist zu diesen Zeiten eine intensive, aufwühlende Psychotherapie nicht sinnvoll. Daher arbeite ich mit diesen Patientinnen zunächst eher stützend. Ziel ist es, eine größere psychische Stabilität aufzubauen.

Ein weiterer neuerer Ansatz bei der Therapie von Schwangeren mit psychischen Problemen ist die Bindungsanalyse. Hierbei handelt es sich um eine in den 1990er-Jahren entwickelte Herangehensweise des ungarischen Psychologen und Psychoanalytikers Jenő Raffai, der schwangeren Frauen einen besseren Zugang zu ihrem Körper und ihrer Seele und damit auch zu ihrem Kind ermöglichen soll.

Verkürzt beschrieben geht es dabei vor allem um einen Austausch mit dem Baby auf bildhafter Ebene und in Form von Dialogen. So wird die Bindung schon im Mutterleib gefestigt, und negative Erfahrungen der Mutter, zum Beispiel vorausgegangene traumatische Geburtserlebnisse, können so besser verarbeitet werden. Das ersetzt natürlich in keinem Fall eine eigenständige Traumatherapie der Mutter, falls ein solches vorliegt und sie unter schwerwiegenden Symptomen leidet – und dennoch: Studien zufolge sind die positiven Auswirkungen direkt messbar. Die Geburt verläuft schneller – ohne dass medizinisches Eingreifen (Saugglocke, Kaiserschnitt) notwendig wären. Die Schmerzen bei der Geburt sind geringer, die Geburtsverletzungen weniger gravierend, das Stillen läuft besser. Ziel ist auch, bereits im Mutterleib eine sichere Bindung zum Kind herzustellen. Und eine sichere Bindung ist einer der wichtigsten Schutzfaktoren gegen psychische Erkrankungen!

Das hört sich großartig an, oder? Und in der Tat bin ich überzeugt davon, dass die Auseinandersetzung und die Kontaktaufnahme mit dem Ungeborenen durchaus positive Folgen für Mutter und Kind hat – allerdings besteht auch hier wieder die Gefahr, in die alte Falle zu tappen, die da lautet: Alles kann perfekt laufen, wenn man sich als Frau nur richtig bemüht. Aber auch das ist eben nur eine Illusion.

Die psychologischen Herausforderungen des Nachwuchses

Schwere Geburt

Der Körper verändert sich mit einer Schwangerschaft gravierend: Haare fallen aus, Fettreserven werden angelegt, Wasser lagert sich ein. Bei einer entsprechenden Veranlagung hilft auch alles Cremen nichts gegen Dehnungsstreifen. Und selbst wenn uns Heidi Klum, die wenige Wochen nach der Geburt ihres vierten Kindes auf dem Laufsteg einen Körper präsentierte, wie 98 Prozent der Frauen ihn selbst in ihrer strahlenden Jugend nicht ihr eigen nennen können, etwas anderes vormacht: Es ist normal, kurz nach einer Schwangerschaft dick und aufgequollen zu sein. Eine Freundin von mir hat im Wochenbett so viel Wasser eingelagert, dass sie noch zwei Wochen nach der Geburt mehr wog als am Geburtstermin selbst. Ihr Gesicht war so geschwollen, dass man die Augen kaum mehr sehen konnte.

Eine Geburt ist und bleibt zudem schmerzhaft. Wenn jemand behauptet, das Ganze sei nicht schlimmer als ein Besuch beim Zahnarzt, dann halte ich das persönlich schlichtweg für gelogen. Kaiserschnitte kommen vor – und sind oft auch medizinisch notwendig. Da helfen alle Geburtswannen und HypnoBirthing-Kurse nichts. Dafür muss man als Frau in der westlichen Welt heutzutage auch nicht mehr so große Angst haben, bei einer Geburt zu sterben. Und auch wenn natürlich nachvollziehbar ist, dass Frauen darunter leiden, ihre weibliche Kompetenz nicht erleben zu können, ist ein Kaiserschnitt nicht als Scheitern zu betrachten.

Genauso verhält es sich mit dem Stillen. Wenn eine Frau aus irgendwelchen Gründen nicht stillen kann oder will, dann bedeutet das nicht, dass sie ihrem Kind dadurch den Weg in eine glückliche und erfüllte Zukunft für alle Zeiten verstellt hat und damit rechnen muss, einen verhaltensgestörten Kriminellen großzuziehen.

Es gibt so viele Entscheidungen, die wir Menschen rund um das Thema Geburt und später dann Kindererziehung treffen können und müssen, dass die Wahrscheinlichkeit, an irgendeiner Stelle danebenzuliegen, ziemlich hoch ist.

Die Meinungen zur richtigen Aufzucht und Pflege der Menschenkinder gehen meilenweit auseinander und ändern sich ständig, mit den entsprechenden Publikationen ließen sich ganze Bibliotheken füllen – daher werde ich mich auch nicht auf dieses Glatteis begeben, sondern möchte nur noch einmal auf folgende Tatsache verweisen: Was wirklich gut ist für unsere Kinder, ist nicht abschließend bewiesen. In psychologischer Hinsicht ist es in erster Linie die Balance aus zwei Aspekten, nämlich Wertschätzung, Liebe und Wärme auf der einen Seite – in welcher Form sich diese äußern, kann sich individuell und kulturell stark unterscheiden – sowie Grenzen und konsequente Regeln auf der anderen Seite.

Letzteres gilt natürlich nicht für Säuglinge. Denn die kann man schlichtweg gar nicht »verwöhnen«. Ein Kind, verkürzt gesagt, so lange schreien zu lassen, bis es einschläft, grenzt aus psychologischer Sicht an Kindesmisshandlung. Babys können ihre Gefühle noch nicht regulieren und brauchen dafür ein Gegenüber. Wenn Mama oder Papa nicht auftauchen, dann schlafen die Kinder zwar irgendwann ein, aber nicht etwa, weil sie sich beruhigt haben, sondern weil sie einfach vom Weinen erschöpft sind.

Aber zurück zu den Müttern. Es gibt zahlreiche gute Gründe, weshalb junge Mütter zu mir in die Therapie kommen. Viele von ihnen haben ein traumatisches Geburtserlebnis hinter sich, bei dessen Bewältigung ich sie unterstütze. Ursachen dafür können zum einen Komplikationen und körperliche Verletzungen sein, manchmal reicht jedoch bereits eine unterkühlte Krankenhausatmosphäre, die bei der Gebärenden ein Gefühl von Ohnmacht auslösen kann. Die hier erlebte Hilflosigkeit kann in bestimmten Situationen nach der Geburt wieder auftauchen. Ein vorher als selbstverständlich erlebtes Gefühl von Sicherheit ist dann plötzlich weg. In solchen Fällen arbeite ich häufig mit einer Übung aus der Traumatherapie. Kurz gesagt geht es hier darum, wieder Bodenhaftung zu bekommen, sich neu im Hier und Jetzt zu orientieren und Angst und Panikattacken zu überwinden. Auch bei ständigem Gedankenkreisen kann diese Technik sehr hilfreich sein.

Bei der sogenannten 5-4-3-2-1-Übung nimmt der Patient eine bequeme Position ein und beginnt, zuerst fünf Dinge zu benennen, die er im jetzigen Augenblick sehen kann (einen gelben, runden mittelgroßen Blumentopf, einen weißen Stuhl mit blauem Kissen …), es folgen fünf Dinge, die er hören kann (das Ticken einer Uhr, der Straßenlärm …), fünf Dinge, die er spüren kann (den Boden unter seinen Füßen, die Stuhllehne an seinem Rücken …), dann wird das Ganze zurückgefahren, auf vier, drei, zwei und eine Sache – idealerweise sind das immer neue Dinge, Wiederholungen tun es aber zur Not auch. Auf diese Weise gelingt es den Patienten, sich auf die Gegenwart zu fokussieren – für viele der einzige »sichere« Ort des Entspannens, an dem sie nicht von Erinnerungen oder Grübeleien gequält werden.

Doch selbst wenn die Frauen, mit denen ich die Übung praktiziere, dieses Hilfsmittel für sich nutzen können, werden sie die schmerzlichen Erinnerungen nie ganz loslassen. Eine Freundin von mir, Maria, hat vor einigen Jahren eine komplizierte Geburt erlebt, die in einem Notkaiserschnitt endete. Alles ist ohne weitere Komplikationen verlaufen – Kind und Mutter waren wohlauf, und Maria sagt selbst immer, dass sie sich nicht als »traumatisiert« empfindet. Als nun aber kürzlich ihre kleine Schwester eine ähnliche Geburt erlebte und deren Mann per WhatsApp der Familie mitteilte: »Es geht nicht mehr weiter – wir gehen jetzt in den OP«, saß Maria nachts um drei heulend in der Küche. Heulend aus Angst um ihre Schwester, aber vor allem weil sie selbst alles wieder erlebte wie bei der Geburt ihres eigenen Kindes. Nun stellt sich die

Frage: Sollte sich Maria in Therapie begeben, da sie doch so unter dem Erlebnis zu leiden scheint? Ich glaube nicht. Sie kommt den größten Teil ihrer Zeit gut mit der Erinnerung an die Geburt zurecht. Dass in einer Situation wie dieser die Gefühle wieder hochkommen, ist mehr als normal – alles andere wäre eher befremdlich. Es gibt Dinge im Leben, die lassen sich nicht ungeschehen machen. Aber wir können lernen, mit ihnen umzugehen.

Wege aus der Qual

Manche Frauen leiden extrem unter dem Druck, eine perfekte Ehefrau und Mutter sein zu müssen. Die Art und Weise, wie sich dieser Druck auswirkt, kann ganz unterschiedlich sein. Eine Form sind die peri- und postpartalen Depressionen, die ich bereits weiter oben beschrieben habe. Nach der Geburt äußern sich diese häufig in Form von einem Gefühl der Zwiegespaltenheit: einer mangelnden Hinwendung zum Baby einerseits und gleichzeitig der Angst, als Mutter zu versagen.

Etwas weniger häufig treten extreme Zwangsgedanken oder selbstverletzendes oder suizidales Verhalten auf. Gerade der Begriff »Zwangsgedanken« klingt zunächst etwas unheimlich, aber Sie haben so etwas sicherlich schon selbst einmal erlebt. Kennen Sie zum Beispiel den Drang, in einer stillen Kirche einfach loszuschreien? Oder die Angst, wenn Sie über eine Brücke gehen, aus einem Impuls heraus Ihr Handy ins Wasser zu werfen? Das sind aufdringliche, einschießende Gedanken. Aber erst wenn solche Gedanken häufiger auftauchen und darüber hinaus mit starker Angst und spezifischem Neutralisierungs- oder Vermeidungsverhalten verbunden sind – in unserem Beispiel hieße das, nicht mehr über Brücken zu laufen und dafür weite Umwege in Kauf zu nehmen –, spricht man von Zwangsgedanken.

Die psychologischen Herausforderungen des Nachwuchses

Bei jungen Müttern können sich Zwangsgedanken aufdrängen, die sich um das Kind drehen, zum Beispiel, dass sie ihm etwas antun könnten. In einem solchen Fall ist eine Psychotherapie dringend notwendig, da eine Spontanremission, eine spontane Heilung also, wenig wahrscheinlich ist. In der Therapie geht es dann für die Frau gezielt darum, sich, gemeinsam mit dem Therapeuten, mit den irrationalen Gedanken auseinanderzusetzen.

Ein solcher Fall war zum Beispiel meine Patientin Frau Paul. Nach der Geburt ihrer Tochter zeigten sich starke aufdrängende Gedanken, wie sie ihr Kind mit einem Messer verletzen könnte, gepaart mit der großen Angst, dass sie es womöglich wirklich tun würde. Frau Paul war eine sehr gewissenhafte Frau und schätzte sich selbst überhaupt nicht als gewalttätig ein. »Ich kann keiner Fliege was zuleide tun. Wie kann ich so was überhaupt denken?«, fragte sie mich in der ersten Stunde weinend. Für Frau Paul brachte die Psychotherapie die ersehnte Hilfe. Nach einer kurzen Zeit der Vorbereitung und der Psychoedukation, um Aufklärung über die Krankheit zu leisten, nahmen wir die erste gemeinsam durchgeführte Konfrontationsübung in Angriff: Frau Paul lernte in meiner Anwesenheit, sich gezielt mit den sich aufdrängenden Gedanken zu konfrontieren und gleichzeitig keine Sicherheitsstrategien aufzubieten. Das hieß im Fall von Frau Paul: Küchenmesser wurden ab diesem Zeitpunkt wieder in angemessenem Maß verwendet. Das Kind musste dabei zudem nicht mehr aus dem Raum gebracht werden, damit bloß nichts passiert.

Doch so einfach sich das zunächst anhört: Eine Expositionsübung, also eine Konfrontation mit unangenehmen Auslösern, ist eine komplexe therapeutische Übung. Ein Therapeut als Unterstützer sowie eine gemeinsame Vor- und Nachbereitung sind damit unverzichtbar! Viele der Übungen in diesem Buch – wie auch die 5-4-3-2-1-Übung – können Sie gerne eigenständig ausprobieren; Expositionen gehören allerdings nicht dazu.

Wege aus der Qual

Hinsichtlich der Zwiegespaltenheit, der Unzufriedenheit mit der neuen Rolle als Mutter, existieren ganz unterschiedliche Ansätze. So gibt es viele Frauen, die sich als eine Art »Milchkuh« empfinden und diesen Zustand nur schwer ertragen. Andere Mütter wiederum gehen sehr schnell vollständig in ihrer neuen Rolle auf – und daraus können sich früher oder später ganz andere Probleme ergeben, nämlich wenn diese Rolle nach einiger Zeit »auserzählt« ist und zumindest teilweise wegbricht. Das kann zu ganz unterschiedlichen Zeitpunkten der Fall sein. Manchmal geschieht es schon sehr früh, wenn das Kind selbstständiger wird und die Mutter nicht mehr rund um die Uhr gebraucht wird. Spätestens aber, wenn der Nachwuchs das elterliche Nest verlässt. Wer sich dann nur auf diese eine Säule in seinem Leben ausgerichtet hat, der leidet nun natürlich stark unter dieser Verschiebung und muss sich auf die Suche nach neuen Rollen in seinem Leben machen. Wie das geht, haben wir bereits im Kontext der Identitätssuche kennengelernt.

Gleichzeitig empfehle ich allen jungen Müttern, die zu mir in die Praxis kommen, sich mit Gleichgesinnten auszutauschen – in Krabbel- oder Stillgruppen –, wo sie die Erfahrung machen können, dass es anderen genauso geht wie ihnen und dass sie durchaus nicht unfähig oder undankbar sind. Wenn Sie jedoch gerade Mutter geworden sind und drei oder mehr der folgenden Fragen für sich mit »Ja« beantworten können, dann wäre es möglicherweise an der Zeit, sich professionelle Hilfe zu suchen:

> Haben Sie seit der Geburt beziehungsweise schon während der Schwangerschaft eine deutliche Stimmungsverschlechterung an sich bemerkt?
> Fällt es Ihnen schwer, ein gutes Verhältnis zu Ihrem Kind aufzubauen?
> Fällt es Ihnen schwer, Ihr Kind ausreichend zu versorgen?
> Fühlen Sie sich ständig überfordert?

Die psychologischen Herausforderungen des Nachwuchses

> Fühlen Sie sich seit der Schwangerschaft beziehungsweise Geburt ängstlich und werden Sie panisch ohne ersichtlichen Grund?

Während früher Gynäkologen allein das physische Wohlergehen der Patientinnen im Blick hatten, wird bei den Nachsorgeuntersuchungen auch der psychische Aspekt immer stärker in den Fokus gerückt, sodass klinische Krankheitsbilder heute schneller erkannt und behandelt werden können – und je früher dies der Fall ist, desto größer ist der Behandlungserfolg. Selbst bei den Vorsorgeuntersuchungen beim Kinderarzt wird immer häufiger auch die psychische Gesundheit der Mutter abgefragt – meines Erachtens ein wichtiger Schritt zu einem offenen und zielgerichteten Umgang mit psychischen Erkrankungen, die mit den Herausforderungen der Elternschaft einhergehen können.

Der vergessene Mann

Das Kapitel neigt sich dem Ende zu, doch halt – was ist eigentlich mit den Männern? Die sind bisher ein wenig auf der Strecke geblieben. Und tatsächlich sind es vor allem die Frauen, die während und nach einer Schwangerschaft leiden. Schließlich sind sie es auch, die – vor allem in körperlicher Hinsicht – die größeren Veränderungen zu durchleben haben.

Zudem vermute ich, dass diese Gewichtung vor allem daran liegt, dass die Psyche ziemlich schlau ist. Wenn in der Partnerschaft eine Person »ausfällt«, funktioniert der andere häufig sehr lange noch weiter, um das System aufrechtzuerhalten – und in diesem Fall sind das eben häufig die Männer.

Das heißt jedoch natürlich nicht, dass für diese das Elterndasein ein Kinderspiel wäre. Sie leiden oftmals unter den neuen Herausforderungen, die über die alte Aufgabe, als Ernährer zu fungieren, weit hinausgehen. Welche Rolle haben sie jetzt in der Familienkonstellation? Zuvor standen sich Mann und Frau in der Beziehung idealerweise als gleichwertige Partner gegenüber, nun fühlt sich der Mann vielleicht an den Rand, in eine weniger gewichtige Position gedrängt. Dazu tragen dann manchmal auch noch spöttische Kommentare von Außenstehenden bei, wenn bei dem jungen Vater nicht gleich alles so klappt, wie es soll (»Oh, hat der Papa dich heute angezogen? Du siehst ja lustig aus. Hahaha!«).

Ich persönlich glaube, dass sich an diesem Gefühl einiges ändern lässt, indem der Mann sich weigert, diese Zuschreibungen anzunehmen, und akzeptiert, dass die eigene Unsicherheit etwas ganz Normales ist; etwas, das vergeht, wenn er die Situation bewusst und aktiv annimmt. Natürlich kann ein Mann nicht stillen. Aber er kann in der Nacht aufstehen und das weinende Kind trösten, er kann es waschen, spazieren fahren, mit ihm spielen. Und dann ist er nicht das überflüssige Rad am Wagen, sondern ein wertvolles Mitglied im Familienteam. Und was das ursprüngliche Zweiergespann, die Partnerschaft zwischen Mann und Frau, angeht: Um diese Seite, die mit Nähe und Intimität zu tun hat, nicht im Familienalltag zu vergessen, ist es wichtig, sich auch als Paar Zeit füreinander zu nehmen. Das muss nicht unbedingt ein Paar*abend* sein, in der Regel fallen junge Eltern völlig erschöpft auf die Couch, nachdem sie den Nachwuchs ins Bett gebracht haben. Gehen Sie doch stattdessen lieber Samstagfrüh brunchen, während Opa mit dem Knirps flanieren geht. Oder noch einfacher: Kochen Sie doch mal wieder ein Erwachsenenessen!

Die psychologischen Herausforderungen des Nachwuchses

Kleine Kinder, kleine Sorgen – große Kinder, große Sorgen

Doch selbst wenn das erste – zweite, fünfte (die Meinungen gehen hier etwas auseinander) – harte Jahr einmal vorüber ist, wird durchaus nicht alles leichter, denn wer Kinder hat, der hat gleichzeitig mit einem großen Quell der Freude eben auch einen nicht versiegenden Quell der Sorge in sein Leben geholt. Unsere Kinder werden heiß geliebt und sind uns überaus wertvoll. Außerdem haben wir so einiges für sie aufgegeben, deshalb sollen sie sich, bitte schön, gefälligst auch unseren Vorstellungen entsprechend entwickeln. Damit das auch sicher gelingt, versuchen wir sie vor allen schädlichen Einflüssen und Gefahren zu bewahren.

Es lassen sich ganze Bücher füllen mit den Blüten, die die Überängstlichkeit besorgter Helikoptereltern in der jüngsten Vergangenheit getrieben hat. UV-Anzüge für Kinder, denn Lichtschutzfaktor 50 und mehr reicht ja nicht mehr für die lieben Kleinen. Das eigene Trampolin im Garten, damit dem Kind auf dem Spielplatz nur ja nichts passieren kann – mit der Folge, dass die Anzahl von Sprunggelenkverletzungen in den letzten Jahren rasant gestiegen ist. GPS-Tracker, damit der Junior auf dem Schulweg ja nicht verloren geht. Dass sich das für unsere Kinder ähnlich anfühlen muss wie der Horror, den George Orwells Protagonist Winston Smith in seiner Dystopie *1984* erlebt hat, darüber machen wir uns keine Gedanken.

Der polnische Pädagoge Janusz Korczak sagte einmal: »Aus Furcht, der Tod könnte uns das Kind entreißen, entziehen wir es dem Leben. Und um seinen Tod zu verhindern, lassen wir es nicht richtig leben.« Wir geben uns der Illusion der vollständigen Kontrolle hin – und opfern dabei das wichtigste Gut: ein freies Leben. Radikale Akzeptanz, wie wir sie in Kapitel 6 kennengelernt haben, kann hier gute Dienste leisten, wenn Sie sich einmal wieder Sor-

Kleine Kinder, kleine Sorgen – große Kinder, große Sorgen

gen um die Zukunft Ihrer Kinder machen. Wenn Ihre 14-jährige Tochter zum ersten Mal bis nach zehn Uhr auf eine Party geht. Wenn Ihr 15-jähriger Sohn mit der dritten Fünf in Mathe nach Hause kommt und auf die Hauptschule wechseln muss. Es gibt Dinge, die Sie nicht ändern können. Es gibt Dinge, die Sie einfach nicht in der Hand haben.

Verstehen Sie mich nicht falsch – ich meine damit nicht, dass Sie alles durchgehen lassen müssen und gar nicht erst den Versuch unternehmen sollen, Ihre Kinder zu erziehen und zu leiten. Aber Sie können das Leben nicht vollständig kontrollieren. Diese Erkenntnis – und die radikale Akzeptanz dieser Erkenntnis – können ganz wesentlich zu Ihrem Wohlbefinden beitragen.

Und übrigens – ganz am Rande, wenn wir schon beim Thema »Dinge, die man einfach akzeptieren muss« sind: Auch die Pubertät ist etwas ganz Normales, auf das wir nur wenig Einfluss haben. Doch ein Trost für Sie: Mit peripubertären Depressionen sind noch keine Eltern bei mir gelandet. Wenn Sie trotzdem manchmal das Gefühl haben, all das, was auf Sie einströmt, nicht aushalten zu können, dann ist es vielleicht Zeit für eine kleine Entspannungsübung. Atmen Sie tief durch die Nase ein und wieder aus. Versuchen Sie, sich ganz auf Ihren Atem zu konzentrieren. Dabei kann es helfen, die Atemzüge mitzuzählen: »Einatmen – 1 – Ausatmen – 2 – Einatmen – 3 ...« und so weiter. Zählen Sie auf diese Art bis zehn. Versuchen Sie Schritt für Schritt Ihren Atem zu verlängern, ohne dabei angestrengt zu sein. Optimal wäre eine Atemfrequenz von drei Sekunden Ein- und drei Sekunden Ausatmen.

Vielleicht hilft es Ihnen, wenn jemand Sie anleitet? Es gibt zahlreiche CDs oder YouTube-Videos zum Thema Entspannungsübungen. Probieren Sie das eine oder andere einfach mal aus. Jeder Mensch ist anders und spricht auf unterschiedliche Entspannungsmethoden an. Die bekanntesten Entspannungstechniken sind das autogene Training und die progressive Muskelentspannung. Regelmäßig praktiziert können diese Übungen langfristig mithilfe von Konditionierungsprozessen zu mehr Zufriedenheit und Gelassenheit, aber auch zu mehr Selbstkontrolle und einem erhöhten Selbstwirksamkeitserleben führen, also zu der Überzeugung, dass man fähig ist, auch schwierige Situationen zu bewältigen. Dennoch an dieser Stelle ein wichtiger Hinweis: Bei ausgeprägtem Hang zum Grübeln können manche Entspannungsübungen auch kontraindiziert sein, weil die Ablenkung wegfällt und dadurch noch mehr Platz für negative Gedanken entstehen kann. In diesem Fall sind eher Entspannungstechniken sinnvoll, die auch den Kopf beschäftigen, zum Beispiel das oben genannte Atemzählen, Fantasiereisen (der »sichere innere Ort« aus Kapitel 4) oder auch körperbezogene Ansätze wie Yoga und Qigong.

Die Kinder meiner Kinder

Glücklicherweise sind Eltern mit ihren Sorgen und Nöten rund um ihre Kinder in den seltensten Fällen allein – schließlich gibt es noch die Großeltern; wenn auch leider nicht so viele, wie manche sich das wohl wünschen würden. Denn obwohl der Trend zum Drittkind geht, ist es aufgrund des starken Anstiegs des Erstgebärendenalters nicht allen Menschen vergönnt, ihre Enkelkinder noch zu erleben.

Wer allerdings das Glück hat, Großvater oder Großmutter zu werden, blüht häufig regelrecht auf und widmet sich seinen Enkelkindern mit einem Enthusiasmus, der bei den eigenen Kindern aufgrund von Belastungen wie Hausbau, Beruf und dergleichen vielleicht nicht ganz so ausgeprägt vorhanden war. Diese engagierten Großeltern sind für die Elterngeneration eine wesentliche Ressource, für die sie nicht dankbar genug sein kann.

Die Kinder meiner Kinder

Allerdings gibt es einige wichtige Regeln, die die Großeltern nicht außer Acht lassen sollten, wenn ihnen am Erhalt eines guten Verhältnisses zu ihren Kindern gelegen ist. Wenn Sie also Enkel haben, behalten Sie Folgendes im Hinterkopf:

> Sie sind die Großeltern – und nicht die Eltern. Das bringt einige Vorteile: Sie dürfen verwöhnen, müssen nicht immer konsequent sein. Das heißt aber auch, dass Sie die Autorität der Eltern nicht untergraben und gut gemeinte Erziehungstipps für sich behalten sollten. Sie mögen es vielleicht besser wissen, aber Sie hatten schließlich bei Ihren eigenen Kindern Ihre Chance – jetzt darf die nächste Generation ran.

> Daraus folgt auch, dass Sie darauf verzichten sollten, bei den jungen Eltern durch kluge Nachfragen und Hinweise Druck aufzubauen: »Schläft sie denn schon durch?«; »Wann fängst du endlich mit der Beikost an?« Auch wenn Sie der Meinung sind, dass es Ihren Enkel total verweichlichen wird, wenn er mit einem Jahr immer noch bei ihrer Tochter im Bett schläft: Diese Erziehungsentscheidung liegt ganz bei der Mutter. Viel hilfreicher sind da offen formulierte Angebote: »Wenn ich dir irgendwie helfen kann, sag Bescheid«; »Ich kann gerne mal auf den Kleinen aufpassen, wenn du Zeit für dich brauchst.« Oder noch besser: »Wenn du willst, kann ich gerne vorbeikommen; ich koche und putze, dann kannst du dich mit dem Baby einmal richtig entspannen.«

> Und zuletzt ein Hinweis, der nicht nur für frischgebackene Großeltern, sondern auch andere Verwandte und Freunde gilt: Mit Nachfragen zu Wochenfluss, Sexualleben, Geburtsverletzungen und anderen intimen Details sollte man sich tunlichst zurückhalten. Wer darüber reden möchte, wird das Gespräch von sich aus suchen – alles andere kann schnell als übergriffig empfunden werden.

Die psychologischen Herausforderungen des Nachwuchses

Versuchen Sie also bei allem Großelternenthusiasmus, diese Hinweise im Hinterkopf zu behalten. Dadurch steigt die Wahrscheinlichkeit, dass Sie sich lange an der Gesellschaft Ihrer Enkelkinder – und Ihrer Kinder – erfreuen können, ganz erheblich.

Blick hinter die Kulissen
Ein bissl Therapie schadet nie –
Sollte nicht jeder mal eine machen?

Man muss kein großer USA-Kenner sein, um zu wissen: Der persönliche Psychotherapeut gehört hier zur Grundausstattung wie der Haus- oder Zahnarzt. Gefühlt hat dort jeder Zweite einen Therapeuten, mit dem er sich über die kleinen und großen Hürden und Unwägbarkeiten des Lebens austauscht. Täte es nicht eigentlich jedem von uns gut, sich jenseits der verschiedenen Psychotests in den einschlägigen Magazinen ein bisschen intensiver mit der eigenen Psyche auseinanderzusetzen?

Wir Psychotherapeuten müssen das sogar. Bei uns nennt man das jedoch nicht Therapie, sondern »Selbsterfahrung«. Diese wird vom jeweiligen Ausbildungsinstitut organisiert und unterliegt der Ausbildungsordnung. Sie ist kostenpflichtig und wird nicht von der Krankenkasse finanziert.

In meinem Fall waren das sechs Blockveranstaltungen in der Gruppe an jeweils drei Tagen, vorgeschrieben sind mindestens 120 Stunden. Und da geht es ziemlich emotional zur Sache. Viele Tränen fließen, es ist eine unglaublich intensive Zeit – manchmal angenehm, manchmal auch nicht. Man macht Gemeinschafts- und auch Einzelübungen in der Gruppe, wobei Letzteres bedeutet, dass man allein im Fokus steht.

Am Ende der Selbsterfahrung steht ein Feedbackgespräch. Natürlich besteht darüber hinaus immer die Möglichkeit, auf eigene Kosten Einzelselbsterfahrung weiterzumachen.

Bestimmte Inhalte sind bei der Selbsterfahrung fest vorgegeben, zum Beispiel typische Grundannahmen über sich und die Welt und spezielle Verhaltensmuster, die wiederum auch bei der psychotherapeutischen Arbeit auftreten können. »Welche Patienten machen mich wütend, und was hat das mit meiner Lebensgeschichte zu tun?«; »Bei welchen Patienten muss ich aufpassen, dass ich in meiner professionellen Rolle bleibe?« Bei mir sind das zum Beispiel Patienten, die die Augen vor positiven Entwicklungen verschließen, obwohl sich im Laufe der Therapie schon so vieles zum Besseren geändert hat. Gleichzeitig muss ich hier natürlich aufpassen, dass ich nicht übers Ziel hinausschieße. Auch dafür hat die Selbsterfahrung mich sensibler gemacht.

Selbstverständlich wirkt sich dieses Wissen auch positiv auf mein Privatleben aus, weil ich möglicherweise besser als andere verstehe, warum ich in bestimmten Situationen besonders dünnhäutig reagiere. Und dennoch: Wir sind alle Menschen und reagieren in vielen Situationen einfach emotional. Egal ob mit oder ohne professionelles Hintergrundwissen.

Und auch wenn das Klären von inneren (oder äußeren) Konflikten und das Dazulernen von sinnvollen psychologischen Strategien wohl jedem Menschen helfen würde: Eine Psychotherapie für die breite Masse halte ich für durchaus verzichtbar. Natürlich hat jeder sein Päckchen, das er mit sich herumschleppt. Dachschaden kann man eben nicht versichern – das sollte im Laufe der bisherigen Kapitel mehr als deutlich geworden sein. Aber Psychotherapie ist in Deutschland eine Gesundheitsleistung, die psychisches Leid lindern soll – und kein Selbsterfahrungstrip. Wer einfach mal etwas »für sich tun möchte«, kann sich durchaus ein Coaching oder eine Beratung gönnen – eine von der Allgemeinheit finanzierte Therapie ist dann jedoch nicht angezeigt. Vor allem, weil auch das ständige Kreisen um sich selbst ungesunde Ausmaße annehmen kann. Natürlich ist es sinnvoll, sich selbst zu kennen, zu erkennen, aber die ununterbrochene Suche nach sich selbst sorgt eben auch dafür, dass wir alle uns nur noch auf irgendwelchen Meta-meta-meta-Ebenen bewegen und dabei die Realität und die realen Anforderungen des Daseins aus den Augen verlieren. Auf diese Art und Weise nimmt jedoch die ständige Analyse – so seltsam das aus dem Munde einer Psychotherapeutin auch klingen mag – dem Leben Spaß und Leichtigkeit.

9
Fun, Fun, Fun – Alkohol und andere Suchtmittel

Bei Jonas fing es beim gemeinsamen Chillen mit Freunden an. Warum sich besaufen, wenn man auch kiffen kann? Nur zum Runterkommen. Macht schließlich jeder. Und ist ja quasi schon fast legal. Nur noch eine Frage der Zeit, bis nicht nur Krebskranke das Zeug rauchen dürfen. Und inzwischen raucht Jonas auch, wenn er alleine ist, einfach zum Entspannen. Nach der Berufsschule zum Beispiel, wenn ihm zu viele Dinge im Kopf herumgehen. Macht schließlich jeder.

Sabine ist Mutter von zwei Kindern im Grundschulalter. Da hat man schon so seine Sorgen. Vor allem, wenn man daneben noch Vollzeit arbeitet und einen Haushalt zu schmeißen hat. Und mit den Sorgen kamen die Einschlafprobleme. Ihr Hausarzt hat Sabine bereitwillig Tabletten zum Einschlafen verschrieben. Und die sind wirklich großartig. Seit Jahren findet sie zum ersten Mal ohne Probleme in den Schlaf. Anfangs nimmt Sabine immer wieder mal eine, aber irgendwann scheint die Wirkung nachzulassen. Naja, dann nimmt sie eben einfach mal zwei.

Stefan arbeitet in der Medienbranche. Da ist man nicht nur unglaublich kreativ, sondern es muss auch viel gebrainstormt werden. Brainstorming heißt: lange Sitzungen, lange Diskussionen. Dann der

Fun, Fun, Fun – Alkohol und andere Suchtmittel

kollegiale Austausch zwischendurch – das geht am besten bei einem kleinen Espresso am Kaffeeautomaten. Inzwischen trinkt Stefan bis zu acht Tassen am Tag – zusätzlich zu seinen fünf Tassen Kaffee, die er sonst noch braucht. Am Wochenende wacht er oft mit Herzrasen auf, und spätestens um die Mittagszeit melden sich starke Kopfschmerzen. Kein Wunder, schließlich hat er seine tägliche Dosis noch nicht bekommen.

Alles nicht der Rede wert!

Hört sich alles relativ normal an? Ist es in unserer Gesellschaft womöglich auch – und dennoch: Jonas, Sabine und Stefan zeigen eindeutige Vorstufen einer Sucht, auch wenn sie nicht mit der Nadel im Arm im Frankfurter Bahnhofsklo herumliegen oder schon zum Frühstück ihr erstes Bier in sich hineinschütten. Süchtig ist, angelehnt an die Kriterien des DSM, wer innerhalb des letzten Jahres mindestens drei der folgenden Verhaltensweisen im Hinblick auf sein »Suchtmittel« an sich festgestellt hat:

> den starken Wunsch, die Substanz zu konsumieren – Experten sprechen hier auch von »Craving«
> einen Kontrollverlust im Hinblick auf den Konsum, das heißt, die betreffende Person hat nicht mehr im Griff, wann sie die Substanz konsumiert – und in welchem Umfang
> körperliche Entzugserscheinungen
> Toleranzentwicklung (das heißt, die Person braucht immer mehr und mehr und mehr von der betreffenden Substanz, um die gewünschte Wirkung zu erzielen)
> Vernachlässigung von anderen Interessen zugunsten der Beschaffung und des Konsums der Substanz
> fortgesetzter Konsum der Substanz trotz schädlicher Folgen.

Alles nicht der Rede wert!

Das sind natürlich ziemlich harte Kriterien – doch auch unterhalb dieser Schwelle ist durchaus nicht alles im grünen Bereich. Auch wenn jemand nicht süchtig ist, kann er zum so genannten Substanzmissbrauch neigen. Auch das ist eine offizielle Diagnose mit Krankheitswert. Ob harte Drogen wie Heroin, Kokain, LSD oder unsere Alltagsdrogen Nummer 1 – Alkohol, Nikotin, Koffein, Schlafmittel, Beruhigungstabletten, Zucker –, all das sind Substanzen, nach denen wir süchtig sein können und um die es hier in diesem Kapitel gehen soll.

Machen wir doch einmal die Probe aufs Exempel:

> Hatten Sie aufgrund des wiederholten Substanzkonsums soziale Probleme, zum Beispiel Ehestreitigkeiten?
> Haben Sie aufgrund des Substanzkonsums bei wichtigen Verpflichtungen, zum Beispiel der Versorgung der Kinder oder in Ihrer beruflichen Tätigkeit, versagt?
> Könnten Sie sich vorstellen, für drei Monate auf den Konsum zu verzichten?
> Haben Sie schon mehrmals versucht, den Substanzkonsum einzustellen?
> Verlieren Sie manchmal die Kontrolle, was Beginn, Beendigung und Gebrauch der Substanz angeht?
> Haben Sie die Menge der Substanz in den vergangenen Monaten steigern müssen, um den gewohnten Effekt zu erzielen?

Ein wesentlicher Aspekt bei der Diagnose »Substanzmissbrauch« ist übrigens, dass bereits wiederholt negative Konsequenzen (Trennung, Führerscheinentzug, Festnahme) vorliegen, auch ohne dass tatsächlich von einer Sucht zu sprechen wäre. Aber selbst, wer keine dieser Fragen wirklich mit Ja beantworten kann (der Bezugszeitraum ist übrigens entweder dauerhaft über einen Monat lang oder punktuell in den letzten zwölf Monaten), zeigt möglicherweise dennoch ein Risikoverhalten, auch wenn es (noch!) nicht zu negativen Konsequenzen gekommen ist.

Nun aber mal langsam, werden Sie möglicherweise sagen, man muss ja nicht alles pathologisieren! Und Sie haben recht – gerade darum geht es ja in diesem Buch: zu zeigen, dass viele scheinbar nicht ganz so normale Dinge eigentlich doch ziemlich normal sind.

Witzigerweise hat eine Freundin von mir, Sabrina (Sie kennen Sie bereits aus der Einleitung), erst kürzlich festgestellt, dass ihr Chipskonsum tatsächlich voll und ganz die Voraussetzungen für eine Sucht erfüllt. Sabrina schafft es sogar, bei mehr als nur drei Kriterien ein Häkchen zu setzen. Sie hat sich selbst die Vorgabe gemacht, dass sie nur donnerstags bei *Germany's Next Topmodel* Chips essen darf. Deshalb denkt sie den ganzen Tag – und ab und an sogar schon am Mittwoch – darüber nach (Craving); manchmal kann sie einfach nicht widerstehen und isst die extra gekaufte Tüte bereits am Dienstag leer (Kontrollverlust). Weil eine Tüte nicht reichen könnte, kauft sie zur Sicherheit manchmal noch eine zweite (Toleranzentwicklung). Und obwohl sie schreckliche Pickel davon bekommt, möchte sie auf ihr liebgewonnenes »Ritual«, bis zur ersten Werbepause eine Tüte Chips in sich hineinzustopfen, auf keinen Fall verzichten (Konsum trotz negativer Folgen). Alles klare Anzeichen einer Sucht! Nun ja.

Tatsächlich bin ich der Meinung, dass es nicht gleich als pathologisch angesehen werden sollte, wenn man einmal über die Stränge schlägt – solange bei den Mitmenschen kein Schaden entsteht und sich die Person der möglichen Folgen auch tatsächlich bewusst ist. Die Kosten fürs Gesundheitssystem blende ich hier aus, auch wenn sie sicher nicht zu unterschätzen sind. Trotzdem sind Werte wie Eigenverantwortung und Selbstständigkeit aus meiner Sicht in der heutigen Gesellschaft übergeordnet.

Alles nicht der Rede wert!

Und dennoch schadet es vielleicht nicht, sich über sein eigenes Konsumverhalten einmal Gedanken zu machen. Da reicht es schon, wenn ich einen Blick auf meine Elterngeneration werfe. Ja, die Eltern! Nicht etwa die komasaufenden Jugendlichen.

Da wird am Wochenende zum Mittagessen mindestens ein Glas Wein getrunken, danach ein Schnaps zur Verdauung, abends ein bis drei Weizen. Nicht so schlimm? Eindeutig Risikoverhalten. Genauso die zahlreichen Schichtarbeiter in meinem Freundeskreis, die ihr Bier brauchen, um überhaupt einschlafen zu können. Dazu wird geraucht, dass die Ohren qualmen, weil sich so die Möglichkeit zum Runterkommen und zu einer kurzen Pause im Arbeitstrott ergibt. Alles verständlich – aber streng genommen auch hier ein Risikoverhalten.

Für Männer gilt ein regelmäßiger Konsum von 40 Gramm reinem Alkohol täglich als gesundheitsschädigend, für Frauen 20 Gramm täglich. Nun, ein Liter Bier enthält etwa 40 Gramm Alkohol, ein Liter Wein etwa 80 Gramm. Das sind wohlgemerkt keine Durchschnitts-, sondern Höchstwerte. Da ist man mit zwei Halben am Feierabend schnell im gesundheitsschädigenden Bereich. Wenn man nun hört, dass jährlich in Deutschland pro Kopf (also Abstinenzler und Kinder mit eingerechnet) 10,5 Liter reinen Alkohols konsumiert werden (das sind im Schnitt pro Kopf: 123,1 Liter Bier, 23,9 Liter Wein beziehungsweise Sekt oder 5,8 Liter Schnaps), ist klar, dass das alles andere als gesund ist. Da scheinen sich so einige nicht an die Empfehlungen zu halten.

Fun, Fun, Fun – Alkohol und andere Suchtmittel

Ich kann allem widerstehen, nur der Versuchung nicht

Doch was ist überhaupt das Tolle an Alkohol, Nikotin und Co.? Das soll uns mal unser Gehirn erklären. Bestimmte Substanzen (Nikotin, Amphetamine, Kokain, aber auch auf indirekte Weise Opioide und Alkohol) wirken auf das »Lustzentrum« im Gehirn ein, dem *Nucleus accumbens*. Es wird Dopamin ausgeschüttet. Das Belohnungssystem wird aktiviert – ein Lustgefühl entsteht.

Je nach Substanz wirkt sich das unterschiedlich auf den Körper aus: Opioide (wie zum Beispiel Heroin) wirken kurzfristig euphorisierend und gleichzeitig sedierend – sie entspannen also und wirken schmerzstillend. Kokain wirkt euphorisierend, antriebssteigernd – man wird kurzfristig leistungsfähiger, es entstehen ein gesteigertes Kontaktbedürfnis und eine gesteigerte Libido. Nikotin sorgt für erhöhte Aufmerksamkeit, außerdem für eine Zunahme der Stresstoleranz und für Entspannung. Alkohol wirkt angstlösend, enthemmend und fördert die Gesprächigkeit.

Dass auch Tiere Suchtmitteln gegenüber nicht abgeneigt sind, haben Wissenschaftler inzwischen beweisen können, auch wenn die legendären torkelnden Elefanten aus *Die lustige Welt der Tiere* vermutlich nicht wirklich betrunken waren, sondern wohl eher die giftigen Käferpuppen in der Rinde der Marula-Bäume gefressen hatten. Allerdings sind Geschichten über indische Elefanten bekannt, die versucht haben, Biervorräte zu stehlen. Und Primaten stehen Forschern zufolge genauso auf Alkohol wie wir – wobei dieser in der freien Natur durchaus nicht so hochkonzentriert vorkommt wie in Wodka oder Whisky. Aber wenn sogar Tiere drauf stehen, dann kann das Ganze doch gar nicht *so* unnatürlich sein.

Ist doch fast legal

Die Verharmlosung von Suchtmitteln bezieht sich nicht nur auf Alkohol, auch Cannabis wird gerne als »weiche Droge« bezeichnet. Bei längerfristigem Konsum jedoch entwickeln viele Menschen ein so genanntes amotivationales Syndrom, das heißt, es tritt eine dauerhafte Persönlichkeitsveränderung in Form von ausgeprägter Lethargie, Passivität, gestörter Merkfähigkeit und Konzentrationsfähigkeit auf. Außerdem besteht bei regelmäßigem Cannabiskonsum eine erhöhte Anfälligkeit für andere psychische Störungen wie beispielsweise Depressionen, Ängste oder Psychosen.

Aber auch bei anderen Suchtmitteln gibt es zahlreiche schwerwiegende Folgen; bei langfristigem Kokainkonsum sind es Verstimmungen, Impotenz, Aggressivität und vieles mehr. Bei Alkohol sind es vor allem neurologische Störungen wie Lähmungen, Gedächtnisstörungen oder Polyneuropathie, bei der Nervenfasern so weit geschädigt werden, dass es zu Taubheit, Kribbeln, Brennen in den Armen und Beinen kommt. Fast noch schlimmer: das Rauchen. Allein in Deutschland starben im Jahr 2013 121.000 Menschen an den Folgen des Rauchens – und zwar nicht nur an Lungenkrebs. Raucher haben auch ein besonders hohes Risiko, an Kehlkopf-, Speiseröhren- und Mundhöhlenkrebs zu erkranken. Außerdem haben Wissenschaftler einen Zusammenhang mit Leukämie sowie Bauchspeicheldrüsen-, Harnblasen-, Gebärmutterhals- und Nierenkrebs festgestellt. Ich will hier nicht belehren oder gar jemanden in die Suchtecke stellen. Unsere kleinen Abhängigkeiten sind durch und durch menschlich, dennoch sind wir uns der Auswirkungen unseres Konsums offensichtlich nicht immer vollständig bewusst. Aber erst wenn ich die Konsequenzen genau kenne, kann ich mich als mündige Person bewusst für oder gegen eine Sache entscheiden.

Fun, Fun, Fun – Alkohol und andere Suchtmittel

So hatte ich erst vor Kurzem ein junges Mädchen in Behandlung, das sich vielleicht auch anders entschieden hätte, wenn sie besser Bescheid gewusst hätte: Marie. Die 19-Jährige mit wahrscheinlich erhöhter genetischer Anfälligkeit für eine Schizophrenie (die Mutter leidet an dieser Erkrankung) hatte mit 15 Jahren angefangen, Drogen »auszuprobieren«. Sie entwickelte eine Nikotin- und Cannabisabhängigkeit. Marie war hochintelligent, stand kurz vor dem Abitur und berichtete von typischen schizophrenen Symptomen, zum Beispiel Gedankenlautwerden (sie hört ihre Gedanken beziehungsweise Erinnerungen an eine verstorbene Bezugsperson als Stimme), Verkennungen (sie sieht in den Wolken am Himmel konkrete Gegenstände), Paranoia (sie glaubt verfolgt zu werden) und vieles mehr. Das Cannabis – und wahrscheinlich auch die anderen Drogen, unter anderem LSD – scheint den Ausbruch der Schizophrenie bei Marie leider begünstigt zu haben. So viel zum Thema »Einfach mal ausprobieren«.

Wie sich Suchtstoffe konkret auswirken und ob jemand tatsächlich eine Sucht entwickelt, hängt von ganz unterschiedlichen Dingen ab – da sind wir wieder beim multifaktoriellen Modell. Personenspezifische Faktoren (genetische Anfälligkeit, eventuell vorbestehende andere psychiatrische Erkrankungen, Probleme bei der Emotionsregulation, Neugierde), soziale Faktoren wie die Verfügbarkeit der Droge, soziale Normen wie zum Beispiel die Ansicht »Ein bisschen Gras schadet doch nicht«, mangelnder familiärer Zusammenhalt, emotionale und körperliche Vernachlässigung in der Jugend und vor allem auch der Einfluss der Peergroup, also das Umfeld der Gleichaltrigen, in dem man sich bewegt, spielen hier zusammen.

Zudem lassen sich ganz viele unterschiedliche Formen der Sucht beschreiben. So gibt es nicht *den* Alkoholiker schlechthin, sondern ganz unterschiedliche Ausformungen. Ein Freund von mir erzählt oft und gerne von seinem früheren Sportlehrer, einem klassischen

Spiegeltrinker, der den Kühlschrank in der Sportlehrer-Umkleide nicht etwa voll Kältekompressen hatte, sondern voll Bier, das ihm die Schüler gerne und oft klauten. Eine Geschichte, die jedes Mal für Gelächter sorgt – allerdings im Grunde ziemlich traurig ist. Anders der russische Patenonkel einer Freundin, der sich, wenn es ihn einmal nach Deutschland – und somit heraus aus dem Dunstkreis seiner Göttergattin – verschlug, exzessiven Kontrollverlustphasen hingab und sich so betrank, dass er zwei Wochen lang quasi verkatert auf dem Gästesofa verbrachte. Egal wie die Sucht aussieht: Das Gehirn vergisst nicht. Es entwickelt sich ein Suchtgedächtnis, sodass irgendwann allein das Bild von einem Bier bei einem trockenen Alkoholiker für Craving, also den drängenden Wunsch zu trinken, sorgen kann. Schuld daran ist unter anderem eine dauerhafte und irreversible Veränderung bei der Produktion und Weiterleitung erregender Neurotransmitter, wie zum Beispiel Dopamin und Glutamat, im zentralen Nervensystem.

Zeit für eine Erkenntnis

Dennoch ist es möglich, trocken oder clean zu werden. Dafür muss man sich jedoch überhaupt erst einmal eingestehen, dass mit dem eigenen Konsumverhalten irgendwas nicht so ganz passt. Dieser Prozess kann allerdings eine ganze Weile dauern. Hier eine kleine Liste der beliebtesten Ausreden von Suchtkranken – die sich übrigens weniger bei meinen Patienten, sondern vor allem bei jenen Menschen in meinem Umfeld finden, die ihre Sucht noch bagatellisieren und daher auch keinen Änderungsbedarf sehen.

> - Ich kann jederzeit damit aufhören.
> - Es schmeckt halt so gut.
> - Helmut Schmidt hat auch keinen Lungenkrebs bekommen.

Fun, Fun, Fun – Alkohol und andere Suchtmittel

> Ich genieße einfach das Leben.
> Ich merke keine Einschränkungen.
> Das war ja nur einmal, weil ... (ich Geburtstag hatte; meine Freunde mich überredet haben; ich schlecht drauf war ...)
> Das ist jetzt aber wirklich das letzte Mal.

Gerade der erste Punkt ist durchaus einen Versuch wert. Ein Beispiel dafür ist der *Dry January*, der gerade in Großbritannien sehr verbreitet ist. Jeder Pauschalurlauber weiß, dass die Engländer uns Deutschen in Sachen Alkoholkonsum in nichts nachstehen – erst recht nicht um die Weihnachtszeit. Deshalb schalten viele Briten im Januar einen Gang zurück und trinken einen Monat lang gar keinen Alkohol. Sehr löblich. Problematisch nur, wenn der abstinente Januar als Freibrief dafür verstanden wird, es im restlichen Jahr noch wilder zu treiben. Genauso schlimm: wenn das Scheitern beim Abstinenzversuch dafür sorgt, dass kein weiterer Versuch mehr unternommen wird. Eine Erfahrung, die jedes Jahr an Silvester übrigens zahlreiche Raucher machen, deren Vorsatz es ist, im neuen Jahr ihr Laster loszuwerden. Nur ein Bruchteil von ihnen kommt dauerhaft vom Rauchen los. Und dem Rest vergeht mit jedem fehlgeschlagenen Versuch die Motivation, sich von der Sucht zu befreien.

Doch halt! Ich rede hier ständig über Alkohol, Nikotin, Cannabis – noch viel interessanter, weil bei den meisten Menschen noch weniger auf dem Schirm, sind die so genannten Verhaltenssüchte, also die nicht stoffgebundenen Süchte. Dabei handelt es sich um Süchte, die eine psychische Abhängigkeit auslösen, aber keine körperliche, da keine externen Substanzen direkt auf das Gehirn einwirken, sondern das Gehirn durch das Verhalten angeregt wird, körpereigenes Dopamin zu erzeugen. Beispiele dafür sind Handysucht, Spielsucht, Kaufsucht, Sexsucht, Internetsucht, PC-Spiel-Sucht. Wichtig bei dieser Thematik ist jedoch, dass nicht jedes sozial unerwünschte Verhalten auch pathologisch ist. Nur weil es mich nervt, dass mein Gegenüber während des Gesprächs dauernd auf sein Handy schaut, bedeutet das nicht zwangsläufig, dass er handysüchtig ist. Und auch wenn jemand sich jeden Abend eine Tüte Chips reinstopft, hat er noch lange keine Essstörung.

Wege aus der Sucht

Womöglich haben Sie ja selbst ein (Konsum-)Verhalten an sich entdeckt, das vielleicht noch keine Sucht oder einen Substanzmissbrauch darstellt, aber eventuell eine Vorstufe davon, also ein Risikoverhalten, mit dem Sie so nicht fortfahren möchten. Sollte es sich aber doch um eine Sucht handeln, empfehle ich Ihnen, sich gemeinsam mit einem Arzt an deren Bewältigung zu machen – schon allein um die Folgen des körperlichen Entzugs in den Griff zu bekommen. Im Fall einer Alkoholabhängigkeit kann der drei- bis fünftägige körperliche Entzug beispielsweise mit heftigen Krämpfen (Delirium tremens) einhergehen, die lebensbedrohlich sein können und eine medizinische Betreuung unverzichtbar machen. Ebenso problematisch wäre eine Symptomverschiebung, also die Entwicklung einer anderen, weiteren Abhängigkeit, wenn man zum Beispiel anfängt zu spielen, um sich von seiner Alkoholsucht abzulenken.

Aber zurück zu uns mit unseren ganz normalen Dachschäden. Bei uns hilft – gerade bei der Prävention – die Versorgung mit relevantem Wissen sehr viel. Die Aufklärung darüber, wie Alkohol, Nikotin, Drogen den Körper schädigen, sorgt dafür, dass weniger Menschen diese Stoffe überhaupt konsumieren. Eine solche Kampagne ist zum Beispiel »Kenn dein Limit!« der Bundeszentrale für gesundheitliche Aufklärung.

Ebenfalls in den Bereich »Prävention« fallen übrigens die abschreckenden Bilder auf den Zigarettenschachteln. Aus psycho-

Fun, Fun, Fun – Alkohol und andere Suchtmittel

logischer Sicht ist es jedoch notwendig, die Bilder regelmäßig zu verändern oder auszutauschen, weil sonst ein Gewöhnungseffekt eintritt. Wobei man sich schon fragt, weshalb das Rauchen nicht einfach verboten wird, wenn die Folgen anscheinend so gravierend sind, dass der Staat sich genötigt sieht, mündige Bürger derart zu gängeln. Schließlich werden auf Bierflaschen auch keine sich übergebenden Menschen abgebildet. Aber im Fall eines Verbots würden dem Fiskus ja die Milliarden-Einnahmen aus Tabak- und Mehrwertsteuer entgehen, die inzwischen über drei Viertel des Zigarettenpreises ausmachen. Und das will man anscheinend auch nicht.

Denjenigen, die die Prävention nicht vom Konsum abgehalten hat, können unterschiedliche Ansätze helfen, die in abgewandelter Form auch in der standardmäßigen Suchttherapie zum Einsatz kommen. Der erste Schritt besteht darin, Auslöser für einen Rückfall zu identifizieren und hilfreiche Strategien zu erarbeiten, um in derartigen Situationen anders handeln zu können.

Klaus zum Beispiel ist ein Gewohnheitsraucher. Immer am Ende der Mittagspause gönnt er sich eine Zigarette, bevor es mit der Arbeit weitergeht. Die Zigarette steht für ihn dabei für Entspannung, Stressreduktion und Belohnung gleichermaßen. Aber Klaus möchte unbedingt mit dem Rauchen aufhören. Deshalb nimmt er seine Risikosituation nach dem Mittagessen genau unter die Lupe: Vor allem der Zigarettengeruch der anderen Raucher ist für ihn ein spezifischer Auslöser – ein »Trigger«. Wenn er den Tabakrauch riecht, wird sein Verlangen nach einer Zigarette immer stärker. Deshalb vermeidet er am Anfang jegliche Raucherplätze – er betreibt somit, wie wir Fachleute sagen, »Stimuluskontrolle«. Doch klar ist auch, dass Klaus früher oder später wieder in Kontakt mit diesem Geruch kommen wird. Langfristig wäre es für ihn deshalb wichtig, sich zu überlegen, wie er mit solchen Triggern umgehen möchte. Ganz konkret hieße das, sich dem verlockenden Zigarettenrauch zum Beispiel erst auszusetzen, nachdem er sein Stresslevel anderweitig runtergefahren hat. Dabei ist es wichtig, nicht in die Falle der Suchtverlagerung zu tappen, also auf Schokolade, Kaffee oder gar Alkohol auszuweichen, sondern andere Strategien zur kurzfristigen Stressreduktion zu entwickeln. Das können beispielsweise mehrere tiefe Atemzüge an der frischen Luft sein (vielleicht sogar im Sinne einer Atemübung, wie ich sie in Kapitel 8 beschrieben habe), sich zu bewegen, indem Klaus die Treppen rauf- und runterläuft, oder ein wohltuender Geruch, zum Beispiel ein Duftöl, das Klaus praktischerweise immer in der Schreibtischschublade liegen lassen kann.

Außerdem ist es wichtig, eine Art Notfallplan aufzustellen. Ein guter Notfallplan umfasst individuelle Frühwarnzeichen, Hochrisikosituationen und hilfreiche Strategien. In der Regel sind das, wie gerade schon beschrieben, körperliche Betätigung, Entspannungsübungen oder die Kommunikation mit anderen Menschen. Wenn wir hier noch einmal meine Freundin Sabrina mit ihrer »Chips-Sucht« betrachten, wäre so ein Frühwarnzeichen zum Beispiel, dass sie bei ihrem Weg zur Arbeit extra einen Umweg geht, um »zufällig« beim Supermarkt vorbeizugehen. Hochrisikosituation ist für sie im Grunde jeder Abend vor dem Fernseher. Eine hilfreiche Strategie für eine solche Situation könnte zum Beispiel sein, sich sofort nach dem Abendessen die Zähne zu putzen.

Essenziell ist darüber hinaus auch der Umgang mit Rückschlägen. Rückfälle treten leider bei Suchtmittelmissbrauch sehr häufig auf. Das sollte man wissen und Rückfälle nutzen, um daraus zu lernen. Und zwar in Form einer Verhaltensanalyse im Nachhinein:

> Was war die auslösende Situation?
> Welche Trigger können Sie identifizieren?

> Wie haben Sie reagiert, was waren Ihre Empfindungen und Gedanken?
> Wie hat sich Ihr Körper angefühlt?
> Wie haben Sie sich verhalten?
> Was waren die kurzfristigen Konsequenzen? (Diese sind oft positiv, zum Beispiel Entspannung oder die Abschwächung von negativen Gefühlen.)
> Was waren die langfristigen Konsequenzen? (Die sind in der Regel nicht ganz so positiv ...)

Anschließend folgt die Lösungsanalyse:
> Zu welchen Zeitpunkten hätten Sie anders reagieren können?
> Gab es Anfälligkeitsfaktoren, zum Beispiel dauerhaften Stress, die Sie hätten beeinflussen können?

Und zuletzt geht es an die Wiedergutmachung – so paradox sich das zunächst anhört. Denn Wiedergutmachung erhöht die Akzeptanz für Rückfälle und sorgt dafür, dass man mit mehr Motivation anderen Risikosituationen begegnet – und nicht gleich die Flinte ins Korn wirft. Was kann ich tun, um mich mit mir zu versöhnen? Wie kann ich meinen Rückfall wiedergutmachen, falls andere Personen durch den Rückfall auf irgendeine Art zu Schaden gekommen sind?

Wer jedoch feststellt, dass sich durch die Wiedergutmachung eine gewisse »Wurschtigkeit« im Sinne von »Ich kann das ja sowieso alles wieder ausbügeln« einstellt, für den ist das natürlich kein geeigneter Ansatz – wenn er sich denn wirklich verändern will. Vielleicht erkennt man aber auch, dass man mit bestimmten Dingen eigentlich ganz gut leben kann – solange man sich nur die richtige Wiedergutmachung überlegt. Wie gesagt: Es ist normal, seine kleinen Dachschäden zu haben. Ein Freund von mir hat es zum Beispiel geschafft, seine »Computerspielsucht« anzunehmen – ohne ganz mit dem Zocken aufzuhören. Für jede Stunde, die er zockt, treibt er im Gegenzug eine Stunde Sport. Und meine Freundin hat sich von ihrer Donnerstagsbeschränkung losgesagt und gestattet sich inzwischen so viele Chips, wie sie essen kann – und hat seitdem erstaunlicherweise gar nicht mehr so viel Lust darauf. Man muss ja nicht alles gleich so eng sehen.

Blick hinter die Kulissen
Meine Therapie ist zu Ende – was nun?

Ich habe in Kapitel 5 bereits darüber berichtet: Zu Beginn jeder Therapie wird ein bestimmtes Kontingent an Stunden beantragt, sodass das Ende ganz klar absehbar ist. Rückt dieses Ende der Therapie näher, wird die Frequenz der Sitzungen individuell gesenkt – um den Patienten optimal auf dieses Ende vorzubereiten.

Wenn notwendig, können einige Sitzungen zur Rückfallprophylaxe nach Beendigung der Therapie genutzt werden – die neue Psychotherapeutenrichtlinie vom April 2017 sieht das sogar explizit vor. Denn Rückfälle kommen nun einmal vor – bei Depressionen sogar mit einer Rate von 30 bis 50 Prozent. Alternativ kann die letzte Sitzung als Katamnese-Sitzung genutzt werden, also als Sitzung, die dazu dient, den Langzeiteffekt drei bis sechs Monate nach Behandlungsende zu überprüfen.

Sollte es in dieser Zeit oder auch nach Behandlungsende zu einem Rückfall kommen, kann man sich jederzeit wieder an seinen Therapeuten wenden. Er bespricht dann mit dem Patienten, was in diesem speziellen Fall sinnvoll wäre. Eine Neubeantragung der Therapie, eine Verlängerung des Stundenkontingents oder auch alternative Methoden wie Selbsthilfegruppen oder Einzelstunden auf Selbstzahlerbasis wären hier eine Option. Auf jeden Fall sollte man jedoch – wenn man denn mit seinem Therapeuten zufrieden war – sich wieder bei diesem melden, denn er kennt das Krankheitsbild und kann hier schnell und gezielt Rückmeldung geben.

Gleichzeitig lege ich meinen Patienten schon zu Beginn der Therapie ans Herz, einen Ordner anzulegen, in dem sie sämtliche Arbeitsblätter und Übungen, die ich ihnen im Verlauf der Therapie mitgebe, aufbewahren können. So nehmen sie aus der Therapie eine Art Handbuch mit, mit dem sie sich in Krisensituationen selbst am Schopf aus dem Sumpf ziehen können. Die »Hilfe zur Selbsthilfe«, die ich ja schon einige Male erwähnt habe.

Darüber hinaus bitte ich meine Patienten, einen Brief an sich selbst zu schreiben, in dem wichtige Tipps und Ermutigungen stehen. Diesen Brief schicke ich ihnen dann je nach Absprache sechs bis zwölf Monate später zu.

Im Grunde kann man sich das ein bisschen vorstellen wie bei der Krankengymnastik. Wenn ich wegen meiner Bandscheiben achtmal bei der Physiotherapie war, heißt das ja nicht, dass es mir jetzt für den Rest meines Lebens gut geht – aber ich habe das Werkzeug an die Hand bekommen, das mir hilft, wenn ich denn regelmäßig mein Rückentraining mache. Das kann zwar manchmal anstrengend und nervig sein, aber nur so ist es eben auch wirklich effektiv.

10
Niemand hört mir zu! – Das Gefühl, immer allein zu sein

Dienstag, 10:15 Uhr, irgendwo in Bayern. Die Teilnehmer einer Gruppentherapie haben sich zur dritten gemeinsamen Stunde versammelt. Es handelt sich durchweg um Patienten mit einer Persönlichkeitsstörung. Die ganze Bandbreite ist vorhanden: narzisstische, selbstunsichere, Borderline-Patienten. Sie wurden trotz ihrer unterschiedlichen Diagnosen in einer Gruppe vereinigt, weil sie hier neue Fertigkeiten im Umgang mit Emotionen, Selbstwertgefühl und sozialen Situationen erlernen sollen, die sie in der Kindheit aus ganz unterschiedlichen Gründen nicht entwickeln konnten. Dennoch hat jeder von ihnen seine ganz eigene Krankheitsgeschichte, sein ganz eigenes Krankheitsbild. Entsprechend hitzig und kontrovers geht es hier manchmal zu – doch als das Thema Einsamkeit auf den Tisch kommt und einer der Patienten sagt: »Ich fühle mich oft einsam, obwohl ich unter Menschen bin«, nicken alle zustimmend. Dieses Gefühl kennt jeder von ihnen.

Das Gefühl, einsam zu sein, ist durchaus keines, das nur psychisch Kranke kennen. Immer mehr Menschen klagen über Einsamkeit, darüber, dass niemand ihnen zuhört, dass niemand sie versteht.

Umfragen zufolge fühlen sich 30 Prozent aller Deutschen manchmal oder gar häufig einsam.

So viele Menschen – so viel Einsamkeit

Woher kommt so viel Einsamkeit? Schließlich leben immer mehr Menschen auf diesem Planeten.

Um 1900 lebten gerade mal 1,6 Milliarden Menschen auf der Erde. Inzwischen sind es deutlich über sieben Milliarden. Voraussichtlich 2050 werden wir die neun Milliarden knacken. Und die bisher vorhandenen sieben Milliarden verteilen sich nicht etwa gleichmäßig über den Globus – nein. Sie leben in immer größeren Ballungszentren dicht aufeinander. Nach Schätzungen der Vereinten Nationen werden bis 2050 70 Prozent der Weltbevölkerung in Ballungszentren leben. In Deutschland lag der Wert 2015 bereits bei 74,6 Prozent – im Gegensatz zu 68,1 Prozent im Jahr 1950. Wenn wir aber alle so eng aneinandergedrängt in Großstädten leben, wie können wir uns da überhaupt einsam fühlen?

Die Ursachen sind unterschiedlicher Art – doch die Frage liefert die Antwort im Grunde gleich mit. Menschen, die früher in Kleinstädten – oder noch besser: in winzigen Dörfern – lebten, erlebten dort, gerade wegen der Überschaubarkeit, eine ganz besondere Art von Zusammenhalt. Ohne hier ein unrealistisches Idyll zu zeichnen: Die Dorfgemeinschaft bot fast jedem eine Anknüpfungsmöglichkeit. Wer heute allein in seinem Zimmer in der Großstadt vereinsamt, fand früher in der Freiwilligen Feuerwehr oder dem örtlichen B-Klasse-Fußballverein seinen Platz. Hört sich unglaublich öde an? Mag sein – für Einsamkeit war da jedoch relativ wenig Raum.

Der ASV Hintertupfingen führt uns zum nächsten Punkt: dem Vereinsleben. Zwar gilt anscheinend heute noch das geflügelte

So viele Menschen – so viel Einsamkeit

Wort »Treffen sich drei Deutsche, gründen sie einen Verein« – die Zahl der Vereine hat sich seit 1970 verfünffacht! –, doch während 1990 noch 62 Prozent der Bundesbürger Mitglieder in einem Verein waren, sind es aktuell nur noch 44 Prozent.

Die Großfamilie als Hort der Geborgenheit ist schon viel länger weggebrochen. Mal ehrlich: Bei wem wohnt denn tatsächlich die Großmutter, oder sagen wir lieber Urgroßmutter – denn die neuen, häufig noch berufstätigen Großmütter sind vom Altenteil noch weit entfernt – mit im Haus und bekommt so ein bisschen Leben mit ab? Bestenfalls wird sie in der Seniorenresidenz bespaßt. Schlimmstenfalls verbringt sie den ganzen Tag allein in ihrer kleinen Wohnung und »nervt« den Nachwuchs, kommt er denn doch mal auf Besuch vorbei, mit Vorwürfen: »Um mich kümmert sich ja keiner.« Dazu kommt, dass heute inzwischen jedes vierte Kind als Einzelkind aufwächst. Und auch wenn sich Experten zufolge ein leichter Trend zum dritten und vierten Kind erahnen lässt – sehr viele Menschen entscheiden sich komplett gegen Kinder. Da ist es mit Großfamilie nicht weit her, und von fern winkt die Alterseinsamkeit.

Dass es mit anderen Gemeinschaftsstiftern wie Religionen oder politischen Parteien ebenso steil bergab geht, ist ein Allgemeinplatz. Wer heute noch in die Kirche geht, ist in vielen deutschen Gotteshäusern mit dem Pfarrer und dem Mesner allein. Ministranten sind eine vom Aussterben bedrohte Spezies. Und auch die Mitgliedszahlen der politischen Parteien haben sich seit 1990 halbiert.

Was bleibt da also übrig an Möglichkeiten, der Einsamkeit zu entfliehen? Menschen, die durch Blutsverwandtschaft, räumliche Nähe oder Vereinsmitgliedschaft »gezwungenermaßen« miteinander zu tun haben müssen, werden immer weniger. Da bleibt nur ein Weg übrig: die Freundschaft.

Der letzte Rettungsanker

Doch wahre Freundschaft wird Umfragen zufolge auch immer seltener. 17 bis 20 Prozent der Deutschen nennen keinen guten Freund ihr Eigen. Wie kann das sein? Schließlich machen die technischen Entwicklungen – allen voran die sozialen Medien – es heutzutage doch viel leichter, Kontakt zu halten und Freundschaften zu pflegen.

Studien belegen jedoch, dass Jugendliche, die Facebook und Co. besonders intensiv nutzen, ein höheres Risiko haben, sich einsam zu fühlen. Wobei wir natürlich beim klassischen Henne-Ei-Problem wären. Sind diese Jugendlichen vielleicht sowieso schon einsam – und versuchen deshalb, dieses Gefühl über Facebook und andere soziale Netzwerke zu kompensieren? Oder wird ihnen gerade durch Facebook die Verbundenheit der anderen noch bewusster und verstärkt dadurch das Gefühl, ausgeschlossen zu sein? »Warum hat mich Sofie nicht zu ihrer Party eingeladen?« Und was das für eine Party war! Und welchen Spaß dort alle hatten! Das zeigen Facebook, Instagram und Co. in brutaler Offenheit. Dass der Kontakt zu Sofie schon seit einiger Zeit eingeschlafen ist, wird ausgeblendet, weil die Online-Freundschaft fortdauernde Nähe suggeriert – übrig bleibt ein schales Gefühl und … Einsamkeit. Daran ändert auch das Wissen nichts, dass zahlreiche Bilder und Posts bearbeitet, übertrieben oder gar erstunken und erlogen sind.

Ein anderer Grund für das erhöhte Risiko von Nutzern sozialer Medien, sich einsam zu fühlen, ist möglicherweise, dass die Betroffenen schlichtweg keine Zeit haben, andere soziale Kontakte zu pflegen, weil sie zu viele Stunden vor dem Computer verbringen.

Hinzu kommt eine neurobiologische Komponente: Freundschaften, die nur in der virtuellen Welt stattfinden, fehlt ein ganz wichtiger Aspekt – die körperliche Nähe. Durch Körperkontakt (eine Umarmung, eine tröstende Hand auf der Schulter …) werden Hormone ausgeschüttet, die das Verbundenheitsgefühl zusätzlich stärken. Ohne diese Hormone fühlen wir uns einsam. Wie sehr wir körperliche Nähe benötigen, zeigt ein grausames Experiment, das der US-Psychologe Harry Harlow Ende der 1950er-Jahre mit Rhesus-Äffchen durchführte. Er isolierte die Äffchen von ihrer Mutter und stellte ihnen zwei Attrappen zur Verfügung. Die eine bestand nur aus Draht – allerdings gab es bei ihr etwas zu essen –, die andere bot nichts zu essen, war aber weich und kuschelig. Die Äffchen hielten sich bei der Drahtpuppe nur zur Nahrungsaufnahme auf – den Rest der Zeit verbrachten sie bei der kuscheligen Puppe. Auch wenn Harlow mechanische »Monster« auf die Äffchen losließ, suchten sie Schutz bei der weichen, kuscheligen Attrappe, die ihnen offenbar Trost spendete. Und genauso sind auch wir Menschen abhängig von unseren – ganz platonischen – Streicheleinheiten!

Freunde haben übrigens in vielerlei Hinsicht positive Auswirkungen auf unsere Gesundheit. So senkt die Anwesenheit eines Freundes in brenzligen Situationen die Ausschüttung des Stresshormons Cortisol. Deshalb fällt es uns in der Regel auch leichter, mit einer herausfordernden Situation fertig zu werden, wenn ein Freund bei uns ist. Und auch ganz allgemein leben Menschen, die einen guten Freund haben, statistisch länger als schweigsame Einzelgänger, die sich allein durch den Dschungel des Lebens kämpfen müssen.

Das Geheimnis wahrer Freundschaft

Aber wie findet man ihn nun – den einst von Heinz Rühmann besungenen Freund, den guten Freund, der angeblich das Beste ist, was es gibt auf der Welt?

Schon als Kleinkinder suchen wir uns unsere ersten Freunde, wobei unsere Auswahlkriterien anfangs relativ oberflächlich sind. Wer steht überhaupt zur Verfügung? Das sind nun mal in erster Linie die Nachbarskinder. Und wer hat das schönste Spielzeug? Kleinkinderfreundschaften halten daher manchmal auch nur einen Nachmittag lang.

Je älter Kinder werden, desto dauerhafter werden die Freundschaften. Während nur jeder zweite Freund von Erstklässlern auch im nächsten Jahr wieder als »Freund« bezeichnet wurde, waren es bei Viertklässlern schon 75 Prozent. Und gerade in der Pubertät sind die gleichaltrigen Freunde – die bereits erwähnte sogenannte Peergroup – von herausragender Bedeutung.

Interessanterweise ist es dabei so, dass die Freunde uns gar nicht besonders ähnlich sein müssen. Häufig suchen wir uns gerade Menschen als Freunde, die völlig andere Überzeugungen mitbringen und andere Interessen haben und dadurch unseren Horizont erweitern. Das ist uns in der Regel gar nicht so bewusst. Untersuchungen haben zeigen können, dass wir unsere Freunde zum Teil uns viel ähnlicher wahrnehmen, als sie wirklich sind.

Eine Gleichheit streben wir bei unseren Freundschaften in der Regel jedoch an: das Geschlecht. 70 bis 80 Prozent aller Freundschaften bestehen zwischen Menschen gleichen Geschlechts. Der vermutliche Grund sind die unterschiedlichen Ansprüche, die Männer und Frauen an Freundschaften haben. Während Männer eher Side-by-side-Freundschaften anstreben, sind für Frauen vor allem Face-to-face-Freundschaften von Bedeutung. Das heißt, Männer wollen Dinge gemeinsam – Seite an Seite – erleben, während bei Frauen der persönliche Austausch – gerade von Emotionen – von Bedeutung ist.

Wenn es aber weniger die Ähnlichkeit ist, was ist es dann? Gerade räumliche Nähe ist für die Entstehung von Freundschaften von großer Bedeutung. So unspektakulär sich das anhört: Je häu-

Das Geheimnis wahrer Freundschaft

figer ich einen Menschen sehe, desto sympathischer ist er mir – außer wir haben es hier mit einem Fall der Abneigung auf den ersten Blick zu tun. Studien konnten zeigen, dass Studenten in Wohnheimen diejenigen Mitbewohner am sympathischsten fanden, die in den Zimmern direkt nebenan wohnten.

Ein weiterer Aspekt für die Entstehung und Festigung von Freundschaften ist persönliche Offenbarung – wohlgemerkt zum richtigen Zeitpunkt. Wer gleich zu Beginn einer Bekanntschaft seine emotionalen Probleme ausbreitet, der wird sein Gegenüber eher irritieren – die gleiche Offenheit beim zweiten oder dritten Treffen kann jedoch den Beginn einer lebenslangen Freundschaft markieren.

Zuletzt bestätigt ein guter Freund den anderen in seiner Identität, man fühlt sich von ihm als Person angenommen. »Du bist richtig, so wie du bist!« – auch wenn du womöglich ganz anders bist als ich.

Doch all das hilft nicht, wenn sich nicht beide auf gleiche Art und Weise um die Freundschaft bemühen. Anrufe, Treffen, Aufmerksamkeit im Allgemeinen … »Investment« lautet das Zauberwort, also die Frage, wie viel Aufwand ich für die Freundschaft betreibe.

Im Erwachsenenalter gewinnen wir neue Freunde hauptsächlich durch Lebensveränderungen hinzu. Der neue Job bringt mit anderen Kollegen häufig auch neue Freunde. Im Geburtsvorbereitungskurs finden sich Gleichgesinnte, und beim Umzug in die neue Stadt erweisen sich die Nachbarn als echter Glücksgriff. Doch allgemein geht die Familiengründung einher mit einer Reduktion der Anzahl der Freunde. Im Grunde läuten schon der Beginn einer Partnerschaft und das Ende des Singledaseins die Sterbeglocke für einige Freundschaften. Bei Männern sinkt die Anzahl der Freundeskontakte von 14 auf sieben, bei Frauen von 13 auf sechs Kontakte. Außerdem entwickelt sich ein gemeinsames

Freundesnetz – wobei Frauen eher dazu tendieren, eigene Kontakte beizubehalten, vermutlich, weil sich Face-to-face-Freundschaften weniger leicht ersetzen lassen als Side-by-side-Beziehungen.

Im Alter werden die Freundschaften dann immer weniger. Zum einen aus dem schönen Grund, dass wir mit fortschreitendem Alter wählerischer werden, was unsere Freundschaften angeht – zum anderen aus dem weniger schönen Grund, dass immer mehr Menschen um uns herum sterben. Zurück bleibt das Gefühl, mit den eigenen Erinnerungen allein zu sein. Selbst wenn ein alter Mensch glücklicherweise Kinder und ein gutes Verhältnis zu ihnen hat, teilen diese nur die Erinnerungen an einen Teil seines Lebens. Jugendfreunde, Geschwister, Eltern, Ehepartner – ihr Verlust geht an die Substanz. Gerade wenn der Ehepartner stirbt, kann das – unabhängig von der tatsächlichen Qualität der Beziehung – gravierende Folgen haben. Neben schweren Erkrankungen ist eine Verwitwung das häufigste Suizidmotiv im Alter.

Gesundheitliche Probleme machen die Angelegenheit dann nur noch schwieriger. Nicht nur, dass gesundheitlich angeschlagene Menschen viel größere Hürden zu überwinden haben, um überhaupt Freundschaften aufrechterhalten zu können – nein, sie sind als Freunde auch bedeutend weniger attraktiv. So hart es sich anhört, aber die Kosten-Nutzen-Rechnung, die wir schon als Kleinkinder aufgemacht haben, gilt für das ganze Leben: Freundschaft schließen wir nur mit Menschen, die für uns attraktiv sind – bei denen also das Geben und Nehmen ausbalanciert ist.

Die ganze Welt dreht sich um mich

Trotz der Probleme im Alter: Freundschaft hört sich eigentlich gar nicht so kompliziert an. Weshalb fällt es uns dann heutzutage so schwer, einen Freund zu finden?

Glücklich, wer seinen besten Freund schon im Kindergarten kennengelernt hat und sich voll und ganz und jederzeit auf ihn verlassen kann. Die anderen können problemlos in die Klage miteinstimmen: »Niemand hört mir zu. Niemand interessiert sich für mich!« Und sie haben damit gar nicht mal so unrecht. Tatsächlich bleibt in unserem durchgetakteten Dasein wenig Zeit, jemandem wirklich zuzuhören. Dazu kommen Auslandssemester, Schul- und Berufswechsel, Umzüge, die alle dafür sorgen, dass wir uns immer wieder in neue soziale Gruppen und Bereiche einfügen müssen, und die Kapazitäten, um mit »alten« Freunden Kontakt zu halten, schwinden.

Und vielleicht liegt das Problem gar nicht bei den anderen, sondern bei uns selbst. Könnte es sein, dass ein allgemein um sich greifender Narzissmus die Ursache für unsere Einsamkeit ist (in Kapitel 7 habe ich das Ganze auch als »kollektive Ich-Bezogenheit« bezeichnet)? Dass wir alle hoffen, etwas Besonderes zu sein, und uns vor dem Moment fürchten, in dem wir erkennen müssen, dass wir doch nur durchschnittlich sind? Deshalb machen wir uns extrem abhängig von den Bewertungen der anderen. Wenn die aber auch nur in ihrer eigenen Welt unterwegs sind und selbst nach Anerkennung suchen, werden zwangsläufig Bedürfnisse enttäuscht, und man reagiert gekränkt. Dieser Mechanismus sorgt dann tatsächlich für ein Gefühl der Einsamkeit, herrlich beschrieben von Erich Kästner in *Kleines Solo*: »Einsam bist du sehr alleine – und am schlimmsten ist die Einsamkeit zu zweit.«

»Ich gehöre nirgendwo hin«; »Ich bin komisch«; »Ich bin anders als die anderen« – Grundannahmen wie diese sind dann die unausweichliche Folge.

Niemand hört mir zu! – Das Gefühl, immer allein zu sein

Doch wie lässt sich dem Gefühl der Einsamkeit entfliehen? Verbreitet sind zwei Ansätze – die sich in der Regel als gleichermaßen unwirksam herausstellen. In der narzisstischen Variante werde ich entsprechend meinem Wunsch »Ich will, dass die anderen mich interessant finden« aktiv. Dabei erzähle ich nur von mir, und die Wahrscheinlichkeit ist groß, dass die anderen früher oder später genervt oder gelangweilt reagieren. Oder sie erzählen auch nur von sich, da sie ebenfalls ein sehr starkes Bedürfnis nach Gehörtwerden haben. Dann reagiert man verletzt oder gekränkt und wird bestätigt in seinem niedrigen Selbstwertgefühl. »Niemand hört mir zu.« Bei der nächsten Gelegenheit geht's wieder von vorne los. Ein Teufelskreis.

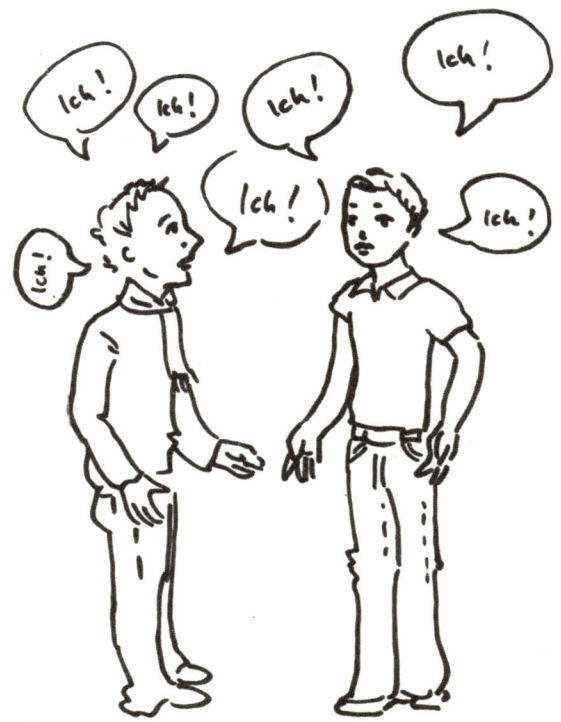

Die ganze Welt dreht sich um mich

In der Aschenputtel-Variante entscheide ich mich für den Rückzug, in der Hoffnung, dass andere erkennen, wie sehr ich leide – oder noch besser: wie interessant und charismatisch ich eigentlich bin. Wie im Film also – das Happy End bleibt im wahren Leben jedoch in der Regel aus.

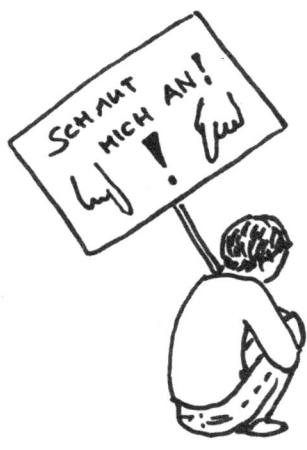

Problematisch ist, wenn das Gefühl der Einsamkeit chronisch wird. Schließlich ist es – nicht nur im Alter – einer der häufigsten Gründe für Suizid. Gleichzeitig sorgt paradoxerweise so ein Suizidversuch oder selbstverletzendes Verhalten für die Aufmerksamkeit, die der Betroffene so lange schmerzlich vermisst hat – was selbstverletzendes und suizidales Verhalten verstärken kann. Langfristig führt das jedoch zum Verlust von Beziehungen – die Einsamkeit nimmt sogar noch zu.

Und ganz am Rande: Auch wenn sich jemand, der sich einsam fühlt, für eine Therapie entscheidet, ist es wichtig, die Therapie als das wahrzunehmen, was sie ist: eine Arbeitsbeziehung. Natürlich ist es schön, im Therapeuten endlich jemanden zu haben, der einem zuhört. Das ist auch wirklich ein Luxus – wann kann man schon mal eine Stunde lang nur über sich reden und über das, was einen bewegt? Doch die Therapie ist nicht Selbstzweck. Sie dient dazu, Verhaltensweisen zu erlernen, um mit der eigenen Einsamkeit umgehen zu können – sie eventuell sogar zu beheben –, und nicht der Kompensation der Einsamkeit. Denn jede Therapie hat irgendwann ein Ende.

Geschenk und Aufgabe

Doch bevor es überhaupt zu einem derart gravierenden Gefühl von Einsamkeit kommt, ist es sinnvoll, Prävention zu betreiben, das heißt, das freundschaftliche und auch familiäre Netzwerk aktiv zu pflegen. Regelmäßige Verabredungen sollten geplant werden, vor allem auch mal Treffen zu zweit, da Geburtstagspartys oder Familientreffen wie Weihnachten oft mit viel Anspannung und Stress einhergehen. Also, warum nicht zum Beispiel mal mit seiner Mutter einen Kaffee trinken gehen oder mit der Schwester zum Pizza-Essen? Ausflüge mit Freunden unternehmen oder vielleicht sogar mal gemeinsam in den Urlaub fahren?

Hier möchte ich noch einmal an einen wichtigen Punkt zum Thema Freundschaft erinnern: Investment – und zwar von beiden Seiten! Ganz konkret auf unsere »Niemand hört mir zu«-Klage bezogen kann das bedeuten, dass ich als Erster beginne, dem anderen zuzuhören und mir Zeit für ihn zu nehmen. Wie wäre es zum Beispiel, wenn Sie versuchen, die Sicht Ihres Gegenübers zu verstehen, und ihn in seinen Gedanken, Gefühlen oder seinem Verhalten bestätigen? Ihm deutlich machen, dass Sie seine Sicht der Dinge verstehen? Nur wer bereit ist, selbst zu geben, kann auch erwarten, dass andere auf ihn eingehen. Wenn sich der sogenannte Freund jedoch im Gegenzug überhaupt nicht für Ihre Anliegen interessiert, dann sollten Sie tatsächlich überlegen, wie viel Energie Sie noch in diese Freundschaft stecken möchten.

Einsamkeit aushalten können

Wenn das Kind jedoch bereits in den Brunnen gefallen ist und man sich tatsächlich einsam fühlt, dann kann folgende Übung weiterhelfen, die zwar von einigen meiner Patienten als reichlich schräg wahrgenommen wird, vielen jedoch hilft, mit dem Gefühl der Einsamkeit klarzukommen. Es geht bei dieser Übung darum, die vorhandene Verbundenheit mit Gegenständen stärker zu spüren, wenn es im Moment für Sie vielleicht nicht möglich ist, Verbundenheit zu »echten« Menschen zu fühlen:

Dabei suchen Sie sich einen beliebigen Gegenstand heraus, zum Beispiel den Stuhl, auf dem Sie sitzen, und nehmen wahr, wer alles dazu beigetragen hat, dass Sie jetzt auf dem Stuhl sitzen können. Das sind zum Beispiel der Förster, der die Bäume hegt und pflegt, der Waldarbeiter, der den Baum gefällt hat, der Schreiner, der das Holz bearbeitet hat, der Möbelpacker, der den Stuhl geliefert hat. So sind wir durch die Gegenstände, die uns umgeben, auch immer mit den Menschen verbunden, die in verschiedenen Stadien etwas mit ihnen zu tun hatten.

Keine Angst: Die Übung wirkt nur im ersten Augenblick ein wenig esoterisch, ist aber wirklich einen Versuch wert. Und schließlich kennen wir Ähnliches ja aus unserem Alltag – zum Beispiel wenn wir den Pulli unseres Partners anziehen, den wir schrecklich vermissen, oder ein Parfüm tragen, das wir von einem lieben Menschen geschenkt bekommen haben. Die Übung geht nur insofern weiter, als es nicht um die Verbundenheit zu bekannten Personen geht, sondern zu Menschen auf der ganzen Welt, die wir nicht einmal kennen. Also gar nicht so abgehoben.

Bei starken Einsamkeits- oder Leeregefühlen kann es darüber hinaus hilfreich sein, sich körperlich einzugrenzen, sich zum Beispiel in eine Decke zu wickeln und so mehr Halt zu spüren. Hier sind der Kreativität keine Grenzen gesetzt. Man kann sich auch gegen die

Wand lehnen oder auf den Boden legen. Interessanterweise gibt es Studien, die belegen, dass Menschen in unglücklichen Beziehungen dazu neigen, lange zu baden oder zu duschen. Das kann eine unbewusste Strategie sein, sich selbst die Wärme zu geben, die man in einer lieblosen Beziehung vermisst – im Grunde das Pendant zu der Umarmung, die uns hier die Kuscheldecke spendet.

Das Gefühl der Einsamkeit lässt sich abschwächen, indem man auch hier wieder entgegengesetzt handelt. Handlungsimpuls wäre ja im Grunde, auf Teufel komm raus irgendwelche Beziehungen einzugehen. Hier besteht die Gefahr, dass wir in unserem Übereifer übers Ziel hinausschießen und unser Gegenüber zum Beispiel durch übertriebene Offenheit irritieren und vor den Kopf stoßen. Entgegengesetzt zu handeln bedeutet nun, dem Handlungsdrang zu widerstehen und das Alleinsein vorübergehend anzunehmen. Und das funktioniert, indem wir es als Ressource entdecken. Es geht dabei darum, zu lernen, ganz mit sich alleine zu sein. Das kann man üben wie jedes andere Verhalten auch. Am besten beginnt man mit kleinen Schritten. So könnte man sich zum Beispiel überlegen, was man alles alleine machen und wie man die Zeit mit sich selbst zelebrieren könnte. Lange Spaziergänge. Stundenlang Computer spielen. Zum zwanzigsten Mal den Lieblingsfilm ansehen. Sich sein Lieblingsessen kochen. Im Gammel-Look rumlaufen. Einen Wellness-Abend machen.

Sich selbst ertragen

Gleichzeitig – und das gilt vor allem auch für Menschen, die sich trotz eines funktionierenden sozialen Netzwerks einsam fühlen – ist es wichtig, das Einsamkeitsgefühl zu hinterfragen. Also: Ist mein Einsamkeitsgefühl überhaupt angemessen? Wie würden 90 Prozent aller Deutschen meine Situation einschätzen? Vielleicht habe ich einfach nur verlernt, allein mit mir und meinen Gedanken zu sein?

Viele Menschen verwenden die Begriffe »allein« und »einsam« synonym – dabei besteht zwischen ihnen ein großer Unterschied. Früher standen wir an der Bushaltestelle und haben einfach auf den Bus gewartet – inzwischen tippt jeder auf seinem Smartphone herum. Warum? Weil es uns schwerfällt, unsere Gedanken – oder einfach die Stille – auszuhalten. Wenn wir doch einmal mit einer solchen Situation konfrontiert sind, dann fühlen wir uns ausgesetzt, ausgeliefert – ja, einsam. Oscar Wilde hat das ziemlich hart, aber treffend formuliert: »Wenn du Einsamkeit nicht ertragen kannst, dann langweilst du vielleicht auch andere.«

Damit meine Patienten lernen, sich selbst bewusster wahrzunehmen – und das, was sie dann wahrnehmen, auch auszuhalten, ohne sich ausgeliefert und einsam zu fühlen –, fordere ich sie auf, jeden Abend fünf Minuten innezuhalten und alle Gedanken aufzuschreiben, die ihnen durch den Kopf gehen. Die permanente Ablenkung durch äußere Reize wie Smartphone, TV und Internet, aber auch die ellenlangen To-do-Listen, die nie vollständig abgearbeitet werden können, hat häufig zur Folge, dass wichtige Gefühle und damit auch dahinterstehende Bedürfnisse verdeckt werden. Indem wir uns Zeit nehmen und uns für einen Moment bewusst aus dem Alltagswahnsinn ausklinken, kann uns das Wahrnehmen wieder besser gelingen. Und wenn wir es schaffen, wieder mit uns und unseren Gedanken allein zu sein – dann werden wir uns irgendwann auch nicht mehr einsam fühlen.

Eine andere Methode ist natürlich der bekannte Ansatz, einen Tag lang einfach mal alle Geräte auszuschalten. Übrigens eine Übung, die auch mir ab und zu einmal guttun würde. Vor Kurzem habe ich morgens mein Handy zu Hause am Ladegerät vergessen. Das war zunächst unglaublich nervig, weil ich da erst gemerkt habe, wie oft der Impuls aufkommt, zum Handy zu greifen. Jede kurze Unterbrechung wird genutzt, um sich mit dem Gerät abzulenken – die Leere zu bekämpfen. Doch am Ende des Tages empfand ich das Ganze als ziemlich befreiend. Übrigens: Letztendlich hatte ich am Abend nur eine einzige WhatsApp-Nachricht – und die war noch nicht mal wirklich wichtig.

Mensch, habe ich eigentlich keine Freunde?

Blick hinter die Kulissen
Was kann mir helfen, wenn Therapie nicht das Richtige für mich ist?

Es gibt viele Gründe, weshalb sich Menschen gegen eine psychotherapeutische Behandlung im konventionellen Sinne und für alternative Methoden entscheiden. Der Grund, dass Sie keinen Therapieplatz gefunden haben, gilt hier übrigens nicht als Ausrede. Wie Sie Ihre Suche beschleunigen können, habe ich Ihnen bereits in Kapitel 2 beschrieben.

Möglicherweise aber hat Ihnen der Therapeut beim Erstgespräch mitgeteilt, dass eine konventionelle Therapie gar nicht das Richtige für Sie ist, weil zum Beispiel eher eine Paartherapie oder Paarberatung angezeigt wäre. Oder die Krankenkasse hat Ihnen keine weitere Therapie genehmigt, weil das Therapiekontingent (je nach Richtlinienverfahren gibt es unterschiedliche Höchststundenzahlen) bei Ihnen bereits ausgeschöpft ist und eventuell auch schon ein Verfahrenswechsel in eine der anderen Richtlinienverfahren stattgefunden hat.

Leider ist außerdem die Angst vor Stigmatisierung immer noch ein wichtiger Aspekt, weshalb sich Menschen gegen eine konventionelle psychotherapeutische Behandlung entscheiden. Und tatsächlich kann so eine Behandlung vor allem im beruflichen Bereich gravierende Folgen haben – eine Verbeamtung kann dadurch durchaus erschwert werden. Bei einer vorangegangenen Psychotherapie wird im Einzelfall geprüft, ob es sich um eine schwerwiegende oder gar chronische Erkrankung handelt oder eine abgeschlossene Episode vorliegt. Bei einer Lebensversicherung erhöhen sich übrigens die Beiträge, wenn man bereits (meist innerhalb eines bestimmten Zeitfensters) eine Therapie gemacht hat. Was ja eigentlich paradox ist, denn wenn jemand psychisch krank ist, ist es doch besser, sich Hilfe zu holen, statt keine Therapie zu machen. Allerdings zählen das Erstgespräch und die probatorischen Sitzungen durchaus noch nicht als Therapie. Und wer bereits verbeamtet ist, muss sich keine Sorgen machen: Für ihn hat eine therapeutische Behandlung in der Regel keine Folgen. Doch auch wenn die Verbeamtung noch ansteht: Zögern Sie den Gang zum Experten nicht hinaus. Stellen Sie sich vor, Sie hätten Diabetes: Würden Sie dann auch nicht zum Arzt gehen und diese Gefahr für Leib und Leben auf sich nehmen?

Viele Mütter oder Väter wiederum haben Angst, dass das, was in der Therapie auf den Tisch kommt, postwendend dem Jugendamt oder anderen offiziellen Stellen mitgeteilt wird. Doch keine Sorge: Jeden Therapeuten bindet die Schweigepflicht. Er darf beziehungsweise muss das Jugendamt nur dann informieren, wenn eine akute Gefahr für das Kind besteht. Wenn ein Elternteil depressiv ist und eine Therapie beginnt, ist das für das Jugendamt eher ein Grund zu sagen, dass diese Person sehr verantwortungsvoll mit ihrer Erkrankung umgeht, was positiv bewertet wird.

Häufig ist es durchaus sinnvoll – natürlich nur mit Einverständnis des Patienten –, das Jungendamt ins Boot zu holen. Ich habe zum

Beispiel eine Patientin mit drei Kindern. Sie ist alleinerziehend und hat keine Unterstützer vor Ort. Die junge Frau wird immer wieder sehr instabil bis hin zu akuten Suizidgedanken. In diesen Phasen verbringt sie in der Regel eine Woche in stationärer psychotherapeutischer Betreuung, fängt sich dort relativ schnell und findet dann wieder in ihr normales Leben zurück. Dadurch, dass sie Kinder hat, kann sie natürlich nicht immer so einfach zu uns in die Klinik kommen. Nun haben wir mit dem Jugendamt zusammen mehrere Optionen durchgespielt und eine Pflegefamilie gesucht, die meine Patientin und ihre Kinder kennengelernt hat und die die Kinder in einer solchen Krise schnell zu sich nehmen kann. Das ist wirklich Gold wert. Das Jugendamt ist bei der ganzen Sache sehr verständnisvoll und unterstützend gewesen – gar nicht so, wie das gängige Bild in den Medien vermittelt wird.

Vielleicht können Sie sich selbst aber auch irgendwie nicht vorstellen, eine Therapie zu machen. Auch in diesem Fall ist es sinnvoll, sich nach alternativen Möglichkeiten umzusehen – schließlich ist das Engagement des Patienten, seine Bereitschaft zur Veränderung, wie wir bereits gehört haben, ein ganz wesentlicher Faktor bei der Wirksamkeit einer psychotherapeutischen Behandlung. Ganz allgemein lassen sich folgende alternative Möglichkeiten (natürlich ohne Anspruch auf Vollständigkeit) zusammenfassen:

Zunächst der **Psychiater**. Dieser Mediziner mit Facharztausbildung, ist, wie bereits beschrieben, meistens ein »Mitbehandler« während einer laufenden Psychotherapie. Häufig jedoch wird der Psychiater als erster Ansprechpartner bei psychischen Problemen aufgesucht. Gerade bei akutem Handlungsbedarf – also bei drohendem Suizid oder Fremdgefährdung – ist immer der Psychiater (oder ein anderer Arzt) erste Wahl. Sie finden ihn in der Regel im nächstgelegenen Bezirkskrankenhaus oder in den niedergelassenen Praxen vor Ort. Der Vorteil: Eine regelmäßige Anbindung über mehrere Jahre hinweg ist möglich. Der Nachteil: Der Psychiater hat oft nur wenig Zeit. Ursachen, die in einer Psychotherapie behandelt werden, können hier nur wenig besprochen oder gar verändert werden. Die Kosten übernimmt die Krankenkasse.

Eine weitere Option sind die **sozialpsychiatrischen Dienste**. Dabei handelt es sich um Beratungsstellen, meist von kirchlichen Trägern, wie zum Beispiel der Caritas oder der Diakonie, in denen niederschwellige Beratungsgespräche bei Sozialpädagogen, Psychologen und manchmal auch Pädagogen angeboten werden. Es gibt allgemeine Beratungsstellen (für Erwachsene), Erziehungsberatungsstellen, Suchtberatungsstellen, Beratungsstellen für Schwangere, Paarberatungsstellen und andere mehr. Hier ist es hilfreich, einfach mal im Internet zu recherchieren, was in der Gegend angeboten wird. Der Vorteil: Es handelt sich um ein niederschwelliges Angebot, das manchmal auch über eine längere Zeit laufen kann, und es erfolgt keine Abrechnung über die Krankenkasse (das kann zum Beispiel im Hinblick auf eine Verbeamtung wichtig sein). Der Nachteil: Eine intensive Psychotherapie ist meistens aus Kapazitätsgründen nicht möglich und im Grunde auch nicht das Ziel. Es geht eher um eine stützende Beratung. Kosten: keine.

Gerade für Jura- oder Lehramtsstudenten, die auf lange Sicht eine Beamtenstelle anstreben, aber ebenso für alle anderen Studierenden, können auch die **Studentenberatungsstellen** an den Unis eine große Hilfe sein. Sie haben die gleichen Vor- und Nachteile wie die Sozialpsychiatrischen Dienste.

Die sogenannte **Seelsorge** wird im Grunde in jeder Pfarrei angeboten. Vor allem für christliche Menschen ist die Seelsorge bei akuten Themen wie Tod oder Krankheit sehr zu empfehlen. Die Vorteile sind die gleichen wie im Fall der Sozialpsychiatrischen Dienste. Der Nachteil: Es handelt sich dabei nicht um eine Therapie, sondern um ein stützendes Gespräch – und das im christlichen Kontext, was natürlich nicht für jeden etwas ist. Kosten: keine.

Die **ehrenamtlichen Angebote** sind in jeder Region unterschiedlich. In meiner Stadt gibt es ein Café für psychisch Kranke, mit günstigen Preisen. Hier kann zum Beispiel an gemeinsamen Aktivitäten teilgenommen werden. Zudem besteht die Möglichkeit für lockere Gesprächsrunden. Auch hier gilt also: einfach mal googeln, was es in Ihrer Gegend so an Angeboten gibt.

Weitere Alternativen wären zum Beispiel **VHS-Kurse** zur Steigerung der Selbstsicherheit, Achtsamkeitstrainings, Kurse zum Erlernen einer Entspannungstechnik oder Ähnliches. Der Vorteil: All das ist hervorragend geeignet für Leute, die gerne etwas für sich und ihr Wohlbefinden tun wollen, für die aber eine Psychotherapie nicht unbedingt notwendig ist. Auch während oder nach einer Therapie können diese Kurse unterstützend wirken. Nachteil: Sie sind nicht kostenlos. Doch: Vieles wird inzwischen auch von den Krankenkassen unterstützt. Hier empfiehlt es sich, einfach mal bei der Kasse nachzufragen.

Dennoch gilt: Man muss sich bei all diesen Angeboten natürlich bewusst sein, dass es sich hier in der Regel nicht um ausgebildete Psychotherapeuten handelt. Die Expertise, die wir Therapeuten nach dem Psychologiestudium und durchschnittlich fünf Jahren therapeutischer Ausbildung mitbringen, wird man dort nicht unbedingt finden. Aber in manchen Fällen ist das vielleicht auch gar nicht notwendig, um eine Milderung des Leidensdrucks zu erfahren. Und möglicherweise helfen diese Angebote Ihnen ja auch, Ihre Schwellenangst im Hinblick auf eine Psychotherapie zu überwinden.

11
Warum so gemein? – Über Lästerschwestern, Neid und Schadenfreude

»Intelligente Menschen reden über Ideen, durchschnittliche über Ereignisse, und dumme Menschen reden über andere Menschen«, so ein bekanntes amerikanisches Sprichwort. Und Intelligenz gilt ja als ein sehr gerecht verteiltes Gut, schließlich ist jeder überzeugt, dass er ausreichend darüber verfügt. Da ist es dann doch sehr überraschend, wie viel wir alle eigentlich über andere Menschen reden.

Schon 1997 fand der irische Psychologe Robin Dunbar von der University of Oxford heraus, dass wir etwa ein Drittel unserer Zeit mit Gesprächen über andere Leute verbringen – und zwar wir alle, nicht etwa nur pubertär kichernde Schulmädchen, sondern Männer und Frauen, junge und alte Menschen.

Dabei erzählen wir uns – Sie haben sich das sicherlich schon gedacht – durchaus nicht nur positive Dinge. Klatsch basiert, das hat der Psychologe Alex Mesoudi von der schottischen University of St. Andrews 2006 festgestellt, vor allem auf negativen Geschichten und Ereignissen. Mesoudis Probanden erinnerten sich nicht nur besser an derartige Geschichten, sie erzählten diese auch viel lieber weiter.

Das Schöne am Lästern

Doch warum lästern wir überhaupt so gerne? Die Gründe sind zahlreich – und durchaus einleuchtend. Zunächst dient Lästern – oder breiter gefasst, das Gespräch über andere – aus evolutionärer Sicht tatsächlich unserem Schutz. Wir haben gar nicht die Möglichkeit, mit jedem Menschen, der uns auf unserem Lebensweg begegnet, lang und ausführlich zu interagieren und dadurch zu einer individuellen Einschätzung zu gelangen. Indem wir mit anderen über ihn sprechen, erfahren wir unter Umständen wichtige Dinge, die uns den Umgang mit ihm erleichtern. Und negative Dinge sind hier eben ganz besonders hilfreich. Natürlich ist es interessant zu wissen, dass jemand Briefmarken sammelt oder ein hervorragender Dauerläufer ist – wichtiger ist jedoch, rechtzeitig zu erfahren, dass man dieser Person in finanziellen Dingen nicht trauen kann.

Darüber hinaus dient das Lästern der Bestätigung der eigenen Werte. Indem ich mich mit anderen über einen Dritten unterhalte und dessen Einstellungen oder Handlungen abwerte, werde ich in meinen eigenen Werten bestätigt. Ich denke, wir haben das alle schon mal erlebt. Zum Beispiel am Freitagnachmittag, wenn wir um 16:30 Uhr den Stift fallen lassen und dann über einen Kollegen lästern, der noch weiter im Büro sitzt. »Naja, das muss ja nicht sein! Der sollte wirklich mal über seine Work-Life-Balance nachdenken.« Die ist uns in Wahrheit herzlich egal. Vielmehr geht es darum, beim lästernden Austausch mit einem Dritten das eigene Verhalten zu rechtfertigen.

Gleichzeitig kann ich mich so auch mit meinem Gesprächspartner verbrüdern. Nichts verbindet so schnell, wie gemeinsam über jemanden zu lästern. (»Der Müller war doch schon immer ein alter Streber.«) Und nicht etwa nur, weil man Angst haben muss, vom anderen verpetzt zu werden, und dieses Ausgeliefertsein auf verquere Art Vertrauen bildet. Nein – es geht vielmehr darum, ein gemeinsames Feindbild zu schaffen, die erste Gemeinsamkeit möglicherweise am Beginn einer langen Freundschaft. In den Sozialwissenschaften ist hier übrigens von der sogenannten Ingroup die Rede, der wir uns zugehörig fühlen und mit deren Werten wir uns identifizieren können. Alle, auf die das nicht zutrifft, werden als »Outgroup« bezeichnet.

Apropos Gemeinsamkeiten: Die werden nicht nur durch ein gemeinsames Lästerobjekt geschaffen – sondern sind manchmal schlichtweg erstunken und erlogen. Gerade Frauen flunkerten in Gesprächen, bei denen ihnen im Vorfeld gesagt wurde, dass sie die betreffende Person wiedersehen werden, munter drauflos. Mehr übrigens als in Gesprächen, bei denen ihnen mitgeteilt wurde, dass sie ihren Gesprächspartner nie wiedersehen werden. Überraschend, oder? Aber irgendwie auch wieder nicht – denn Frauen lügen, um Gemeinsamkeiten zu schaffen: »Hey, ich liebe diesen Film auch total«; »Ich kann das wirklich gut nachvollziehen«; »Mensch, das hab ich genauso auch schon mal erlebt!« Und das gilt nicht nur fürs Privatleben.

Eine befreundete Krankenschwester erzählte mir zum Beispiel, dass sie ihre Aussagen über bestimmte Behandlungsmethoden auch den Denkhaltungen ihrer Patienten anpasst – gerade im Bereich Homöopathie reichten ihre Wertungen von klaren Empfehlungen bis zu einem fast abwertenden »Man muss halt dran glauben«. »Aber das hat doch nichts mit Lügen zu tun«, verteidigte sie sich mir gegenüber. »Gerade bei so schwammigen Sachen gibt es doch *die* eine Wahrheit gar nicht – und ich bin ja selbst in meinen Meinungen schwankend. Das sind also keine Lügen, sondern schlichtweg Facetten meines Denkens.« Ganz unrecht hat sie damit sicherlich nicht.

Doch zurück zum Lästern: Indem wir uns einen gemeinsamen Feind schaffen, wächst das Gemeinschaftsgefühl – und das ist gerade in kleinen, geschlossenen Gesellschaften besonders wichtig. Deshalb wird in Dörfern mehr über Nachbarn und Kollegen getratscht als in der Stadt.

Zugleich dient das Gespräch über andere in ganz besonderer Weise auch der sozialen Kontrolle. Es gibt uns die Möglichkeit herauszufinden, was sozial akzeptiert ist – und was eben nicht –, ohne es selbst ausprobieren zu müssen und die Gefahr des Ausgegrenztwerdens auf uns nehmen zu müssen.

Doch das Lästern hält nicht nur Menschen von etwaigem sozial unerwünschtem Handeln ab – nein, auch Menschen, die erfuhren, dass über sie gelästert wurde, änderten im Nachhinein ihr Verhalten. Das mag nun schön und gut sein, wenn es wirklich darum geht, Lügner und Betrüger so schnell wie möglich zu demaskieren und unschädlich zu machen. Problematisch wird es allerdings dann, wenn sich Lästereien zum Beispiel auf Äußerlichkeiten beziehen. So beklagte sich eine Kollegin in den Wechseljahren bei mir, dass sich bei ihr in der Familie ein regelrechter Wettkampf entwickelt habe mit dem Thema »Wer hält länger seine tolle Figur und altert weniger schnell«. Bei jedem Familientreffen wird da sehr kritisch beäugt und kommentiert, wer dieses Wochenende wieder was genau gegessen habe und wer »ganz schön alt« geworden sei.

Und dennoch gilt: Im Zweifelsfall hat Lästern wirklich Vorteile – für den Einzelnen und für die Gesellschaft als Ganzes. Doch warum fühlen wir uns nach ausschweifenden Lästerorgien häufig regelrecht schmutzig und ekeln uns vor uns selbst?

Die dunkle Seite

Die erste Antwort darauf ist ganz einfach: Es gehört sich einfach nicht! Das wird uns schon so früh im Leben eingeimpft, dass es Teil unseres Wertesystems ist. Doch warum eigentlich?

Nun, Lästern kann auch ganz gravierende Nachteile für die Gruppe haben. Indem wir als Gemeinschaft nämlich enger zusammenrücken, werden andere Menschen dadurch ausgegrenzt – quasi der Extremfall des oben beschriebenen Ingroup-/Outgroup-Effekts. Die Folge: Isolation, Einsamkeit. Und was die Folgen der Einsamkeit sind, das wissen wir spätestens seit dem letzten Kapitel: Depressionen und andere psychische Erkrankungen bis hin zum Suizid – das wiegen selbst all die Vorteile des Lästerns nicht auf.

Ganz mit dem Lästern aufzuhören macht dennoch wenig Sinn, weil das Gespräch über andere schließlich als Kitt zwischen uns und unseren Mitmenschen fungiert – aber eben nur, solange niemand dadurch wirklich zu Schaden kommt. Also Lästern mit Augenmaß.

Eine Möglichkeit wäre zum Beispiel, eine gewisse Balance herzustellen, das heißt, darauf zu achten, ein gutes Verhältnis aus negativer und positiver Bewertung zu pflegen. Bei sehr unbeliebten Kollegen kann das ein Verhältnis von 5:1 sein, bei anderen eventuell 3:1 und bei wieder anderen 1:1. Man sollte also versuchen, auch immer etwas Positives über denjenigen zu sagen, über den (in seiner Abwesenheit) gesprochen wird.

Das funktioniert zum Beispiel ganz hervorragend, wenn beim Mädelsstammtisch über die einzige Freundin mit Kind hergezogen wird, die natürlich mal wieder zu spät kommt. Ein »War ja klar, dass sie es wieder nicht pünktlich schafft« ist sicherlich nicht verboten, aber wie wäre es, folgende Überlegung hinterherzuschieben: »Aber es ist schön, dass sie es trotzdem irgendwie möglich macht. Mit Kind und Vollzeitjob ist das sicherlich nicht einfach.« Mit einem solchen Verhalten betreiben wir nicht nur Psychohygiene, sondern arbeiten darüber hinaus ganz wesentlich an unserer Freundschaft. Denn wenn wir zu viel über andere Menschen herziehen, beginnen wir irgendwann – Überraschung! –, auch allgemein schlecht über sie zu denken. Keine wirklich gute Basis für eine Freundschaft.

Eine andere Möglichkeit wäre darüber hinaus, sich ganz bewusst einen Zeitrahmen zu setzen für das Lästern und Tratschen und diesen Rahmen auch nicht zu überschreiten. Ich kenne das von mir selbst, dass ich mir manchmal vornehme, weniger zu tratschen beziehungsweise mich nicht allzu sehr zum Mitlästern verleiten zu lassen. Gar nichts zu sagen kann aber eben bedeuten, nicht dazuzugehören. Deshalb kann es ganz sinnvoll sein, sich bewusst ein Limit fürs Lästern zu setzen, also am Montag beim Morgenkaffee fünf Minuten beim Klatsch und Tratsch mitzumachen, sich dann aber bewusst aus der Runde zu verabschieden. Ich finde, das ist ein vertretbarer Umgang mit Lästereien. Und wer an sich arbeiten möchte, kann schrittweise das Limit enger setzen.

Gerade im Hinblick auf extreme Lästerrunden ist es jedoch sinnvoll, sich zu fragen, ob ein Limit überhaupt das Richtige ist. Möglicherweise ist es hilfreicher, sich gar nicht erst dazuzugesellen. Da muss man sich gut überlegen, was die Konsequenzen einer solchen Abgrenzung sind – gerade im beruflichen Bereich. Es entgeht mir so eben nicht nur der Bürotratsch, sondern möglicherweise auch eine für die Arbeit relevante Information. Aber gerade im privaten Bereich stellt sich die Frage: Will ich eigentlich mit jemandem befreundet sein, der ständig über andere herzieht, oder eher nicht? Eine alte Schulfreundin war zum Beispiel jedes Mal, wenn ich sie traf, sehr negativ, fand so ziemlich alles »scheiße« und ließ sich unangenehm über andere aus. Ich hatte sowieso nur noch selten Kontakt zu ihr – aber irgendwann beschloss ich, mich komplett zurückzuziehen, weil ich diese negative Haltung nicht auf mich abfärben lassen wollte.

Nicht immer auf die Kleinen

Doch nicht nur im Hinblick auf mein eigenes Lästerverhalten kann ich aktiv werden – ich kann auch anderen Menschen beistehen, die ausgegrenzt und gemobbt werden. Das heißt nun nicht, dass ich mich als Ritter in glänzender Rüstung hervortun und mich selbst Anfeindungen aussetzen muss (ein Grund übrigens, weshalb viele Menschen zögern, in derartigen Fällen überhaupt aktiv zu werden). Nein, manchmal kann es reichen, indirekt zu helfen, indem man Kontakt zu denjenigen sucht, die über andere herziehen, und jedem Einzelnen sein Unbehagen mitteilt. Manchmal kann so ein Vier-Augen-Gespräch Wunder wirken. Sollte das nicht helfen, kann man sich im Extremfall für den Angefeindeten als Zeuge zur Verfügung stellen, wenn es zu einer offenen Konfrontation kommt.

Wer selbst unter einem solchen Extremfall des Lästerns leidet und Mobbingopfer ist, dem sei vor allem nahegelegt, sich nicht einfach nur zurückzuziehen oder das Ganze zu verdrängen, sondern die Situation ruhig zu analysieren, persönliche Grenzen zu ziehen und Handlungsschritte zu planen, um dann unmittelbar aktiv zu werden. Denn je länger ein Opfer damit wartet, sich zur Wehr zu setzen, desto schwieriger wird es, hier noch wirklich etwas zu verändern. Diese Handlungsschritte funktionieren in der Regel zweigleisig – normalerweise geht es dabei zum einen um eine direkte Ansprache, die sorgfältig geplant und, soweit möglich, kühlen Kopfes durchgeführt sein sollte. Gleichzeitig empfiehlt es sich, Beistand hinzuzuholen. Im beruflichen Bereich wäre das zum Beispiel der Vorgesetzte oder der Betriebsrat; bei Kindern und Jugendlichen rate ich dringend, auch einmal zur »Petze« zu werden und Eltern oder Lehrer zu informieren. Und darüber hinaus bleibt ja immer noch die Möglichkeit, sich von psychotherapeutischer Seite Unterstützung zu holen.

Das grünäugige Monster

Doch es gibt noch einen weiteren Grund, weshalb wir uns beim Lästern so schlecht fühlen: Im Grunde verbirgt sich hinter unserem Drang zu lästern häufig nichts anderes als blanker Neid. Shakespeare hat dafür das passende Bild des grünäugigen Monsters geschaffen. Das Gefühl von Neid wird zwar durch unsere bösen Worte in Schach gehalten, weil wir uns einreden, dass der Kollege völlig überbezahlt, die Freundin so dünn, dass es gar nicht mehr schön aussieht, und der neue SUV des Nachbarn wirklich prollig ist. Doch das hilft nur kurzfristig – der Neid bleibt bestehen und reibt uns nur weiterhin Salz in die Wunde. Doch was ist Neid eigentlich?

Neid entsteht, wenn jemand anderer etwas hat oder bekommt, das eigentlich – dieser Überzeugung sind wir zumindest – uns selbst zustehen würde. Neidisch sind wir in der Regel auf Menschen, mit denen wir in »Konkurrenz« stehen. Wir sind seltener auf Prominente neidisch, sondern eher auf Freunde oder Bekannte, mit denen wir uns vergleichen. Wesentliche Grundlage für ausgeprägten Neid ist darüber hinaus ein geringes Selbstwertgefühl. Wir sind mit dem, was wir haben, nicht zufrieden – deshalb neiden wir dem anderen, was er hat (und was wir gerne hätten).

Gerade dieser Aspekt überrascht ein bisschen, angesichts der Tatsache, dass Studien ergeben haben, dass gerade Menschen mit einem hohen »Marktwert« zum Lästern neigen. Zweierlei Begründungen sind hier möglich: Entweder geht es in diesen Fällen beim Lästern weniger um Neid als um das Zelebrieren von Macht, oder aber die Betreffenden sind sich ihrer eigenen Überlegenheit im Grunde ihres Herzens gar nicht so sicher und versuchen, ihr Selbstwertgefühl durch Lästereien zu verbessern.

Dabei schwächt Neid nicht nur – wie jedes dauerhaft vorhandene negative Gefühl – unser Immunsystem (das wissen wir bereits aus Kapitel 4), sondern hat darüber hinaus ganz unterschiedliche Auswirkungen: Der weiße Neid kann uns antreiben, er weckt unseren Ehrgeiz und fordert uns auf, über uns hinauszuwachsen und dasselbe zu erreichen wie die von uns Beneideten. Von der Evolution her gedacht macht dieses Gefühl also durchaus Sinn. Das Gefühl des Neids wird jedoch nicht in allen Fällen schwächer, je stärker wir uns dem beneideten Objekt annähern. So war einer meiner Patienten, Herr Hofmann, zum Beispiel unglaublich neidisch auf die Muskeln seines besten Freundes – und pumpte und pumpte, um es ihm gleichzutun oder ihn endlich zu übertrumpfen. Doch egal, welche Erfolge er vorweisen konnte: Er fand immer wieder etwas, worin der andere ihm überlegen war – und er konnte diese Überlegenheit einfach nicht anerkennen. Trotz allen Ehrgeizes, trotz aller Errungenschaften wich der Neid nicht von seiner Seite. Statt an seinen Muskeln haben wir in der Therapie also vor allem an seinem Selbstwertgefühl gearbeitet. Eine Teilursache war schnell gefunden, auch wenn hier natürlich immer mehrere Faktoren zusammenspielen: Herrn Hofmanns kühler und distanzierter Vater hatte ihn immer mit seinen »dünnen Ärmchen« aufgezogen. Zum Ende der Therapie waren Herrn Hofmann das Pumpen und all die Muskeln jedoch gar nicht mehr so wichtig, und er konnte endlich das machen, was ihm wirklich Spaß bereitete, nämlich Zeit mit seinen beiden kleinen Kindern auf dem Spielplatz verbringen.

Warum so gemein? – Über Lästerschwestern, Neid und Schadenfreude

Die Rachsucht der Ohnmächtigen

Noch problematischer ist jedoch die schwarze Seite des Neids, die wir zum Teil bereits kennengelernt haben. Die kann einerseits das Lästern mit dem Drang, dem anderen zu schaden, nach sich ziehen. Andererseits sorgt die schwarze Seite bisweilen für den Rückzug in die Einsamkeit, in die Depression. Bestenfalls kommt es zu spontanen Ausbrüchen der Schadenfreude. Dabei meine ich übrigens nicht die Pleiten-Pech-und-Pannen-Freude. Die Freude also, wenn wir beobachten, wie ein Fremder gegen eine Glastür läuft oder ihm eine Taube auf den Kopf kackt. Ich glaube, unsere Begeisterung darüber basiert wie bei einem guten Witz auf der Überraschung – einer guten Pointe. Die Schadenfreude hingegen, von der ich hier spreche, ist die »Rachsucht der Ohnmächtigen« – derjenigen also, die sich mit einer Person vergleichen, sich ihr aber (insgeheim) unterlegen fühlen. Die Schadenfreude der Neidischen eben. In beiden Fällen wird das Belohnungszentrum des Gehirns aktiv – in etwa so, als hätte man im Lotto gewonnen.

Interessanterweise entwickeln Kinder erst in der Grundschule ein Gespür für Schadenfreude. Über Pleiten, Pech und Pannen können jedoch schon Babys herzhaft lachen – aber das ist eben der Überraschungseffekt, wenn etwas völlig anders verläuft als erwartet.

So testete der Psychologe Manfred Holodynski von der Universität Münster Kinder zwischen vier und acht Jahren. Sie durften das Glas Apfelsaft eines Erwachsenen heimlich gegen eines mit Zitronensaft austauschen. Während die kleineren Kinder danach sogar versuchten, die Erwachsenen zu warnen, konnten sich die Fünf- bis Siebenjährigen schon an ihrer Schandtat erfreuen – allerdings allzu auffällig, sodass der Streich misslang. Erst mit acht Jahren waren die Kinder fähig, ihr Pokerface zu bewahren und den Streich voll auszukosten.

Wir werden also durchaus nicht mit einem Hang zur Schadenfreude geboren, sondern unser Gespür dafür entwickelt sich erst mit dem Schuleintritt – für viele Kinder übrigens der Zeitpunkt, an dem sie nicht nur das erste Mal mit vielen anderen Kindern zu tun haben, sondern auch mit diesen konkurrieren. Und dann sind eben Neid und Schadenfreude nicht mehr weit.

Wie schon das Lästern, so hat auch die Schadenfreude ihre guten Seiten: Sie befreit für einen kurzen Augenblick, lenkt ab vom eigenen geringen Selbstwertgefühl und nimmt den Druck, weil sie Ausdruck der Erkenntnis ist, dass Perfektion, auch wenn es bei anderen auf den ersten Blick manchmal so aussehen mag, nicht möglich ist. Und doch: An der Situation selbst, der eigenen Unterlegenheit, ändert sich dadurch nichts – und vor allem auch nichts am Neid. Da ist es durchaus sinnvoll, sich noch einmal Gedanken über den Umgang mit den eigenen Emotionen zu machen.

Zufrieden statt neidisch

Zunächst einmal stellt sich die Frage, wie ich sinnvoll mit meinem Neidgefühl umgehen kann – schließlich muss ich meinem Neid ja nicht immer in Form von Lästern, Mobbing, Schadenfreude und dergleichen freien Lauf lassen. Ich kann mich auch auf die weiße Seite des Neids besinnen und mir die Frage stellen: Wie kann ich bekommen, was ich möchte, ohne jemandem dabei zu schaden und ohne irgendjemandem etwas wegzunehmen? Ehrgeiz, harte Arbeit und Ausdauer können hier die Wege zum Ziel sein, aber – das hat das Beispiel vom muskelbepackten Herrn Hofmann gezeigt – es funktioniert nicht immer.

Also lohnt es sich, darüber nachzudenken, was ich sonst noch an der Situation ändern kann. Wäre es zum Beispiel sinnvoll, die von mir so leidenschaftlich beneideten Menschen nicht mehr zu treffen?

Warum so gemein? – Über Lästerschwestern, Neid und Schadenfreude

Eine meiner Freundinnen hat selbst erlebt, wie befreiend es sein kann, einem Problem einfach aus dem Weg zu gehen. Zwei harte Jahre stand Andrea in einem Traineeprogramm in erbitterter Konkurrenz zu einer Kollegin. Dass die Kollegin all die »Zuckerl« erhielt, die Andrea sich so sehr erhofft und auf die sie mit so großem Ehrgeiz hingearbeitet hatte, machte sie regelrecht krank vor Neid. Keine abendliche Lästerrunde, bei der sie sich nicht über ihre schreckliche Kollegin beklagte. Erst als das Programm auslief und sie sich bei einer anderen Firma bewarb und dort die berufliche Anerkennung bekam, die sie auf ihrer alten Stelle vermisst hatte, ließ der Neid nach. Die beiden standen nicht mehr in Konkurrenz zueinander – und Andreas Selbstwertgefühl hatte sich auf der neuen Stelle erheblich verbessert. Wenn heute ein früherer Kollege mit ihr über die ehemalige Konkurrentin lästern will (nun ja, weil es eben Gemeinsamkeiten schafft), dann steigt sie gar nicht mehr darauf ein oder verteidigt diese manchmal sogar. Zu der ehemals verhassten Kollegin selbst hat Andrea immer noch Kontakt – als der Neid gewichen war, war es ihr endlich möglich, auch deren positive Seiten zu sehen.

Dieses Beispiel enthält übrigens noch einen anderen wesentlichen Aspekt für die Bekämpfung von Neid: die Prävention. Wenn ich mit mir selbst zufrieden und in meinen Wünschen und Ansprüchen bescheiden bin, dann hat es der Neid bei mir viel schwerer. Das hört sich natürlich leichter an, als es ist. Schließlich ist unser Blick auf uns selbst ziemlich defizitorientiert, wie wir Psychologen sagen. Wir sehen eher die Dinge, die nicht geklappt haben, und die Ziele, die noch in weiter Ferne liegen. Ein Positiv-Tagebuch kann hier helfen. Dafür braucht man nichts weiter als ein kleines Notizbüchlein, in das täglich in der Rückschau Dinge eingetragen werden, die am jeweiligen Tag gut gelaufen sind. Dabei sind vor allem auch Kleinigkeiten von Bedeutung, zum Beispiel, die Sonne auf der Haut in der Mittagspause, das nette Gespräch mit der Nachbarin, ein abgeschlossenes Kapitel in der Masterarbeit. In der Fortgeschrittenen-Variante geht es darum, positive Ereignisse, die in der Zukunft auf einen warten, aufzuschreiben, also alles, worauf man sich am nächsten Tag freut. Sie werden sehen: So ein Positiv-Tagebuch hilft ungemein, zufriedener mit dem eigenen Dasein zu werden.

Doch was kann ich sonst noch tun, wenn er nun mal da ist – der fiese schwarze Neid? Ich muss diesem Gefühl nicht nachgeben, sondern kann auch hier wieder entgegengesetzt handeln, indem ich zum Beispiel einem Konkurrenten meine Anerkennung ausspreche und dabei freundlich bleibe. Entgegengesetzt zu handeln bedeutet hier aber vielleicht auch, mit einem Freund über das aufkommende Gefühl von Neid zu sprechen, statt den Konkurrenten abzuwerten und über ihn zu lästern. Noch viel wichtiger ist es in diesem Fall jedoch, entgegengesetzt zu denken, also wegzukommen vom Gedanken der Ungerechtigkeit; wegzukommen von der Überzeugung, dass der andere etwas bekommen hat, was eigentlich mir zusteht. Dabei hilft es, sich zu fragen,

> - was mir selbst alles schon Gutes getan wurde, ohne dass ich es im strengen Sinne »verdient« gehabt hätte.
> - was das Gute für mich daran ist, dass jemand anderes etwas bekommen hat, was ursprünglich ich haben wollte. (Zum Beispiel: »Ich habe den Job nicht bekommen? Dann kann ich jetzt noch die lange Reise machen, die ich später vielleicht nie mehr unternehmen kann.«)
> - welche Nachteile der Person dadurch entstehen könnten, die mir in diesem Fall erspart bleiben. (Zum Beispiel: »Die neue Stelle ist zwar mit einem höheren Gehalt verbunden, allerdings muss er auf dem neuen Posten mindestens 50 Stunden pro Woche arbeiten.«)

Diese neuen Gedanken – laut ausgesprochen mit einem entspannten Lächeln, der entgegengesetzten Körperhaltung zur neidischen Verkrampfung also, und die Welt sieht vielleicht schon ganz anders aus. Natürlich ist die aufrichtige innere Bereitschaft, etwas am eigenen Negativismus zu ändern, Voraussetzung für diese Übung – die Errungenschaften des anderen schlechtzumachen ist nicht Sinn der Sache.

Beneidenswert

Was aber tun, wenn man selbst das Objekt von Neid zu werden droht? Wie bei allen Fällen von Aggression ist es sinnvoll, den Umgang mit dem Aggressor so weit wie möglich zu reduzieren. Dass das aber nur in sehr begrenztem Maße möglich ist, leuchtet ein. Gerade bei Verwandten und Freunden, an denen einem liegt, empfiehlt es sich, das Gespräch zu suchen, ohne das Thema Neid direkt anzusprechen. Weniger hilfreich ist es hingegen, das Gegenüber davon überzeugen zu wollen, dass das positive Bild, das dieser von einem zeichnet, nicht der Realität entspricht. Das hat meistens keinen langfristigen Effekt und löst oft Scham und Anspannung in der Gesprächssituation aus. Was nicht wirklich überrascht, schließlich ist es in unserer Gesellschaft nicht üblich, Neid und Missgunst direkt im Vier-Augen-Gespräch anzusprechen. Ich empfehle, das Ganze eher offener zu halten: »Du benimmst dich in letzter Zeit so komisch. Was ist denn los?«

Sie werden bestimmt nicht die Antwort bekommen: »Ich bin neidisch auf dich«, doch wenn der Person etwas an Ihnen liegt, wird ihr auf diese Weise klar werden, dass ihr vermeintlich so gut versteckter oder vielleicht gar nicht bewusst wahrgenommener Neid durchaus nicht so unbemerkt vorübergegangen ist – und wird ihre Gefühle im besten Fall stärker hinterfragen. (Falls derjenige genauer wissen möchte, wie das geht, können Sie ihm ja dieses Kapitel ans Herz legen.)

Und wenn wir irgendwann langsam genug von Neid, von Schadenfreude und Lästereien haben, dann bleibt uns vielleicht etwas mehr Zeit, um wie wahrhaft intelligente Menschen nicht nur über andere zu reden, sondern uns über Ereignisse oder gar Ideen auszutauschen.

Blick hinter die Kulissen
Hilfe! Mein Kind hat einen Dachschaden!

Egal ob Kinder, Ehepartner oder sonstige Angehörige – den einen richtigen Weg, mit – vermeintlichen – psychischen Erkrankungen umzugehen gibt es nicht. Wenn ein Mensch nicht möchte, dass jemand anderes ihm hilft, kann dieser über eine lange Zeit hinweg verbergen, wie es ihm wirklich geht. Das heißt, man kann als Angehöriger auch nichts dafür, wenn man potenzielle Anzeichen nicht erkannt hat. Die Hauptverantwortung trägt immer der Betroffene selbst, denn nur er kann und soll selbst entscheiden, wem er sich anvertraut und ob er Hilfe in Anspruch nehmen möchte.

Dennoch gibt es natürlich Anzeichen, bei denen Sie hellhörig werden sollten – selbstverständlich ohne Anspruch auf Vollständigkeit:

> - Jemand macht Anspielungen in Richtung Suizid, auch wenn es flapsig oder dahergesagt klingt.
> - Jemand verletzt, schneidet, verbrennt oder verbrüht sich selbst oder erleidet auffällig häufig Knochenbrüche oder andere Verletzungen.

> Jemand macht Äußerungen, die auf eine Gefährdung Dritter hindeuten.
> Jemand zeigt starkes Rückzugsverhalten.
> Jemand leidet unter starken und/oder anhaltenden Stimmungswechseln.
> Jemand neigt zu Alkohol- oder Substanzmissbrauch.

Dass in solchen Fällen eine Therapie notwendig ist, ist sehr wahrscheinlich. Und Sie als Angehöriger sollten auch auf diese Option hinweisen. Vielen Betroffenen hilft es, wenn ein ihnen nahestehender Mensch sagt: »Ich merke, dass es dir nicht gut geht, und würde dir gerne helfen. Sollen wir mal gemeinsam schauen, wo du Hilfe bekommen könntest?« Wichtiges Basiswissen – zusätzlich zu dem, was ich Ihnen in diesem Buch bereits vorgestellt habe – gibt es zum Beispiel hier: www.psychenet.de/psychische-gesundheit.html. Hier finden Sie Fachinformationen über psychische Erkrankungen und ihre Erscheinungsbilder sowie Selbsttests und Entscheidungshilfen zum weiteren Vorgehen.

Als Angehöriger selbst beim Therapeuten anzurufen bringt jedoch nur wenig. Er wird Sie vermutlich darum bitten, dass der Betroffene sich persönlich bei ihm meldet. Das gilt natürlich nur, wenn es sich um einen erwachsenen Betroffenen handelt. Bei Kindern ist die Anmeldung durch die Eltern durchaus möglich.

Wenn der Betroffene nun keine Therapie machen will, können Sie ihn auch nicht dazu zwingen. Sie sollten auch nicht versuchen, ihn dazu zu überreden. Denn nur wenn jemand freiwillig an einer Therapie teilnimmt, besteht auch die Hoffnung auf Besserung. Außerdem ist Therapie tatsächlich nicht für jeden etwas – in Kapitel 10 habe ich bereits die Alternativen zu einer konventionellen Therapie vorgestellt. Möglicherweise wäre diese Übersicht eine gute Grundlage für ein Gespräch mit Ihrem Angehörigen.

Ich habe bereits am Anfang des Buches darüber geschrieben, aber ich möchte an dieser Stelle unbedingt noch einmal darauf hinweisen: Es gibt einen Punkt, an dem der Grundsatz der Freiwilligkeit nicht mehr beachtet werden kann – und zwar im Falle akuter Fremd- oder Selbstgefährdung. Hier ist es zwingend notwendig, den Betroffenen ernst zu nehmen, auch wenn es vielleicht bedeutet, dass man auf eine uneindeutige Nachricht hin das Schlimmste befürchtet und die Polizei einschaltet. Besser ein falscher Alarm, als dass die Person sich etwas antut, obwohl Sie es hätten verhindern können.

Hat die Therapie erst einmal begonnen, können Angehörige – natürlich nur auf Wunsch des Patienten – in die Gespräche eingebunden werden. Häufig wird zur genaueren Diagnostik eine fremdanamnestische Abklärung benötigt. Dann kann die Sicht eines Angehörigen, zum Beispiel der Mutter oder eines Geschwisters, auf das bisherige Leben sehr hilfreich sein. Oder es wird versucht, gemeinsam über familieninterne Probleme zu sprechen und eine konstruktive Lösung für alle zu finden. Voraussetzung ist aber in jedem Fall das Einverständnis des Patienten. Er darf auch ablehnen. Dann ist das eben so.

In der Kinder- und Jugendtherapie ist übrigens im Schnitt jedes vierte Gespräch ein Angehörigengespräch. Bei kleinen Kindern finden diese oft ohne Kind statt, bei den Jugendlichen handelt es sich meist um ein gemeinsames Gespräch.

Doch auch ohne an den Sitzungen teilzunehmen, können Sie als Angehöriger eine Therapie mit begleiten. So ist es auf jeden Fall gut, nachzufragen – allerdings in angemessenem Maß. Die Therapie ist ja für den Betroffenen ein wichtiger Bestandteil im

Leben, da wäre es doch komisch, diesen einfach auszublenden. Hilfreiche Fragen wären beispielsweise: »Bist du zufrieden mit deiner Therapeutin?«; »Kommst du in der Therapie voran?«; »Wie geht's dir in der Therapie?« Weniger hilfreich hingegen wären Fragen wie »Wann ist das denn jetzt endlich zu Ende?« oder »Erzähl doch mal genau, was ihr heute besprochen habt«.

Und auch nach der Therapie sollte die Behandlung kein Tabuthema sein. Ich habe in diesem Kontext die Erfahrung gemacht, dass meine Patienten nicht wie ein rohes Ei behandelt werden wollen und Ehrlichkeit schätzen. Das ist auch eine gute Richtschnur für die Angehörigen. Doch obwohl Fragen wie »Wie geht es dir?« gut und wichtig sind, sollten sie nicht zu oft gestellt werden. Denn das Leben geht weiter – und irgendwann sollte die Krankheit Vergangenheit sein dürfen.

12
Abschied nehmen – Tödliche Krankheiten, Sterben und Trauer

Mit den wenigsten Themen machen Sie sich heute auf Partys noch wirklich unbeliebt. Offen wird über Gehalt und Gehaltserhöhungen debattiert – und das durchaus nicht aus Angeberei, sondern um des offenen Austauschs willen. Inzwischen genauso salonfähig: sexuelle Vorlieben oder das Gespräch über die eigenen Ausscheidungen, die seit dem Erfolg von *Darm mit Charme* in aller – Verzeihung – Munde sind. Manch einer wird vielleicht noch ein müdes »Aber bitte nicht beim Essen!« hervorbringen, aber das Thema bricht schon lange kein Tabu mehr.

Weniger Freunde machen Sie sich jedoch, wenn Sie die Sprache auf das Thema Tod bringen – also den konkreten Tod, der jeden Einzelnen von uns betrifft. Nicht die abstrakten Fingerübungen verträumter Philosophiestudenten, die vom Thema »Gibt es ein Leben nach dem Tod?« spielerisch weiterschweifen zu den Fragen, ob wohl außerirdisches Leben existiert und ob Pflanzen eigentlich eine Seele haben.

Abschied nehmen – Tödliche Krankheiten, Sterben und Trauer

Nur nicht darüber nachdenken

Hast du Angst vor dem Tod? Würdest du bei einem Autounfall mit deiner Familie lieber allein überleben oder gemeinsam mit ihnen sterben? Möchtest du zu Hause sterben oder in einem Hospiz? Und hast du eigentlich schon eine Patientenverfügung?

Kommt das Gespräch auf ein solches Thema, dann ist die Stimmung schnell im Keller, und jeder hofft, dass sich bald eine Gesprächswendung anbietet, bei der sich abbiegen lässt zu weniger deprimierenden Themen.

Das Gespräch über den Tod fällt uns schwer – nicht nur auf Partys. Vielleicht haben auch Sie schon einmal am Sterbebett eines Schwerkranken oder alten Menschen gesessen. Worüber haben Sie mit ihm gesprochen? Ich wette einiges darauf, dass Sie nicht gefragt haben: »Hast du Angst vor dem Tod?« Der Tod ist ein Tabuthema – selbst wenn er bereits an die Tür klopft.

Eine Freundin von mir erhielt neulich eine Einladung zu einer »Tagesfahrt zum Ruheforst mit anschließender Besichtigung des Krematoriums«. Der Preis enthielt die Fahrtkosten, Getränke und Frühstück im Bus und anschließend Kaffee und Kuchen. Anstatt nun dieses Angebot, sich mit Tod und Sterben auseinanderzusetzen, an- oder wenigstens ernstzunehmen, haben wir – nun ja – einfach gelacht und unsere Witzchen darüber gemacht. Haha, Kaffee und Kuchen im Krematorium – und danach ein kleiner Schwof auf dem Friedhof. Gekichert und schnell weg mit dem Thema.

Und warum sollten wir uns auch mit dem Tod beschäftigen? Ich selbst schaffe es ja offensichtlich auch nicht – jede Menge Vorgeplänkel, und immer noch schleiche ich um das Thema herum wie die Katze um den heißen Brei. Vielleicht weil wir glauben, noch so schrecklich viel Zeit zu haben. Mädchen, die heute geboren werden, haben eine Lebenserwartung von fast 83 Jahren,

Jungs von fast 80. Schöne Zahlen, doch das heißt durchaus nicht, dass wir es wirklich alle so lange machen. 60 Prozent der Menschen sterben nach ihrem 80. Lebensjahr. Das hört sich gar nicht mehr so viel an, wenn man einmal überlegt, dass die anderen 40 Prozent logischerweise davor sterben. Wenn Sie ein Mann sind und in Russland leben, sieht es für Sie besonders finster aus. 25 Prozent aller männlichen Russen sterben vor dem 55. Lebensjahr. Sie sind Deutscher? Glück gehabt ... Als 65-Jähriger haben Sie derzeit also noch etwa 17 Jahre vor sich. Wobei sich das schon irgendwie wenig anhört. Sind nicht auch an Ihnen die letzten 17 Jahre furchtbar schnell vorbeigezogen?

Dass der Tod unausweichlich auf uns zukommt, das wollen wir einfach nicht wahrhaben. Kurz und gut: Wir haben Angst vor dem Tod. Das gestehen 62 Prozent aller unter 50-Jährigen, bei den Älteren sind es nur noch 44 Prozent. Also im Schnitt jeder Zweite von uns. Sie sind mit Ihrer Angst somit durchaus nicht allein!

Die Angst vor dem Tod

Beim Thema »Angst vor dem Tod« ist die Gretchenfrage »Nun sag, wie hast du's mit der Religion?« einmal mehr die ausschlaggebende. Es gibt einen u-förmigen Zusammenhang zwischen Religiosität und Todesakzeptanz. Menschen also mit besonders geringer oder besonders hoher Religiosität können den Tod besser akzeptieren als diejenigen, die sich irgendwo dazwischen befinden. Vermutlich weil die einen mit einer gewissen »Wurschtigkeit« an das Thema herangehen – die anderen legen ihr Schicksal einfach vertrauensvoll in Gottes Hände, in der vollen Überzeugung, dass er ihnen schon helfen wird. Der Rest dazwischen bebt allerdings in Ungewissheit.

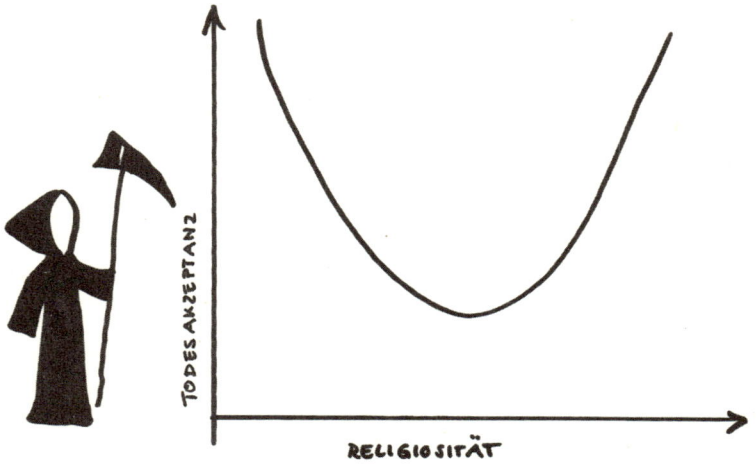

Viele formal Gläubige leiden unter Todesängsten und anderen Belastungen im Sterbeprozess. Die Ursache liegt möglicherweise in der Unterscheidung zwischen extrinsischer (= formale Religionszugehörigkeit) und intrinsischer (Glaubens-Engagement) Religiosität. Man kann ja sehr wohl getauft sein, während es mit dem eigentlichen Glauben nicht so weit her ist – oder umgekehrt. Daher korreliert extrinsische Religiosität auch positiv mit Todesangst, während die intrinsische Religiosität mit weniger Todesangst zusammenhängt. Kirchensteuer zahlen allein reicht also nicht.

Wenn ich mich schon nicht zu einer tieferen Gläubigkeit durchringen kann, dann macht die Überzeugung, ob es denn ein Weiterleben gibt oder nicht, den Unterschied. Wer als »wenig gläubiger Mensch« nämlich nicht an ein Weiterleben glaubt, der zeigt weniger Angst vor dem Tod als diejenigen, die denken, dass da »vielleicht doch noch was kommt«.

Dabei ist die Angst vor dem Tod nicht die einzige Angst, die uns hinsichtlich des Themas Sterben umtreibt. Einhergehend mit

Die Angst vor dem Tod

dem medizinischen Fortschritt der vergangenen Jahre ist ein weiterer Aspekt immer wichtiger geworden: die Angst vor dem Ausgeliefertsein. Mediziner, die uns wieder und wieder beleben, das ist anscheinend die neue Lieblingsangst im Hinblick auf unser (Nicht-)Ableben geworden. Eigentlich ganz logisch, wenn man einmal anschaut, wie wir Menschen uns Studien zufolge den idealen Tod vorstellen: Frei von Schmerzen soll er sein, das lässt sich auf dem heutigen Stand der Medizin noch gut hinbekommen. Doch beim zweiten Punkt fängt es schon an: Wir wollen unsere Würde und Autonomie behalten, und – der dritte Punkt – wir möchten Zuwendung und Liebe erhalten. Nun ja, mit Punkt 2 und 3 könnte es schwer werden, wenn man fünf Jahre lang an irgendwelchen Geräten hängt und den Mund nicht mehr aufbekommt. Denn seien wir doch mal realistisch: Länger leben heißt häufig einfach nur: länger leiden. Und je stärker die Lebenserwartung steigt, desto größer wird die Lücke zwischen Lebenserwartung und gesunder Lebenszeit. 1990 Geborene hatten weltweit zwar eine Lebenserwartung von »nur« 65,3 Jahren – davon sind aber auch nur 8,4 Jahre von Krankheit geprägt – bei den 2013 Geborenen sind es jedoch schon 9,2 Jahre. In Deutschland haben Menschen, die 2013 geboren wurden, eine Lebenserwartung von 80,7 Jahren – aber schon mit 68,8 Jahren beginnt die Zeit der Krankheit, wobei damit nicht unbedingt nur Schlaganfälle, Krebs und Herzinfarkte gemeint sind, sondern auch Diabetes, Muskel- und Knochenerkrankungen, Suchtprobleme, neurologische und mentale Erkrankungen sowie Hör- und Sehprobleme.

All unsere Ängste – vor dem Tod und eben vor dem Ausgeliefertsein durch Krankheit – sorgen jedoch nicht dafür, dass wir uns wirklich damit auseinandersetzen würden. Zwar zeigt sich ein deutlicher Anstieg bei den Patientenverfügungen – von 15 Prozent 2009 auf 28 Prozent 2014 –, doch die meisten von uns haben noch keine entsprechenden Verfügungen getroffen, auch wenn

45 Prozent aller Befragten vollmundig ankündigten, sich damit auseinandersetzen zu wollen. Ich gehöre übrigens zu Letzteren. Also, wenn ich dieses Buch fertig geschrieben habe, dann …

Wer will schon ewig leben?

So richtig behagt uns das Thema Tod und Sterben also nicht – und im Grunde ist das auch nur natürlich. Es macht uns Angst, denn es ist lebensbedrohlich. Wir wissen nicht, was uns erwartet, keiner kann uns Sicherheiten geben, was nach dem Tod kommt – oder was eben nicht. Und die logische Konsequenz von Angst ist: Vermeidung. Das heißt, wir leben alle fröhlich vor uns hin und tun so, als gäbe es den Tod nicht. Dabei macht das Leben durch den Tod erst wirklich Sinn – auch wenn Pessimisten gerne das Gegenteil behaupten und sagen, dass durch den Tod im Grunde alles, was wir im Leben anfassen, sinnlos wird.

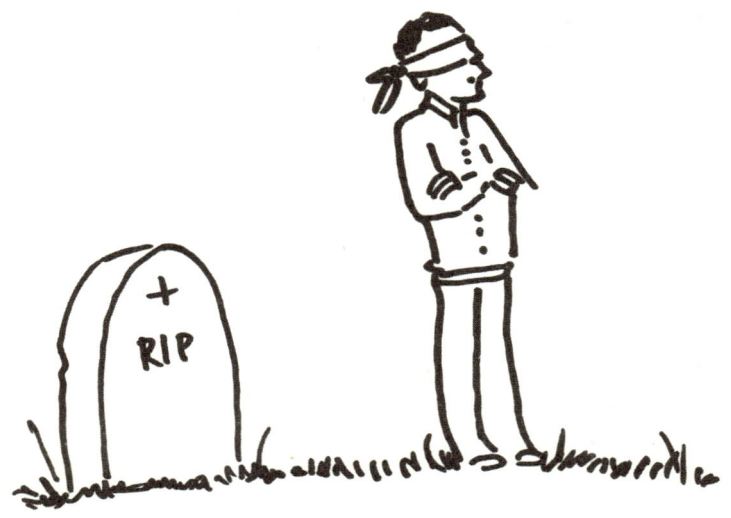

Wer will schon ewig leben?

Aber gehen wir die Sache doch einmal ganz nüchtern und streng marktwirtschaftlich an: Dinge, die im Überfluss vorhanden sind, sind nach unserem Verständnis nicht wirklich etwas wert. Erst die Verknappung macht sie wertvoll. Messing glänzt doch mindestens genauso schön wie Gold – aber mal ehrlich: Wer würde sich denn einen Ehering aus Messing anstecken? Und so ist es mit dem Leben auch: Erst durch seine Endlichkeit, dadurch, dass wir Dinge nicht ad infinitum wiederholen können, werden die Ereignisse in unserem Leben einzigartig und damit wertvoll. Ein hervorragendes Beispiel ist der Haddsch, die fünfte Säule des Islam. Diese Pilgerfahrt nach Mekka soll jeder freie, volljährige und gesunde Muslim – ob Mann oder Frau –, der es sich leisten kann, einmal in seinem Leben machen. Nicht zehnmal, nicht jedes Jahr, weil es so schön ist. Nein, ein einziges Mal im Leben – als etwas ganz Besonderes.

Haben Sie Lust auf ein kurzes Gedankenexperiment? Dann stellen Sie sich doch die Frage, was Sie machen würden, wenn Sie ewig leben würden. Hätten Sie sich Ihr Haus wirklich gekauft? Denken Sie nicht, dass Sie mit etwas Geduld und etwas mehr Geld (Sie haben ja jetzt die Ewigkeit, um darauf zu sparen) ein viel schöneres hätten kaufen können? Und Ihr Partner: Sie haben die Ewigkeit, um nach einem besseren zu suchen, warum sollten Sie sich mit dem Mittelmaß zufriedengeben? Ahnen Sie schon, worauf ich hinauswill? Vermutlich würden Sie keine Entscheidungen mehr treffen, weil Sie diese immer auf später verschieben könnten. All Ihre Handlungsoptionen wären »gleich gültig« und somit gleichgültig.

Dem gegenüber steht oft und gern die Forderung, »jeden Tag so zu leben, als ob es der letzte wäre«. Man braucht kein Genie zu sein, um zu erkennen, wie kontraproduktiv der erste Impuls, mal so richtig die Sau rauszulassen, ist. Alles Geld verprassen, den Chef beleidigen, der Ex-Frau noch einmal ordentlich die Meinung sagen. Aber gehen Sie es doch einmal anders herum an: Was möchten Sie gerne in Ihrem Leben erreichen, wenn Sie noch die durchschnittlichen 20, 30 oder 40 Jahre vor sich haben? Halbieren Sie die Zeit – was würden Sie jetzt noch gerne erledigen? Verkürzen Sie die Zeit immer weiter. Welche Dinge fallen weg? Entscheiden Sie sich: Verzichten Sie auf die Weltreise oder auf die mit dem Enkelkind verbrachte Zeit? Indem Sie so rückwärtsgehen, erkennen Sie, dass den Chef zu beleidigen an Ihrem letzten Tag vielleicht doch nicht oberste Priorität für Sie hat …

Wenn das Leben zuschlägt …

Nun ja. Schön und gut, sich aus einer sicheren Position heraus solche Gedanken zu machen. Was aber, wenn der Tod ganz überraschend in unser Leben eindringt, beispielsweise in Form einer tödlichen Krankheit? Natürlich gibt es so einige Krankheiten, die uns das Leben versauen können, aber sehen wir uns doch ganz exemplarisch einmal Krebs an.

2012 ging in Deutschland jeder vierte Todesfall auf eine Krebserkrankung zurück – in Zahlen: 220.923 Menschen. Und je älter wir werden, desto größer ist die Wahrscheinlichkeit, an Krebs zu erkranken. Auf einen Krebskranken unter 15 Jahren kommen fast 300 über 80-jährige.

Wie man als Angehöriger mit einer solchen Diagnose tatsächlich umzugehen hat, dafür gibt es keine allgemeingültige Antwort. Dennoch fasst der Krebsinformationsdienst des Deutschen Krebsforschungszentrums die folgenden vier Ratschläge zusammen:

> **Fragen statt raten.** Sicherlich werden Sie den Wunsch verspüren, einem – sei es an Krebs oder an einer anderen schweren Krankheit – Erkrankten wichtige Tipps zu geben, was Sie in seiner Situation tun, welchen Experten Sie aufsuchen würden. Doch Psychoonkologen, also auf die Beratung und Un-

terstützung von Krebspatienten spezialisierte Psychologen, Mediziner, Pädagogen oder Sozialarbeiter, empfehlen vielmehr: Fragen Sie nach! »Was brauchst du?«; »Kann ich irgendetwas für dich tun?«

> **Anteilnahme zeigen.** Ziehen Sie sich nicht aus Angst, etwas falsch zu machen, zurück. Vielen Erkrankten hilft schon das Gefühl, mit ihrer Krankheit nicht alleingelassen zu werden.
> **Information besorgen.** Helfen Sie dem Erkrankten bei seiner Suche nach Informationen, ohne ihm Ihre eigene Meinung aufzudrängen. Denn Informationen können auch gegen Ihre eigenen Ängste und Befürchtungen helfen.
> **Selbstbestimmtheit respektieren.** Gleichzeitig sollten Sie nicht gegen den Willen oder hinter dem Rücken des Erkrankten handeln. Akzeptieren Sie ihre/seine Entscheidungen, auch wenn Sie diese nicht gutheißen.

Eine entfernte Verwandte ist an einem inoperablen Gehirntumor erkrankt, der sie langsam zum Pflegefall macht und sie über kurz oder lang umbringen wird. Sie kann kaum mehr laufen, reden oder essen. Ihr Mann kümmert sich aufopferungsvoll um sie, und manchmal geht er dabei auch über seine eigenen Grenzen. Als er eines Tages einmal wieder eine schwierige Entscheidung nach bestem Wissen und Gewissen hatte treffen müssen und der Schwester seiner Frau bei einem Besuch davon berichtete, kamen der Kranken stockend die Worte über die Lippen: »Du weißt doch gar nicht, was ich will.«

Es kann sehr belastend sein, Menschen durch eine tödliche Krankheit oder im Sterben zu begleiten, deshalb ist eine gute Selbstfürsorge für Pflegende so besonders wichtig – und zwar nicht nur für Menschen, die sich als Kranken- und Altenpfleger oder Ärzte von Berufs wegen damit beschäftigen. Suchen Sie auch als Angehöriger das Gespräch mit Freunden, fressen Sie Ihren

Schmerz nicht in sich hinein. Machen Sie sich gleichzeitig bewusst, dass Ihr Leben mehr ist als nur die Betreuung des Erkrankten, und leben Sie dieses Leben ganz ohne schlechtes Gewissen. Erkennen Sie Ihre eigenen Bedürfnisse und kommen Sie diesen nach.

In diesem Bereich ganz zentral: das Thema Achtsamkeit. Erinnern Sie sich? Es geht darum, eine nicht-wertende Haltung einzunehmen und ganz im Hier und Jetzt zu sein – also all den Schmerz und das Leid, das im Sterbeprozess automatisch auf den Pflegenden einströmt, achtsam wahrzunehmen und dann wieder ziehen zu lassen, um so auch die schönen Momente ganz bewusst zu erleben. Versuchen Sie es doch einmal mit dieser Einstiegsübung: Nehmen Sie eine Minute lang nur wahr, was zu hören ist, ohne zu bewerten. Wenn Gedanken auftauchen, lassen Sie diese ziehen und konzentrieren Sie sich wieder auf die Geräusche. Sie werden staunen, wie lang eine Minute sein kann und wie schwierig diese Übung ist. Wer mehr dazu machen möchte: Es gibt inzwischen sehr gute Achtsamkeitskurse, zum Beispiel in regionalen Achtsamkeitszentren und -schulen, aber auch bereits in den Volkshochschulen, deren Kosten teilweise von der Krankenkasse übernommen werden können. Dabei ist Achtsamkeit übrigens auch ganz allgemein eine gut evaluierte Präventions- und Rückfallprophylaxe-Möglichkeit gegen psychische Erkrankungen.

Parallel zu all diesen Ansätzen können Gespräche mit Angehörigen anderer Erkrankten, Selbsthilfegruppen oder auch Beratungsstellen in den Kliniken weiterhelfen.

Aber sehen Sie? Jetzt habe ich mich mit dem Thema »Angehörige« schon wieder um das eigentliche Sterben gedrückt – um *mein* Sterben. Was passiert denn nun mit mir, wenn ich erfahre, dass ich bald sterben werde? Elisabeth Kübler-Ross, Psychiaterin und Mitbegründerin der modernen Sterbeforschung, beschrieb 1969 die folgenden fünf Phasen:

> **Nichtwahrhabenwollen.** »Ich doch nicht« »Das kann doch gar nicht sein.« In dieser Phase kommt es häufig zur Selbstisolation.
> **Zorn.** »Das ist so ungerecht!« Tritt oftmals im Zusammenhang mit Selbst- und Fremdbeschuldigungen und der Anklage religiöser Instanzen auf.
> **Verhandeln.** »Was muss ich tun, damit ich noch ein paar Monate länger leben kann?« »Ich werde mein Leben komplett ändern.« Auf diese Art und Weise wird der Versuch unternommen, wieder die Kontrolle über das eigene Leben zurückzugewinnen.
> **Depression.** Das Gefühl der Hilf- und Hoffnungslosigkeit in Verbindung mit Rückzugsverhalten und Passivität.
> **Zustimmung.** Der Betroffene beginnt, mit sich selbst ins Reine zu kommen. Er kann nun Trost entgegennehmen und selbst spenden.

Diese fünf Phasen laufen durchaus nicht hintereinander ab. Manche Phasen wiederholen sich, kommen immer wieder. Nachdem ich an dem einen Tag mein Sterben akzeptiert habe, kann ich wenige Tage später wieder von Zorn gepackt werden. All diese Phasen sind etwas ganz Normales, so hart sich das jetzt auch anhören mag. Eine Psychotherapie wird erst dann notwendig, wenn sich tatsächlich eine klinische Diagnose entwickelt, die dann auch wie eine solche behandelt wird, wobei natürlich die Krankheit und das Krankheitserleben im Mittelpunkt stehen. Doch auch wenn ich keine Symptomatik im engeren Sinne entwickle, kann mir ein Psychologe selbstverständlich dabei helfen, mein Sterben besser anzunehmen. Ebenso hilfreich: das Gespräch mit einem Seelsorger.

Sterben lernen

Gleichzeitig können verschiedene Übungen und Gedankenexperimente mich darin unterstützen, das bedrückende Gefühl meiner Endlichkeit besser anzunehmen.

Der US-amerikanische Psychoanalytiker, Psychotherapeut, Psychiater und Schriftsteller Irvin David Yalom hat den Gedanken formuliert, dass jedes Leben einen Welleneffekt nach sich zieht, so ähnlich wie ein Stein, der ins Wasser fällt, seine Kreise zieht. Das heißt, jeder Mensch hinterlässt, ganz ohne es zu wollen, Einflusskreise, die sich über Jahre und meist über Generationen hinweg auf andere auswirken können. Für den einen oder anderen ein durchaus tröstlicher Gedanke, nicht wahr?

Man kann diesen Effekt auch ganz bewusst steuern und seine eigene Weltsicht an andere weitergeben, die diese dann weitertragen. Darüber hinaus geht es auch um das Erschaffen von ganz konkreten Dingen, die uns als Menschen überdauern, zum Beispiel Handarbeiten, Kunstwerke, Literatur, Musik. Aber Sie können auch einen Baum pflanzen oder einen herrlichen Garten anlegen und mittels der Natur ein Gefühl der Verbundenheit für die Zeit nach Ihrem Tod herstellen.

Wo kann ich Wellen schlagen? Was wird von mir übrig bleiben? Was gebe ich an die nachfolgende Generation weiter? Diese Fragen haben wir bereits in Kapitel 6 behandelt. Es ist die letzte der großen Entwicklungsaufgaben, denen wir uns auf unserem Lebensweg stellen müssen.

Eine andere Möglichkeit für den Umgang mit der eigenen Endlichkeit ist die Lebenslinie – eine Übung, bei der es um die zentralen Fragen geht: Wie wurde ich zu dem Menschen, der ich heute bin? Was waren die Hochs und Tiefs in meinem Leben, und wie kann ich manche Situationen, mit denen ich bisher gehadert habe, besser für mich annehmen?

Sterben lernen

Alle Phasen des Lebens, von Kindheit über Jugend bis zum Erwachsenenalter werden hier angesprochen. Zentrale Fragen hierbei wären zum Beispiel: Was ist das Wichtigste in meinem Leben und warum? Welches Ereignis oder welcher Mensch hat mich am meisten geprägt? In welchem Moment in meinem Leben war ich besonders stolz? Gibt es etwas, das meine Familie über mich wissen sollte? Welche Ratschläge habe ich für die wichtigen Menschen in meinem Leben oder für die Generation nach mir?

Aus den Antworten auf diese Fragen können Sie wiederum Erkenntnisse schöpfen und Ziele für die Zukunft definieren, zum Beispiel noch ein klärendes Gespräch mit jemandem zu führen.

Die Lebenslinie kann kreativ gestaltet werden, sodass die Inhalte auch für Nahestehende und Verwandte nach dem Tod verfügbar sind, zum Beispiel in einem Album oder etwas Ähnlichem. Und Sie müssen gar nicht bis zu Ihrem Sterben damit warten. Kennen Sie all diese Alben aus den Buchhandlungen, in denen Omas, Opas, Mütter und Väter ihre Erinnerungen für ihre Kinder und Enkelkinder aufschreiben? Vielleicht haben Sie ja jetzt schon Lust, Ihre ganz eigene Lebenslinie zu erstellen ...

Und doch, auch auf die Gefahr hin, mich zu wiederholen: Trotz aller Interventionen, trotz aller Übungen, Gespräche und Ansätze, sich konstruktiv mit dem Sterben auseinanderzusetzen: Sterben macht Angst – und es ist normal, Todesangst zu haben. Die Sterbeforscherin Kübler-Ross, deren Phasen-Modell ich in diesem Kapitel bereits vorgestellt habe, hat einmal gesagt: »Dem Tod dauerhaft ins Auge zu blicken ist ebenso wenig möglich, wie wir nicht lange direkt in die Sonne zu blicken vermögen.« Es ist also normal, Angst vor dem Tod zu haben. Und vor allem ist es normal, sich nicht ständig damit beschäftigen zu wollen.

Zeit zu trauern

Genauso normal übrigens ist es, schon im Sterbeprozess um sich selbst zu trauern – und diesen Raum sollten die Angehörigen dem Sterbenden auch geben. »Das wird schon wieder!«; »Wir müssen kämpfen!« – das sind gut gemeinte Phrasen, die ab einem gewissen Punkt allerdings seltsam hohl klingen. Sie dienen der Selbstberuhigung der Überlebenden, die den bevorstehenden Verlust nicht ertragen können. An diesem Punkt des Sterbens darf jeder Mensch jedoch ruhig einmal egoistisch sein – wenn man nicht im Sterben um sein Leben weinen darf, wann dann? Deshalb ist es auch für die behandelnden Ärzte so wichtig, dem Patienten klar zu sagen, dass es keine Hoffnung gibt, und ihn direkt aufzufordern, die Dinge zu regeln, die noch zu regeln sind. Diese Abschiedsphase ist überaus wichtig, denn oft werden hier wichtige Gespräche geführt, die eigentlich schon seit Jahren überfällig sind, und wichtige Dinge endlich angepackt.

Genauso erleben auch Angehörige das Gefühl der antizipierten Trauer – schon vor dem Tod über den anstehenden Verlust zu weinen hilft uns, das eigentliche Sterben später besser zu verkraften.

Tritt der Tod schließlich ein, gibt es für uns Psychotherapeuten nicht mehr viel zu tun – Trauer, mit all ihrem Schmerz, der Wut, der Hilflosigkeit, ist etwas völlig Normales. Die Tante einer Freundin beklagte sich nach dem Tod ihres Mannes, dass alle ihr rieten, sich »Hilfe zu holen«. »Darf ich denn nicht einfach traurig sein?«, fragte sie. Ja – wir dürfen traurig sein. Und wir dürfen auch lange und immer wieder traurig sein. Ich beschreibe den Trauerprozess gerne als ein Pendeln zwischen Schmerz und Anpassung an die neue Situation. Das Pendel schwingt ständig hin und her – und der Schmerz kann und darf wieder und wieder kommen.

Nur in ganz wenigen Fällen kommt es jedoch zu einer sogenannten »prolongierten Trauerreaktion«, manchmal auch »komplizierte Trauer« genannt. Aktuell ist das noch keine offizielle eigenständige Diagnose, auch hier wird gerade viel über deren grundsätzliche Berechtigung diskutiert. Sehen Sie sich die folgenden Aussagen, angelehnt an die Überlegungen der Trauerforscher Holly G. Prigerson und M. Katherine Shear, doch einfach einmal an. Wenn über sechs Monate nach Ihrem Verlust fünf davon über mehrere Tage hinweg auf Sie zutreffen, kann das ein Hinweis auf eine prolongierte Trauerreaktion sein:

> Ich bin verwirrt über meine Rolle im Leben. Ich weiß nicht wirklich, wer ich bin.
> Es fällt mir schwer, den Verlust zu akzeptieren.
> Ich versuche, nicht über meinen Verlust nachzudenken.
> Seit dem Verlust fällt es mir schwer, mich anderen zu öffnen, weil ich sie für gleichgültig halte oder weil ich starken Neid empfinde auf jene, die keinen solchen Verlust erlitten haben.
> Ich empfinde Bitterkeit und Zorn in Bezug auf den Verlust.
> Ich habe Schwierigkeiten weiterzuleben.
> Meine Gefühlswelt ist wie erstarrt, wie betäubt.
> Mich erfüllt ein Gefühl der Sinnlosigkeit und Leere seit dem Verlust.
> Seit dem Verlust fühle ich mich fassungslos, wie betäubt und geschockt.
> Meine Gedanken kreisen ständig um die Umstände des Verlustes (beispielsweise Schuldgefühle).
> Ich zeige seit dem Verlust dysfunktionales Verhalten wie zum Beispiel exzessives zwanghaftes Nähesuchen, Substanzmissbrauch oder Ähnliches.
> Ich erlebe Schmerzen oder Symptome, die der Verstorbene hatte.

In diesem Fall kann eine Psychotherapie Ihnen weiterhelfen. Dabei geht es vor allem darum, Sie aus Ihrer Trauer herauszuholen. Es wird ein Verarbeitungsprozess aktiviert, indem man das Pendeln zwischen Schmerz und der Anpassung an die neue Lebensrolle ohne den Verstorbenen anstößt.

Zwei Fälle aus meiner Praxis zeigen, wie es manchen Menschen gelingt, ihre Trauer selbst zu bewältigen, und wie andere in ihrem Schmerz gefangen bleiben.

Der Mann von Frau Klein war bei einem schweren Autounfall ums Leben gekommen. Frau Klein hatte mit im Auto gesessen, sie hatte noch Wiederbelebungsversuche unternommen, konnte ihren Mann aber nicht mehr retten. Ich habe mit Frau Klein nur drei oder vier Therapiestunden gehabt, um einschätzen zu können, ob der weitere Verlauf pathologisch ist oder nicht. Bei ihr zeigte sich ein so »normaler«, »gesunder« Verlauf, dass wir die Gespräche nach einigen Wochen einstellen konnten. Das Pendeln zwischen Schmerz und Anpassung stellte sich bei ihr folgendermaßen dar: Sie brachte ihren Schmerz zum Ausdruck, indem sie schwarze Kleidung trug, sie empfand das Weinen um ihren Mann als entlastend und sprach viel mit einer Bekannten, die Ähnliches erlebt und ihr das Gespräch angeboten hatte. Gleichzeitig passte sie sich an die neue Situation an. Das betraf vor allem organisatorische Dinge, aber auch Situationen wie zum Beispiel, dass sie alleine zum Abschlussball ihrer Tochter ging, während alle anderen Eltern als Paar da waren und miteinander tanzten.

Ein aus psychologischer Sicht schwerwiegenderer Fall war hingegen der einer Patientin, Frau Meininger, deren neugeborene Tochter mit einem schweren Herzfehler auf die Welt gekommen war und nach einigen Wochen Leiden verstarb. Bis heute gerät Frau Meininger unter starke Anspannung und Panik, wenn sie den Eindruck hat, sie »muss« jetzt über die verstorbene Tochter sprechen. Schwierig ist, dass ihre beiden (älteren) Söhne den Tod der Schwester immer wieder, zum Beispiel im Spiel oder auch durch Nachfragen (»Wie ist es da oben im Himmel?«), zur Sprache bringen. Bei Frau Meininger kommt vor allem die schmerzvolle Seite der Trauerverarbeitung nicht durch. (Sie erinnern sich an das Pendel?) Trauer bedeutet für sie Kontrollverlust. Dadurch blieb das Leid über den Tod der kleinen Tochter auch noch Jahre bestehen. Eine Integration des Verlusterlebnisses ist auch nur scheinbar gelungen, denn von einer erfolgreichen Trauerverarbeitung würde man nur dann sprechen, wenn sie den Tod der Tochter nicht verschweigen beziehungsweise ignorieren würde, sondern zum Beispiel mit den älteren Söhnen in einem gewissen Rahmen darüber sprechen könnte. Übrigens gehen die Kinder psychologisch gesehen sehr gesund mit dem Verlust um, wenn sie die Schwester im Spiel unterbringen.

Was die beiden Beispiele deutlich machen – auch das von Frau Klein, die so gesund mit dem Tod ihres Mannes umgegangen ist –, ist: Trauer ist nie vorbei; es ist ein spiralförmiger Prozess, bei dem der Schmerz sich zwar verändern, aber wieder und wieder und wieder kommen kann. Es gibt das ganze restliche Leben lang Momente, die hart sind. Und obwohl es nicht *den einen* richtigen Weg gibt, um zu trauern, hat der Trauerforscher William Worden im Fall der »normalen« Trauer vier Aufgaben beschrieben, die Hinterbliebene bei ihrer Trauerarbeit zu bewältigen haben:

> - den Verlust als Realität akzeptieren
> - die Trauer mit all ihren Gefühlen erfahren und durchleben
> - die veränderte Umwelt wahrnehmen und gestalten
> - dem Verlorenen in dieser neuen Umwelt einen Platz zuweisen und mit den Erinnerungen an ihn weiterleben lernen.

Dein Platz bei mir

Wie das Erleben der Gefühle und der Umgang mit der veränderten Umwelt funktionieren können, haben wir am Beispiel von Frau Klein gesehen. Wie der Platz des Verstorbenen in dieser neuen Umwelt aussehen kann, zeigt das Beispiel meiner Nachbarin, Frau Kaiser, deren Mann verstorben war, kurz bevor ich in die Wohnung unter ihr zog.

Frau Kaiser trug Schwarz, sie hatte ihr Äußeres vernachlässigt und litt offensichtlich sehr. Inzwischen sind drei Jahre vergangen, und Frau Kaiser hat sich wieder in die gepflegte, gut gelaunte Frau zurückverwandelt, die sie nach Aussage der Nachbar früher war: frisch getöntes Haar, fröhliche Gespräche im Treppenhaus. Als ich kürzlich mit meiner zweijährigen Nichte vom Spielplatz zurückkam, begegneten wir uns im Hausflur, und die Kleine erzählte begeistert von ihrem Ausflug. Darauf sagte Frau Kaiser gar nicht bedrückt: »Ich habe meinen Mann auf dem Friedhof besucht – das ist nicht ganz so lustig.« Und doch geht sie jeden Samstag, bei Sonne, bei Regen und Schnee an sein Grab und verbringt dort mehrere Stunden. Die Grabpflege, die stummen Zwiegespräche dort mit dem Verstorbenen sind für Frau Kaiser der Platz, den sie ihrem Mann in ihrem Leben einräumt. Dort bei ihm sein zu können ist für sie keine lästige Pflicht, sondern ein Trost. Sie lebt ihr Leben ohne ihn, weil sie es muss. Aber seinen Platz in ihrem Leben hat er behalten.

Ähnlich bei einer Freundin von mir, die noch immer von ihrem geliebten Großvater träumt, der bereits vor über zehn Jahren verstorben ist. Ihr Platz für ihn ist in ihren Träumen, wo sie ihm regelmäßig begegnet – im vollen Bewusstsein, dass er eigentlich gestorben ist. Sie wundert sich, freut sich aber, ihn zu sehen, und unterhält sich mit ihm. Am nächsten Morgen ist dann die Trauer wieder da – aber eben auch die Freude, ihn nicht ganz verloren zu haben.

Das ist ja sowieso eine unserer Hauptängste als Hinterbliebene: den Verstorbenen zu vergessen. Das wird natürlich nicht geschehen, aber die folgende Übung kann helfen, dieser Angst ein wenig die Grundlage zu entziehen und der Trauer einen Rahmen zu geben:

Beginnen Sie zehn Sätze mit »Ich erinnere mich, wie du …« und führen Sie zehn typische, prägnante Eigenschaften oder Verhaltensweisen der verstorbenen Person an. Ich habe das selbst einmal in einem Seminar für meine verstorbene Oma gemacht und meine Notizen vor Kurzem wiedergefunden. Es war ein sehr schönes Gefühl, sich an all diese Dinge zu erinnern.

Eine ähnlich hilfreiche Übung, sich mit seiner Trauer auseinanderzusetzen, wäre, einen Brief an den Verstorbenen zu schreiben, den man dann beispielsweise mit der Flaschenpost losschickt oder mit einem kleinen Ritual verbrennt.

Doch zurück zu Frau Kaiser: Ihr Beispiel zeigt auch, wie gut Rituale bei Todesfällen funktionieren. Die schwarze Kleidung, die regelmäßigen Friedhofsbesuche, die Grabpflege, all das kann uns Halt und einen sicheren Rahmen für Emotionen geben.

Allerdings ist gerade bei den festen Ritualen auch Vorsicht geboten – denn es gibt schlichtweg keine *richtige* Form der Trauer. Rituale und Erwartungen Außenstehender können einengend und verletzend sein. Ich darf durchaus verlangen, dass mein Partner nur im allerengsten Kreis beigesetzt wird. Ich muss mich am Grab nicht für Beileidsbekundungen zur Verfügung stellen. Ich muss nicht ein Jahr nach dem Tod meiner Frau wieder wie früher sein, weil »es irgendwann ja auch mal ein Ende haben muss«. Ich darf über den Tod meines Ex-Mannes weinen, auch wenn wir uns schon vor 15 Jahren ziemlich schmutzig geschieden haben.

Jeder trauert für sich allein.
Jeder stirbt für sich allein.
Darüber Schmerz zu empfinden ist ganz normal.
Das zu fürchten ist ganz normal.

Für die Zeit vorher verrät uns jedoch eine Studie der Harvard University, die seit über 75 Jahren analysiert, was Menschen in ihrem Leben wirklich glücklich macht, und zeigt den Weg zu einem erfüllten Leben. Und der lautet schlichtweg: gute Beziehungen – zu Freunden, Verwandten, zum Partner. Kurz also: die Liebe. Und wie wir in unserem Leben ein bisschen weniger Wut, Perfektion, Neid, Schadenfreude, Einsamkeit, Angst und Stress und ein bisschen mehr Liebe haben können, darüber haben wir in diesem Buch ja so einiges gelernt ...

Blick hinter die Kulissen
Wie werde ich Psychotherapeut?

Ich habe Sie an dieser Stelle so einige Male hinter die Kulissen blicken lassen, und vielleicht haben Sie dadurch Lust bekommen, selbst eine Tätigkeit als Psychotherapeut anzustreben.

Der erste Schritt auf dem langen Weg zur Approbation als Psychotherapeut ist die Hochschulreife, das Abitur. Um dann Psychologie studieren zu können, ist aufgrund des Numerus clausus in der Regel ein Notendurchschnitt von 1,8 oder besser notwendig. Psychologie ist eine (Geistes-)Wissenschaft, das heißt, Studien, Diagnostik und Evaluation haben einen hohen Stellenwert. Alle Methoden, die ich anwende, sind wissenschaftlich geprüft. Deshalb braucht es im Studium auch einiges an Stochastik – also Wahrscheinlichkeitstheorie und Statistik. Das sollte man nicht unterschätzen. Natürlich ist das zu bewältigen, auch wenn man kein Mathegenie ist. Allerdings geht die allgemeine Vorstellung, im Psychologiestudium würde nur philosophiert und Kaffee getrunken, doch sehr an der Realität vorbei.

Nach dem abgeschlossenen Studium sind Sie Psychologe, aber noch kein Psychotherapeut. Dafür benötigen Sie eine staatlich anerkannte Ausbildung zum Psychotherapeuten, in der (anders als im Studium) die praktische und therapeutische Kompetenz geschult wird. Diese können Sie übrigens nur mit einem Master-Abschluss machen, ein Bachelor reicht noch nicht dafür aus. Für die Niederlassung in einer eigenen Praxis ist die Approbation, also die durch eine Urkunde bescheinigte Zulassung), notwendig. Aber auch als Angestellter in einer Klinik wird eigentlich immer mindestens eine begonnene Psychotherapeutenausbildung gefordert.

Es gibt sowohl Ausbildungen der Richtlinienverfahren, Verhaltenstherapie, Psychoanalyse, tiefenpsychologisch fundierte Psychotherapie, als auch der noch nicht zugelassenen Verfahren, zum Beispiel – um nur einige zu nennen – Gesprächspsychotherapie, systemische Psychotherapie, Familientherapie. Ich habe in Kapitel 3 bereits ausführlich darüber berichtet.

Ebenfalls möglich ist der Weg über die Medizin – in der Facharztausbildung für Psychiatrie und Psychotherapie ist auch die Psychotherapieausbildung enthalten. Weil Mediziner sich jedoch sehr viel Wissen über Pharmakologie in der Facharztausbildung aneignen müssen (und darauf oft der Schwerpunkt liegt), ist die Psychotherapeutenausbildung deutlich abgespeckter als bei uns Psychologen. Darüber hinaus sind hier in der Regel ein noch besserer Abiturschnitt oder sehr, sehr viele Wartesemester notwendig.

Doch zurück zu meiner Ausbildung, also der zum psychologischen Psychotherapeuten. Eine solche Ausbildung dauert mindestens drei Jahre, realistisch sind aber eher fünf Jahre – schließlich braucht man nebenher auch noch einen Job, von dem man leben kann. Das Ganze kostet etwa 20.000 Euro für ein Richtlinienverfahren, wobei die Ausbildung zum Psychoanalytiker in der Regel noch teurer ist.

Hört sich nach viel Geld an? Ist es auch. Wobei Immatrikulationsgebühren, Prüfungsgebühren und dergleichen hier noch den geringsten Teil ausmachen. Der Rest geht drauf für Seminare und Supervision. So umfasste meine Ausbildung zum Beispiel 600 Stunden Theorie, 120 Stunden Gruppenselbsterfahrung sowie 930 Stunden sonstige Ausbildung. Außerdem waren 1800 Stunden praktische Tätigkeit (das sogenannte »PiA«: »Psychotherapeut in Ausbildung«) eher am Anfang der Ausbildung notwendig, mit dem Ziel, die stationäre Therapie kennen- und Akutsituationen (Suizidalität) handhaben zu lernen. Diese praktische Tätigkeit wird alles andere als gut bezahlt. Ich habe monatlich um die 400 Euro bekommen – deshalb bezeichneten wir uns gerne statt »Psychotherapeut in Ausbildung« auch als »Psychotherapeut in Ausbeutung«. Dazu kamen 600 Stunden selbstständig durchgeführte ambulante Therapien in einer Lehrpraxis mit 150 Stunden Supervision.

Hört sich ziemlich heftig an? Ist es auch. Seit Jahren wird berufspolitisch dafür gekämpft, diese schwierigen Rahmenbedingungen für einen so wertvollen Beruf zu verbessern. Bis heute hat sich nicht viel getan. Aber: Die Hoffnung stirbt zuletzt.

Doch so hart die Ausbildung auch ist – sie lohnt sich! Wer es bis zum Ende schafft, hat die Chance auf eine unglaublich bereichernde Tätigkeit. Ich begleite Menschen über Jahre ihres Lebens und komme ihrem Denken und Fühlen sehr nah. Mir gefällt es, gemeinsam mit dem Patienten ein Team zu bilden und mit ihm Probleme und Lösungen zu erarbeiten. Besonders befriedigend sind die Momente, wenn der Patient es schafft, über seinen eigenen Schatten zu springen. Und das Tüpfelchen auf dem i sind Karten oder E-Mails, die mich manchmal Jahre nach Therapieende erreichen und davon ausgehen, dass es meinem Patienten gut geht und sein Leben sich – auch durch meine Hilfe – gebessert hat.

Dabei ist es schon herausfordernd, dass man jeden Tag mit den schlimmsten Dingen, die das Leben zu bieten hat, konfrontiert wird: Traumafolgen von Vergewaltigungen, Missbrauch und anderen Formen von Gewalt, Trauer, Ängste, Suizidgedanken und auch Suizide. Das ist schon hart. Für mich bisher am schlimmsten war die detaillierte Schilderung eines traumatischen Not-Kaiserschnitts aus Sicht der werdenden Mutter. Das habe ich bis heute nicht vergessen und wird mir wohl immer in Erinnerung bleiben …

Deshalb ist eine gesunde Abgrenzungsfähigkeit eine wesentliche Voraussetzung für die Arbeit als Psychotherapeut. Ein Helfer-Syndrom sollte man in diesem Beruf besser nicht in allzu starker Ausprägung haben, denn es gibt viele, viele Situationen, in denen der Therapeut sehr konsequent und direkt zum Patienten sein muss. Das bedeutet auch manchmal, dem Patienten nicht helfen zu können, wenn er sich nicht helfen lassen möchte. Sie erinnern sich an meinen Vergleich vom Bergführer? Tragen kann Ihr Therapeut Sie nicht! Es gilt also stets: Hilfe zur Selbsthilfe – die Eigenmotivation des Patienten muss immer vorhanden sein.

Gleichzeitig bin ich als Psychotherapeutin durchaus nicht perfekt und habe auch selbst mein Päckchen mitzuschleppen. Ich kenne eine Psychologin, die an der Selbsterfahrung »gescheitert« ist. Ich persönlich finde jedoch nicht, dass eine eigene psychische Vorgeschichte einen Menschen disqualifiziert, selbst Psychologe oder Psychotherapeut zu werden. Aber: Man muss sein spezielles Thema in einer eigenen umfassenden Therapie anständig bearbeitet und am besten auch ein bisschen zeitlichen Abstand dazu haben. Sonst kann es schnell zu Vermischungen bei Patienten mit ähnlichen Hintergründen kommen.

Darüber hinaus ist gerade in der V̶̶̶̶̶herapie ein eher analytisches Denken gefragt. Schließlich geht es darum, gewisse Schritte in der Therapie vorauszuplanen. Es ist die Aufgabe des Therapeuten zu überlegen, welche Intervention zu einem bestimmten Zeitpunkt am sinnvollsten wäre und wie der nächste Schritt auszusehen hat.

Ansonsten gilt es, als Psychotherapeut offen und authentisch zu sein. Das ist sehr wichtig, denn die Patienten merken sofort, wenn man »eine Rolle« spielt.

Und ganz zum Schluss das Allerwichtigste: Empathie, die Fähigkeit, sich in andere Menschen einzufühlen. Wer das nicht kann, sollte sich besser einen anderen Beruf suchen.

Zu guter Letzt

Das letzte Kapitel hat bereits einen schönen Schlusspunkt hinter all unsere Überlegungen und all das, was wir in diesem Buch gelernt haben, gesetzt. Trotzdem bin ich noch nicht ganz fertig – ich möchte mich nämlich noch bei Ihnen bedanken.

Ich habe aus der Arbeit an diesem Buch sehr viel mitnehmen können – zum einen fachlich, weil ich mich in viele Themen noch einmal tiefer eingraben durfte, vor allem aber eben auch für mein eigenes Leben. Ich habe mich endlich mit meinem Vater über eine Patientenverfügung unterhalten, habe meine Tenniswutanfälle besser in den Griff bekommen und habe mir – gerade nach den vielen Wochenenden, die ich mit dem Schreiben dieses Buchs verbracht habe – Gedanken über meine Work-Life-Balance gemacht.

Es würde mich sehr freuen, wenn Sie beim Lesen vielleicht an der einen oder anderen Stelle ähnliche Aha-Erlebnisse hatten. Vor allem aber hoffe ich, dass Sie erkannt haben, wie normal es ist, nicht normal zu sein. Und dass das »Andere« manchmal eben einfach auch das »Besondere« ist, das uns als Menschen voneinander unterscheidet und zu etwas Außergewöhnlichem macht. Ähnlich wie bei Briefmarken sind es auch bei uns Menschen die kleinen Makel, die Fehldrucke, die uns wertvoll machen. Und mit diesen Makeln lässt sich in der Regel sehr gut leben.

Und wenn nicht?

Dann kann die Psychologie helfen.

»Weißt du, Kristina, manchmal denke ich,
wir sind die zwei einzigen Normalen hier.«
»Wäre das nicht irgendwie schrecklich langweilig?«

Glossar

Achtsamkeit: Kommt ursprünglich aus dem Zen-Buddhismus. Das Ziel von Achtsamkeitsübungen ist, die Aufmerksamkeit auf den gegenwärtigen Moment zu lenken und eine nicht-wertende Haltung einzunehmen. Auf das Konzept der Achtsamkeit stützen sich mehrere moderne psychotherapeutische Ansätze, zum Beispiel MBSR (Mindfulness Based Stress Reduction).
Akuttherapie: Therapiemöglichkeit im ambulanten Setting, wenn eine Erkrankung so akut ist, dass diese sofort (ohne eine Genehmigung von der Krankenkasse abzuwarten) beginnen muss.
Anamnese: Die Erfassung der persönlichen Krankengeschichte eines Patienten aus seiner persönlichen Sicht.
Anker: Eine Körperbewegung oder ein Symbol wird mit einem Gefühl, Gedanken oder Ähnlichem assoziiert. Dies kann man in der Psychotherapie zum Beispiel in der Übung »Der sichere innere Ort« (Kapitel 4) nutzen.
Approbation: Die staatliche Anerkennung zur Berufsausübung, die bei psychologischen Psychotherapeuten derzeit nach der abgeschlossenen Psychotherapeutenausbildung erteilt wird. Durch die Approbation ist die Berufsbezeichnung geschützt.
Bindung (sichere): Ausgehend von der Bindungstheorie des Kinderpsychiaters John Bowlby ist die emotionale Bindung zur Bezugsperson in den ersten Lebensmonaten und -jahren eine bedeutende Variable in der psychischen Entwicklung. Eine sichere Bindung zwischen Kind und Mutter (oder einer anderen Bezugsperson) gilt als wertvoller psychologischer Schutzfaktor.
BMI (Body Mass Index): Wird berechnet mit folgender Formel: Gewicht in Kilogramm : (Körpergröße in Metern)^2. Ein BMI im Normbereich liegt zwischen 18,5 und 25.
Commitment: Selbst- oder Handlungsverpflichtung. In der Psychotherapie häufig ein Ausdruck dessen, wie sehr ein Patient mit »im Boot« ist.
Coping: Der produktive Umgang mit einer als belastend empfundenen Situation oder einem entsprechenden Lebensereignis.
Craving: Der starke Wunsch, eine Substanz zu konsumieren.
Critical life event: Kritisches Lebensereignis. Die Scheidepunkte des Lebens, welche zu einer erhöhten Anfälligkeit für psychische Störungen führen.
Diagnostik: Die Summe aller Maßnahmen, die zur Erkennung einer Krankheit führen. Sie umfasst beispielsweise apparative Untersuchungen (CT, EKG u. a.), Anamnese oder Testungen.
DSM: Diagnostic and Statistical Manual of Mental Disorders, englisch für »Diagnostischer und statistischer Leitfaden psychischer Störungen«.
Evaluation: Die fach- und sachgerechte Untersuchung und Bewertung – sämtliche Methoden und Herangehensweisen in der Psychologie werden evaluiert.

Glossar

Exposition: Therapeutische Intervention, die der Konfrontation mit unangenehmen Auslösern, meist bei Angst- oder Zwangsstörungen, dient. Ein Therapeut als Unterstützer sowie eine gemeinsame Vor- und Nachbereitung sind dabei unverzichtbar.

Embodiment: Konzept aus der modernen »Dritte Welle«-Psychotherapiebewegung, in dem der Körper als Zugangsmöglichkeit verstärkt genutzt wird.

Emerging Adulthood: Phase zwischen Jugend und Erwachsensein (meist zwischen 18 und 25 Jahren), welche zunehmend länger dauert.

Extrinsische Motivation: Motivation, welche durch äußere Reize (zum Beispiel Bezahlung) hervorgerufen wird.

Fremdgefährdung: Bewusstes oder unbewusstes Handeln, durch das die körperliche Unversehrtheit einer anderen Person in Gefahr ist.

Frontallappen: Vorderer Teil des Großhirns, welcher unter anderem wichtige Funktionen der Impulskontrolle, Planung, der Persönlichkeit und des Sozialverhaltens innehat.

Generativität: Die menschliche Fähigkeit, Verantwortung für die anderen Generationen zu übernehmen.

Grundannahme: Subjektive Annahmen über die eigene Person und die Welt, die unser Denken und Handeln beeinflussen.

Halo-Effekt: Engl. »Heiligenschein-Effekt«. Eine kognitive Verzerrung. Von den bekannten Eigenschaften einer Person wird auf die unbekannten geschlossen, weshalb wir zum Beispiel davon ausgehen, dass attraktive Menschen auch besonders freundlich und großzügig sind – wir verpassen ihnen sozusagen einen »Heiligenschein«. Den Halo-Effekt gibt es jedoch auch umgekehrt – dann spricht man vom »Teufelshörner-Effekt« (»Dicke Menschen sind faul«).

Identität: Während das Selbst oder die Persönlichkeit die Faktoren darstellen, die uns als Person zuzuordnen sind, beschreibt die Identität die Aspekte unseres Daseins, die sich auf den Übergangsraum zwischen dem Einzelnen und der Gesellschaft beziehen, also die Rollen, die wir als Eltern, Partner, Freunde im Zusammenleben mit anderen Menschen einnehmen.

Ingroup: Ein soziologischer Begriff. Er meint die »Eigengruppe«, die sich durch bestimmte Eigenschaften oder Lästereien von der Outgroup, der »Fremdgruppe«, abgrenzt.

Intervention: Gezielt eingesetzte Maßnahme zur Vorbeugung und Behebung von Störungen und zur Eindämmung von deren Folgen.

Intrinsische Motivation: Motivation, welche durch innere Faktoren (zum Beispiel Spaß) hervorgerufen wird.

Intuitives Wissen: Die Schnittmenge aus Gefühl und Verstand. Es befähigt uns, ohne großes Nachdenken richtig zu handeln.

Invalidierung: Das Entwerten von Gefühlen, Gedanken oder Verhalten eines anderen Menschen. Langfristig kann dauerhafte Invalidierung durch Dritte zu schweren psychischen Problemen führen.

Investment: Der Aufwand, den ich für eine bestimmte Sache betreibe.

Konditionierung: Das Erlernen von Reiz-Reiz- oder Reiz-Reaktions-Assoziationen. Das typische Beispiel ist der Pawlow'sche Hund, bei dessen Fütterung jedes Mal eine Glocke ertönt. Nachdem er das gelernt hatte, begann er schon zu sabbern, sobald die Glocke nur erklang – ohne dass er das Futter sehen konnte.

Glossar

Korrelieren: Wechselseitig in einer Beziehung stehen. Begriff aus der Statistik.
Korrumpierungseffekt: Die Verdrängung intrinsischer Motivation durch extrinsische Motivation. »Wenn ich Geld dafür bekomme, dann kann das ja nicht wirklich Spaß machen.«
Leitlinien: Systematisch entwickelte medizinische Richtschnur, die individuell an den Patienten angepasst werden kann.
Metakognition: Die Auseinandersetzung mit den eigenen kognitiven Prozessen, also das Denken über das Denken.
Multifaktoriell: Häufig gilt bei psychischen Erkrankungen das multifaktorielle Modell. Es gibt also nicht *die eine* Ursache, sondern deren viele, die zusammenspielen und sich auch gegenseitig beeinflussen.
Narzissmus: Persönlichkeitsneigung, bei der eine Peron selbstverliebt und verstärkt auf die Anerkennung von außen angewiesen ist. Erst in besonderer Ausprägung spricht man von einer klinischen Diagnose: der narzisstischen Persönlichkeitsstörung.
Neutralisierungsverhalten: Verhalten, das im Fall von Zwangserkrankungen beim Patienten für kurzfristige Entlastung sorgt, indem das aufkommende Angstgefühl zum Beispiel mithilfe von zwanghaften Ritualen (Putzen, Kontrollieren, Zählen etc.) reduziert wird. Langfristig führt dies zur Aufrechterhaltung der Erkrankung.
Outgroup: Ein soziologischer Begriff. Von ihr grenzt sich die Ingroup beispielsweise durch Lästereien ab.
Passive Aktivität: Scheinbar aktives Handeln, ohne wirklich dem Ziel näher zu kommen.
Peergroup: Gleichaltrige.
Peri- und postpartale Depressionen: Depressionen in der Schwangerschaft und nach der Geburt.
Probatorik: Bis zu vier Probesitzungen (nach der psychotherapeutischen Sprechstunde) vor dem eigentlichen Beginn einer Psychotherapie. Die Kosten werden von der Krankenkasse übernommen.
Prokrastination: Aufschieberei, vom lateinischen »procrastinare«: »aufschieben«.
Psychoedukation: Die Vermittlung von wissenschaftlich fundierten Fakten zur Erkrankung und deren Entstehung. Sie dient dem verbesserten Krankheitsverständnis und soll beim Patienten den selbstverantwortlichen Umgang mit seiner Erkrankung fördern.
Psychohygiene: Alle Maßnahmen und Überlegungen zum Schutz und zur Wiedererlangung der seelischen Gesundheit.
Radikale Akzeptanz: Begriff aus der Dialektisch-Behavioralen Therapie (DBT, nach Marsha Linehan, einer amerikanische Psychologin). Er beschreibt eine innere annehmende Haltung im Hinblick auf ein unangenehmes Ereignis oder Gefühl, welches nicht (mehr) verändert werden kann.
Rationalisierung: Abwehrmechanismus der Psyche: nachträgliche Scheinrechtfertigung.
Reaktive Identitätsstörung: Destabilisierung der Identität, hervorgerufen durch schicksalhafte Brüche im Lebenslauf.
Ressourcen: Energiequellen, Kompetenzen und Fähigkeiten, welche uns Kraft geben, um mit herausfordernden Situationen in unserem Leben umgehen zu können.

Glossar

Schweigepflicht: Rechtliche Verschwiegenheitsverpflichtung. Der Therapeut kann mit dem Einverständnis des Patienten gegenüber bestimmten Personen (zum Beispiel Mitbehandlern oder Angehörigen) von der Schweigepflicht entbunden werden. Bei akuter Selbst- oder Fremdgefährdung ist der Therapeut von der Schweigepflicht automatisch entbunden.
Selbstgefährdung: Bewusstes oder unbewusstes Handeln, durch das die körperliche Unversehrtheit der eigenen Person in Gefahr ist.
Selbstmanagement: Die Fähigkeit, Handlungen zum eigenen Nutzen weitestgehend unabhängig von äußeren Einflüssen durchzuführen. Dazu gehört unter anderem Planung, Organisation und Zielsetzung.
Selbstwert: Die emotionale Einschätzung des eigenen Wertes. Verwandte, aber nicht unbedingt synonyme Begriffe sind Selbstbewusstsein, Selbstsicherheit und Selbstvertrauen.
Self-handicapping: Eine Strategie zum Schutz des Selbstwerts, mit der Erfolgschancen unbewusst sabotiert werden, um nicht für einen eventuellen Misserfolg verantwortlich gemacht werden zu können. »Ich habe noch bis in die frühen Morgenstunden gelernt. Da war ich wohl zu müde, um mich in der Klausur ordentlich konzentrieren zu können.«
Spontanremission: Spontane Besserung der Symptomatik oder Genesung.
Sprechstunde (psychotherapeutische): Erster Kontakt zu einem niedergelassenen Psychotherapeuten, um die Indikation einer Psychotherapie zu prüfen bzw. mögliche alternative Unterstützungsmöglichkeiten aufzuzeigen.
Standardabweichung: Streuungsmaß in einer Stichprobe. Begriff aus der Stochastik.
Stimuluskontrolle: Verhaltenstherapeutische Intervention, bei der die Situation so verändert wird, dass ein erwünschtes Verhalten (zum Beispiel Lernen) mit höherer Wahrscheinlichkeit auftritt.
Stochastik: Der Überbegriff für Wahrscheinlichkeitslehre und Statistik.
Suizid: Selbsttötung.
Supervision: Eine Form der Beratung von Mitarbeitern in psychosozialen Berufen. Im psychologischen Kontext werden hier zum Beispiel Schwierigkeiten in der Interaktion zwischen Therapeut und Patient mit einem Kollegen besprochen, um die Behandlungsqualität zu steigern.
Trigger: Ein spezifischer Auslöser (zum Beispiel ein Geruch), der bestimmte Erinnerungen und damit auch Emotionen auslöst.
Validieren: Eine Kommunikationsmethode, bei der das individuelle Erleben und Verhalten des Gegenübers anerkannt wird, ohne es gutzuheißen. Das dadurch vermittelte Gefühl von Verständnis begünstigt die Offenheit für Veränderung beim Patienten. Eine Basisfertigkeit eines jeden Psychotherapeuten.
Vermeidungsverhalten: Natürliche Reaktion, wenn das Gefühl Angst auftritt.
Verstärkung: Verhaltenstherapeutische Technik zum Aufbau eines erwünschten Verhaltens. Während bei der *positiven Verstärkung* ein Verhalten belohnt wird (»Wenn du gute Noten bekommst, gibt es Schokolade«), wird bei der *negativen Verstärkung* etwas Unangenehmes entzogen (»Wenn du gute Noten bekommst, wird dein Hausarrest aufgehoben«).

Literatur

American Psychiatric Association: DSM-5. 2015
Asendorpf, Jens: Psychologie der Persönlichkeit. 2005
Bartens, Werner: Was Paare zusammenhält: Warum man sich riechen können muss und Sex überschätzt wird. 2013
Bohus, Martin/Wolf-Arehult, Martina: Interaktives Skillstraining für Borderline-Patienten. 2012
Chozen Bays, Jan: Achtsam durch den Tag – 53 federleichte Übungen zur Schulung der Achtsamkeit. 2012
Dilling, Horst/Freyberger, Harald J.: Taschenführer zur ICD-10-Klassifikation psychischer Störungen. 2013
Engelmann, Bea: Therapie-Tools Positive Psychologie: Achtsamkeit, Glück und Mut. 2015
Erikson, Erik H./Hügel, Käthe: Identität und Lebenszyklus. 2003
Hagena, Silka/Gebauer, Malte: Therapie-Tools Angststörungen. 2014
Hiller, Wolfgang/Leibing, Eric/Sulz, Serge K.: Lehrbuch der Psychotherapie. 2010
Hinsch, Rüdiger/Pfingsten, Ulrich: Gruppentraining sozialer Kompetenzen GSK – Grundlagen, Durchführung, Anwendungsbeispiele. 2015
Höcker, Anna/Engberding, Margarita/Rist, Fred: Prokrastination – Ein Manual zur Behandlung des pathologischen Aufschiebens. 2013
Jacobi, Corinna/Thiel, Andreas/Paul, Thomas: Kognitive Verhaltenstherapie bei Anorexia und Bulimia nervosa. 2008
Kaluza, Gert: Stressbewältigung – Trainingsmanual zur psychologischen Gesundheitsförderung. 2015
Kandale, Miki/Rugenstein, Kai: Das Repetitorium. 2016
König, Julia/Resick, Patricia A./Karl, Regina/Rosner, Rita: Posttraumatische Belastungsstörung – Ein Manual zur Cognitive Processing Therapy. 2012
Nil, Rico/Jacobshagen, Nicola/Schächinger, Hartmut/Baumann, Pierre/Höck, Paul/Hättenschwiler, Josef/Ramseier, Fritz/Seifritzh, Erich/Holsboer-Trachsleri, Edith: Burnout – eine Standortbestimmung. 2010. In: Schweizer Archiv für Neurologie und Psychiatrie 2010; 161(2). S. 72–77.
Petrich, Dorothea: Einsamkeit im Alter. Notwendigkeit und (ungenutzte) Möglichkeiten sozialer Arbeit mit allein lebenden alten Menschen in unserer Gesellschaft. 2011.
Piontek, Rosemarie: Mut zur Veränderung – Methoden und Möglichkeiten der Psychotherapie. 2009
Reddemann, Luise: Imagination als heilsame Kraft – Ressourcen und Mitgefühl in der Behandlung von Traumafolgen. 2017

Literatur

Schroth, Gerhard: Peri-/Postpartale Depression. Eine (primäre) Aufgabe der Psychotherapie. In: Zeitschrift der DPtV (Deutsche Psychotherapeuten Vereinigung): Psychotherapie aktuell. 7. Jahrgang, Heft 2.2015, S. 9–16.

Stavemann, Harlich H.: Im Gefühlsdschungel – Emotionale Krisen verstehen und bewältigen. 2010

Thich Nhat Hanh: Das Wunder der Achtsamkeit: Einführung in die Meditation. 2009

Trachsel, Manuel/Maercker, Andreas: Lebensende, Sterben und Tod. 2016

Vocks, Silja/Legenbauer, Tanja: Körperbildtherapie bei Anorexia und Bulimia nervosa – Ein kognitiv-verhaltenstherapeutisches Behandlungsprogramm. 2010

Wagner, Birgit: Komplizierte Trauer – Grundlagen, Diagnostik und Therapie. 2014

Wengenroth, Matthias: Therapie-Tools Akzeptanz- und Commitmenttherapie. 2012

Wortmann-Fleischer, Susanne/Downing, George: Postpartale psychische Störungen – Ein interaktionszentrierter Therapieleitfaden. 2006

Znoj, Hansjörg: Komplizierte Trauer. 2016

Register

Abtreibung 165
Achtsamkeit 117f., 156f., 248, 264
Akzeptanz, radikale 134, 178f., 267
Angebote, ehrenamtliche 220
Angehörige von Erkrankten 236f.
Anker setzen 93, 264
Antidepressiva 101, 103
Arbeitszeitrestriktion 44f.
Aufenthalt, stationärer, in einer Klinik 27
Aufschieberitis s. Prokrastination

Beispiele 8f., 10f., 13f., 45, 81, 95-98, 111, 121, 126, 131f., 136f., 161, 165, 174, 185f., 196, 201, 217f., 232, 254f.
Belohnung 40f.
Berufswahl, Hauptmotive 99ff.
Beziehung, offene 153
–, serielle 153
Mingles 154
Polyamorie 154
Bindung, sichere 17, 264
Blick hinter die Kulissen
Ein bissl Therapie schadet nie 182ff.
Ein Jahr warten auf einen Therapieplatz? 47ff.
Mein Kind hat einen Dachschaden! 235ff.
Meine Therapie ist zu Ende, was nun? 199f.
Tun es nicht einfach Tabletten? 101-104
Wann bin ich geheilt? 160ff.

Wann ist eine Therapie notwendig? 26ff.
Was für einen Therapeuten brauche ich eigentlich? 69-73
Wenn eine Therapie scheitert 139-142
Wenn Therapie nicht das Richtige ist für mich? 216-220
Wie läuft eine Therapie ab? 119-122
Wie werde ich Psychotherapeut? 258-262
Bohus, Martin, 56, 66
Borderline-Patienten 59
Boreout 95-98
Burnout 76-95
begünstigende Faktoren 82f.
Entwicklung 77
erste Anzeichen 83f.
Merkmale 76f.

Commitment 158f., 264
Coping 84-91, 264
–, bewertungsorientiertes 91f.
–, emotionsorientiertes 88f.
–, problemorientiertes 85-88

Denken 146
–, entgegengesetztes 67, 89, 233
Depression 77, 102, 140, 225, 230
–, perinatale 167f., 173, 267
–, postnatale 173, 267
Dienste, sozialpsychiatrische 219
Dodson, John D. 32

DSM 108, 186, 265
Dunbar, Robin 221

Einsamkeit 201ff., 210f., 225, 230
E. aushalten 213f.
Gründe 202f.
Prävention 212
sich selbst ertragen 214ff.
Ekman, Paul 53
Entscheidungen, mehr Zeit für E. 18f.
Entspannungstechniken 91, 179f.
Entwicklungsaufgaben 127ff., 133, 135, 163
Teilziele 137
Erikson, Erik H. 125ff.
Erkrankung, psychische, erkennen 235f.
Erwachsensein 131
Merkmale 123f.
Erwachsenwerden 124f.

Familientherapie/systemische Therapie 71, 259
Fremdgefährdung 27f., 218, 265
Freundschaft, wahre 204-208
Investment 207, 212, 266
Fruchtbarkeitsbehandlung 167
Frustrationstoleranz 35, 159

Geburt 170ff.
traumatisches Geburtserlebnis 171
Gefühle/Emotionen
–, negative 51ff., 61f.
–, primäre 57
–, sekundäre 58

Register

Basisemotionen 53
Gefühlsstern 63ff.
Gefühlstagebuch 63f.
Handlungsimpuls 58
Stationen in der
  Entstehung 56ff.
Umgang der Gesell-
  schaft mit G. 61f.
Generativität (Erziehen der
  nächsten Generation)
  128, 132, 265
Gesprächspsychotherapie
  71, 259
Gestalttherapie 71
Gollwitzer, Peter M. 37
Großeltern 180ff.
  Regeln für G. 181f.
Grundannahmen 58ff., 265

Halo-Effekt 107, 159, 265
Handeln 146
  –, entgegengesetztes 67,
  89, 233
Harlow, Harry 205
Havighurst, James 125
Heckhausen, Heinz 37
Helikoptereltern 178
Hingabeängste 152, 156
Hobbys 93
Holodynski, Manfred 230
Hoyer, Jürgen 139
Hypnose (-therapie) 71

ICD 9
Ich-Bezogenheit, k
  ollektive 150ff., 209
Identität 17, 20f., 132, 137,
  266
Identitätsstörung,
  reaktive 17
Ingroup/Outgroup 223,
  225, 266f.
Intimität 128, 130, 132

Jacobi, Frank 139
Jugendamt 217

Kaluza, Gert 87
Kinder 163-182, 237
  perfekter Zeitpunkt 164
Klatsch 221f.

Kontakte, soziale 93
Korczak, Janusz 178
Körperbild, realistisches
  115ff.
Körpergewicht, optimales /
  Set-Point-Theorie 114
Körperhaltung 146
  –, entgegengesetzte 67,
  89, 234
Körperkult 105f.
Körperwahn 108f.
Körperwahrnehmung 107
Krankenkassen 70, 119,
  122, 141, 149, 160, 216
Kübler-Ross, Elisabeth 248,
  251

Lästern 222-227
  Balance 225f.
  Nachteile 225
  Vorteile 222, 224
Lazarus, Richard 80, 84
Liebe 143-146
  Distanz 147
  Eifersucht 147f.
  neue Beziehungsformen
    153ff.
  stabile Beziehungen 149
  Stolpersteine 150ff.
  unangemessene Gefühle
    147
  Verliebtheit 144
Linehan, Marsha 134

Magersucht/Anorexie,
  Kriterien für M. 108
  biologische
    Faktoren 111
  familiäre Faktoren 112
  individuelle
    Faktoren 111
  soziokulturelle
    Faktoren 112
Marmeladenexperiment 18
Marshmallow-Experiment
  35
Medikamente, Suchtgefahr
  103f.
Mesoudi, Alex 221
Mischel, Walter 35
Mobbing 227

Modell, multifaktorielles
  34, 59, 111, 266
Motivation 29, 39ff., 42,
  141
  –, extrinsische 40, 265
  –, intrinsische 40, 266
  –, teil-intrinsische 41
  Annäherungsziele 41
  Vermeidungsziele 41
Mutterrolle 173, 175

Neid 228-235
  –, schwarzer 230, 233
  –, weißer 229, 231
  Gründe 228f.
  Positiv-Tagebuch 232
  Prävention 232f.
  Umgang mit N. 234
Neurotransmitter 144
Normalität 9f.

Orientierungslosigkeit 16f.
Ort, innerer, sicherer 92,
  180

Paartherapie 72
Partnerschaft 128, 150,
  153ff., 158f.
  realistische Ansprüche
    158
Peergroup 20f., 267
Perfektionismus 111, 114,
  152
Piaget, Jean 125
Piontek, Rosemarie 26
Probatorik 119f., 267
Prokrastination 29, 31, 33,
  39, 131, 267
  Entwicklung 34f.
  psychische Störungen 34
  Rationalisierungen 36
  Rubikonmodell 37f.
  Schritte aus der P. 42-46
  Schritte der Therapie
    42-46
  Self-handicapping 36,
  268
Psychiater 69, 218, 259
Psychoanalyse 70, 140, 259
Psychoedukation 115, 174,
  267

Register

Psychohygiene 226, 267
Psychologe 69, 259
Psychopharmaka 102f.
Psychotherapeut 69f., 72f., 182f.
　Akuttherapie 49, 264
　Ausbildung 258ff.
　Selbsterfahrung 182f., 261
　Telefonsprechzeiten 48f.
　Vertrauen zwischen P. und Patient 72f., 139
Psychotherapie 70f., 182f., 259
　Ablauf 119-122
　Nebenwirkungen 22f.
Pubertät 179

Raffai, Jenő 169
Reddemann, Luise 92
Reiss, Steven 149
Richtlinienverfahren 70f., 140, 259
Rubikonmodell 37f.

Schadenfreude 230f.
Scheidepunkte des Lebens 15f.
Schmale, Hugo 149
Schwangerschaft 166-169
　Bindungsanalyse 169
　Pränataldiagnostik 166f.
Schweigepflicht 27, 217, 268
Selbsterkenntnis 25
Selbstgefährdung 237, 268
Selbsthilfe 72, 161, 199f., 200, 248
Selbstkontrolle 46
Selbstsabotage 36
Selbstwertgefühl 116, 136f., 228, 268
Sprechstunde, psychotherapeutische 119f., 268
Stavemann, Harlich 63
Sterben 248-251
　fünf Phasen 249
　Sterben lernen 250f.

Stress (-reaktion) 78f., 82
–, negativer (Disstress) 81
–, positiver (Eustress) 80f.
　Coping-Strategien 84-91
　Ressourcen stärken 91-94
　subjektive Stressoren 94f.
Stressmodell, transaktionelles 80
Studentenberatungsstellen 219
Substanzmissbrauch 187
　Wirkung der Substanzen auf Gehirn und übrigen Körper 190-193
Suche nach dem Ich 20f.
Sucht 186-199
　Ausreden von Suchtkranken 193f.
　Craving 186, 188, 265
　Kontrollverlust 186, 188
　Kriterien 186
　Rückfälle 197f.
　Toleranzentwicklung 186, 188
　Wege aus der Sucht 195ff.
Suizid 26, 28, 77, 82, 121, 142, 161, 173, 208, 211, 218, 225, 235, 261
Supervision 141f., 268

Therapievertrag 121
Tod 240-251
　Angst vor dem Ausgeliefertsein 243
　Angst vor dem T. 241f.
　Ewig leben 244f.
　Lebenserwartung 240f., 243
　Ratschläge für Angehörige von Todkranken 246f.
　Selbstfürsorge für Pflegende 247f.

Trauer 252-258
–, unverarbeitete 165
　prolongierte Trauerreaktion 253
　Rituale bei Todesfällen 256f.
　Trauerarbeit, vier Aufgaben 255
Traumjob 99ff.

Übungen
　Bodenhaftung und Sicherheit bekommen 172
　Lebensrichtung 23ff.
　Steigerung des Selbstwertgefühls 116
　Umgang mit zu starken oder unangemessenen Gefühlen 66f.
Uhmann, Stefan 139
Umfeld, invalidierendes 59, 266

Vaterrolle 176f.
Verbeamtung 27, 217
Verhaltenstherapie 71, 140, 259, 261
Versicherungen 27, 217
VHS-Kurse 220

Wahrnehmung 146
–, entgegengesetzte 67
Wahrnehmungslenkung 159
Wissen, intuitives 156f., 266
Wolf-Arehult, Martina 56, 66

Yalom, Irvin David 250
Yerkes, Robert 32
Yerkes-Dodson-Kurve 32f.

Zeit, gesunder Gebrauch der Z. 87f.
Zwänge 110, 140, 144
　Zwangsgedanken 173f.